普通高等医学院校本科规划教材
供医药卫生类、健康服务与管理类各专业使用

公共健康营养学

U0200680

主 编 张胜利

副主编 刘晓芳 齐宝宁 闫国立

编 委 （以姓氏笔画为序）

于立生 莆田学院
万雪娇 云南中医药大学
王林枝 山西医科大学汾阳学院
石 磊 潍坊医学院附属烟台市莱阳中心医院
任晓梅 陕西中医药大学
庄伊洢 厦门东海职业技术学院
刘晓芳 潍坊医学院附属烟台市莱阳中心医院
齐宝宁 陕西中医药大学
闫国立 河南中医药大学
李自民 福建中医药大学
张亚超 承德医学院
张胜利 福建中医药大学
欧阳煜 福建医科大学附属福州市第一医院
周翟陆 新余学院
袁 婕 福建卫生职业技术学院
萨如拉 内蒙古医科大学
董 琛 山东体育学院
韩 平 福建中医药大学

秘 书 黄思齐 福建中医药大学

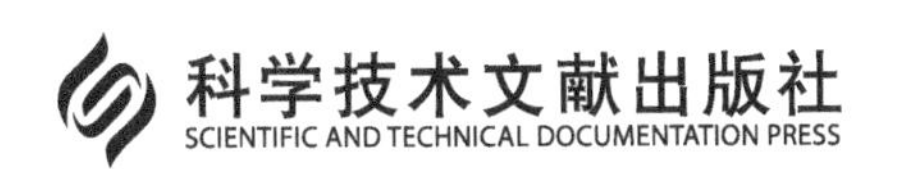

·北 京·

图书在版编目（CIP）数据

公共健康营养学 / 张胜利主编. —北京：科学技术文献出版社，2022. 6
ISBN 978-7-5189-9205-8

Ⅰ. ①公…　Ⅱ. ①张…　Ⅲ. ①营养学　Ⅳ. ① R151

中国版本图书馆 CIP 数据核字（2022）第 085718 号

公共健康营养学

策划编辑：薛士滨　责任编辑：刘英杰　张雪峰　责任校对：张　微　责任出版：张志平

出　版　者　科学技术文献出版社
地　　　址　北京市复兴路15号　邮编 100038
编　务　部　(010) 58882938，58882087 (传真)
发　行　部　(010) 58882868，58882870 (传真)
邮　购　部　(010) 58882873
官 方 网 址　www.stdp.com.cn
发　行　者　科学技术文献出版社发行　全国各地新华书店经销
印　刷　者　北京虎彩文化传播有限公司
版　　　次　2022 年 6 月第 1 版　2022 年 6 月第 1 次印刷
开　　　本　787 × 1092　1/16
字　　　数　397千
印　　　张　17.25
书　　　号　ISBN 978-7-5189-9205-8
定　　　价　68.00元

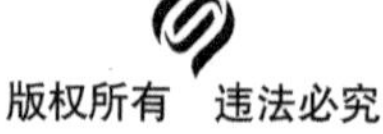

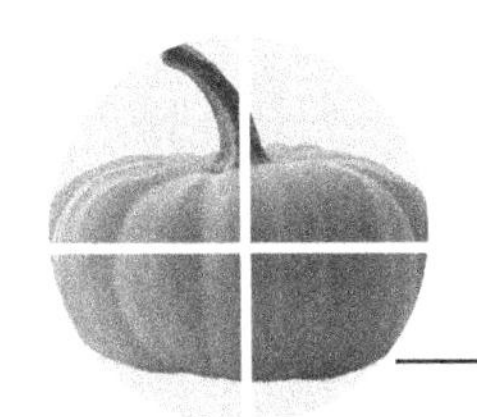

序 言

公共健康营养是临床医学、中医学、预防医学、护理学、康复医学、健康教育与健康促进、健康服务与健康管理、食品科学等专业人员和从事相关职业者必备的基础知识、基本技能。食品营养与食品安全事关每个人的饮食健康与生命安全，也是人们赖以生存的最基本的条件之一。

通过本书，可以使读者学习到营养学基础知识、各类食品营养价值、各类人群合理营养、社区公众营养的基本理论和基本技能；以及膳食营养调查、营养评价、营养改善计划、营养食谱编制的方法和技巧；了解食品安全保障的相关知识；能够结合生产生活实际，合理利用与加工食物资源，改善民众营养，并对食品的安全性进行有效的监控。

深入浅出，突出“实用”特色：基础营养部分，紧密结合公众营养现状，突出实用特点，重点介绍六大营养素的生理功能、膳食来源和参考摄入量及缺乏和不足的危害；膳食调查与评价部分，以实用为出发点，突出各种调查方法的实践过程、操作性难点，详细阐述评价方法与评价结果的操作性困惑；食谱编制部分，重点讲解交换份法在食谱编制中的应用，突出实用性技巧；食品安全保障部分，重点阐述食品安全风险与食品安全保障的措施与现状。

与时俱进，突出“创新”的特点：紧贴社会实践和理论发展，参阅近年来的科技文献，将《中国居民膳食指南》和《中国居民膳食营养素参考摄入量》的主要内容融入其中，与公共营养师、健康管理师等岗位要求相衔接，解决营养科普实践中的关键性问题；紧密围绕食品安全这一民众关注的热点领域，理论联系实践，探讨食品安全风险及安全保障现状。在此也对参考文献的作者表示敬意和感谢。

本书可以作为相关专业本、专科教学的教材、参考资料，职业培训的教材，也可以作为职业工作者和关注营养健康与食品安全的广大读者的参考资料。

本书在编写过程中得到福建中医药大学及各参编单位的大力支持，在此表示感谢。

在浩瀚的营养学与食品安全学领域中，编者的学术水平和实践体会毕竟有限，本书可能存在着不少缺点，殷切期望学术界、管理界的老前辈、各位专家、读者给予批评指正。

张胜利

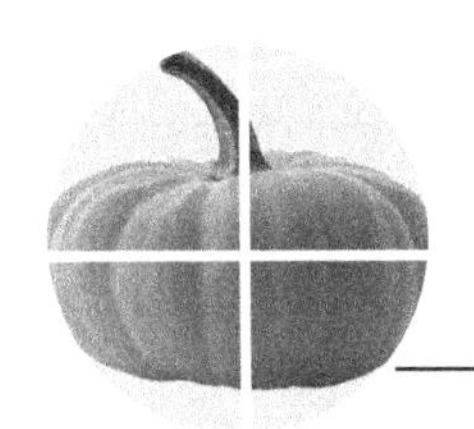

目　录

理　论　篇

实　践　篇

附　　录

理 论 篇

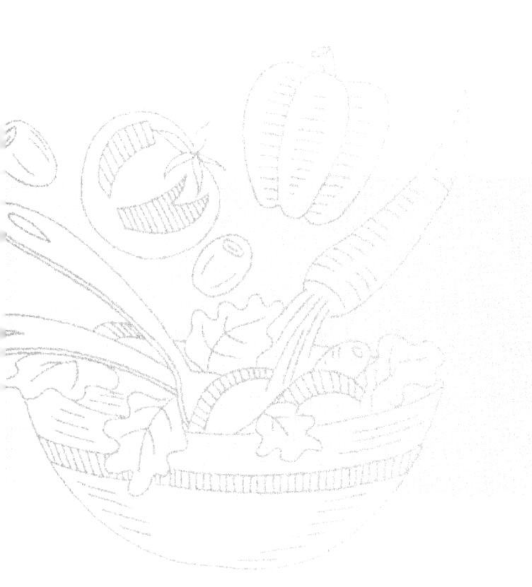

第一章 营养与健康

第一节 概述

一、营养学及其研究范畴

营养学（nutriology）是研究人体营养过程、需要和来源，以及营养与健康关系的科学。营养学与预防医学、临床医学、基础医学，以及农牧业、食品工业等学科有着密切的联系。营养学涉及社会、经济、文化、生活习惯和膳食心理学等多个领域和学科。其研究内容包括：营养素的理化特点、生理功能，营养素及其他膳食成分在人体消化、吸收、转运、利用和排泄的过程，营养素之间的相互作用和平衡，营养素生理需要量和膳食营养素参考摄入量，营养素对人体健康、疾病的作用，营养缺乏病和营养相关慢性病的预防和营养治疗，特殊人群和特殊环境下的营养，食物的营养特点、营养素保存和营养素强化，植物化学物与保健食品，社区营养健康管理和营养教育，营养食谱的制定，食物营养政策和营养法规等。

营养学研究的范畴非常广泛，根据研究的侧重点大致可以分为以下几个方面，主要包括基础营养学、食物营养学、人群营养学、临床营养学、公共营养学、预防营养学等。

1.基础营养学　主要是研究各类营养素的结构、理化特点，营养素在人体内消化、吸收、运输、储存、代谢规律和特点，以及各类营养素在人体内的生理功能等内容，目的是为营养学其他学科提供基础理论指导。

2.食物营养学　主要研究各类食物的营养成分特点，各种食品加工、储存等处理技术对食物营养成分的影响，以及食物功能成分的研究和合理利用等，目的在于科学、充分的利用食物营养资源，最大限度地保存、利用营养素。

3.人群营养学　研究正常人群在不同生长发育时期（如婴幼儿、学龄前期、学龄期、青少年、中老年等），生理阶段（如孕前、早、中、后期和哺乳期、经期、更年期等），作业条件（如高低温作业、有毒有害环境作业等），生活条件（如高低温、高原环境等）下的营养生理特点，营养需要，营养状况评价，改进措施等。

4.临床营养学　也称医学营养学、疾病营养学，主要是研究营养与疾病的关系、人体在病理状态下的营养需要，以及如何满足这种需要。运用营养学理论和相关手段对患者进行营养状况评价，采取相应的营养支持，调整热量和营养素的供应比例，调节人体生理功能，促进疾病的治疗和康复，并做出效果评价。

5. 公共营养学 也称社区营养学、公共（公众）健康营养学，以社区为范围，可以将乡村、街道到地区、国家都看作一个社区，因此公共营养学研究对象的范围也是相对的，主要是研究社区居民的营养状况与需求，膳食营养问题，解决措施与对策，食物的生产、供应、分配和社会保障等。从宏观上，通过分析社区居民的膳食结构特点、营养状况特点、饮食文化特点、食品生产供应状况、社会营养政策、社会营养干预措施等方面来改善社区营养状况；从微观上，也调查分析社区居民个体、家庭等单元的膳食特点、营养状况，采取措施，改善微观单元的营养状况。

6. 预防营养学 研究的重点主要是膳食营养与营养相关性疾病的关系，尤其是与慢性非传染性疾病的发生、发展与预防的关系，通过研究营养素摄入量与营养相关疾病的关系，采取干预措施，减少疾病的发生。虽然目前尚未形成完整的体系，但其重要性日益被认识，学科内容在不断发展。

二、公共营养学及其研究范畴

随着营养科学的不断发展和社会的不断进步，公共营养学（public nutrition）的概念和范畴，也在不断演进，内容不断丰富。有学者曾将公共营养学定义为“研究饮食与营养的社会动态的科学，也可称为营养生态学”。也有学者将其定义为“公共营养是通过营养监测、营养调查发现人群中存在的营养问题，又利用营养研究的科学理论用于改善人群中存在的营养问题”。还有人给公共营养的定义为“公共营养又称社会营养，是研究饮食与营养的社会动态的科学。主要工作是进行社会营养监测，组织营养调查和食品经济因素调查，制定膳食营养供给量标准，制定以改善营养为目标的营养政策，对消费者和营养部门进行营养宣传和咨询，进行全社会规模的食物资源开发、利用和食物强化等，以使营养科学在社会实践中造福于人民”。

1997 年 7 月，第 16 届国际营养大会召开之前，会议组织者就公共营养的概念框架等问题进行了专题研讨会。会议为公共营养确定新的、较科学的定义是：“公共营养是基于人群营养状况，有针对性地提出解决营养问题的措施，它阐述人群或社区的营养问题，以及造成和决定这些营养问题的条件。与临床营养相比，其工作重点从个体水平转向群体水平，从微观营养研究转向范围广泛的宏观营养研究，如营养不良的消除策略、政策与措施等”。

随着营养科学的发展和社会的进步，公共营养学的研究范畴还将进一步得到丰富和深化，公共营养学在改善居民营养和健康状况中的作用也将不断受到重视，其作用也将日益凸显。

根据当前居民的营养现状和膳食状况，具体的讲，公共营养学的研究内容或者说工作内容，至少应该包括以下几个方面。

（1）科学制定居民膳食营养素参考摄入量标准，并指导居民落实到日常生活中。

（2）调查、分析居民膳食结构，与时俱进，制定具有时代特点的膳食指南，并广泛宣传。

（3）进行膳食营养调查和居民营养状况调查与评价，分析存在的膳食、营养问题，并

提出改进方案、采取干预措施（如营养食谱、营养强化干预），在此基础上开展、完善营养监测。

（4）进行营养教育，普及科学的营养知识和健康的饮食行为知识，促进“知信行”模式的建立，真正体现公共营养学的价值。

（5）从宏观上，研究改善居民营养健康状况的政策与策略，推动食品安全与营养改善政策和法规的进一步完善，为改善居民营养状况、保护人民健康提供有力的法律保障。

三、公共营养的地位和作用

提高国民的营养健康状况和保障国民食品营养安全是社会经济发展的重要目标之一，也是公共卫生、社会福利的重要工作内容和目标之一，公共营养的重要性正是通过它在保护和促进国民健康、保护和提高生产力、推动社会经济发展等诸多方面体现出来的。

（一）公共营养是事关经济发展的战略性问题

改革开放以来，中国在实现社会经济发展、减轻贫困方面迈出了一大步。在人均收入水平、食物供应、降低婴儿及儿童死亡率、提高文化水平和男女平等方面都取得了巨大成就。但目前，就拥有营养不良人口的绝对数量来说，我国在世界上是属于数量众多的几个国家之一；就结构看，营养素摄入不足与营养结构失调两类问题同时存在，既存在发展中国家由于贫困造成的问题，也存在一些发达国家由于富裕而带来的新问题。营养素摄入不足与营养结构失调这两类营养不良问题造成的双重负担，给我们的社会进步和国民经济发展带来了不可低估的影响，对公共营养工作提出了挑战。

国际经验显示，营养状况得到改善的大多数国家，确实在一段时期内经历了经济的快速增长。这说明，经济增长确实是营养改善的重要推动力量。可是，若没有政府政策干预，经济发展未必会带来公共营养状况的改善；而且经济发展并不是营养改善的必要条件。

（二）保护社会生产力，提高人口素质

美国农业部的调查曾指出，采取正确的营养教育和营养措施能使许多疾病的发病率和死亡率大幅度降低。实际表明，近年来美国和日本儿童的平均身高增长的主要原因是发展了公共营养改善项目。中国尽管社会经济发生了巨大变化，但这种发展给营养带来的收益在国家内部并不平衡，人们尚未很好地应用现有的营养学知识。为了促使人们改变不良的饮食习惯和食物结构，必须大力发展公共营养。卫生经济学相关研究认为，营养不良导致贫困增加，贫困增加降低经济发展水平；营养不良导致生产能力下降，生产能力下降必然降低经济发展水平；营养不良还会导致人力资本投入能力不足，进而降低生产能力，从而降低经济发展水平。

营养状况对人口素质的影响是多方面的，而且这些方面相互交织，构成错综复杂的关系。主要体现在以下几个方面：营养状况低下导致体力低下、劳动能力降低；导致智力受损，受教育能力低下，创新能力不足；营养不良导致感染性疾病发生率增加；营养不良是许多慢性非传染性疾病的潜在原因；营养状况低下与经济贫困存在互为因果的关系。

中国的营养不良问题表现为营养不足和营养失衡同时存在，尽管社会经济发生了巨大变化，但这种发展给营养带来的收益在国家内部并不平衡，这使我国减轻营养不良、提高整体人口素质的社会发展任务相当繁重。提高民族素质，改善人民营养状况，增强大众体

质是一项推动我国社会进步与经济发展的基本国策。目前，公共营养已经达到相当的广度和深度，而且仍在不断发展。不论发达国家或是发展中国家，都有这样或那样的与营养有关的疾病，这说明，人们尚未很好地应用现有的营养学知识。为了解决这个问题，促使人们改变不良的饮食习惯和食物结构，必须大力发展公共营养。

（三）为社会和经济发展提供决策依据

公共营养工作是一件涉及社会发展和经济发展两大领域，且综合性很强、十分复杂的系统工程。由于营养对经济带来的效益或损失是潜在的、不可见的，所以统计者和决策者对其效益或损失的程度缺乏足够重视。许多营养学和经济学领域的学者已经在数量化地阐明营养与经济发展的关系，根据 PROFILES 模型所做的保守估计，中国每年因碘缺乏给国家造成 1.6 亿美元损失，因贫血损失约为 1.06 亿美元，因儿童发育迟缓估计损失 0.96 亿美元。此外，每年 32 万婴儿及 5 岁以下儿童的死亡与营养因素有关。现时的营养不良，将产生无法估算的远期损失。正如诺贝尔奖奖金获得者 Amartye Sen 所说，健康是使人类生活体现价值的基本潜能之一。向决策者展示这一潜能的大小是科学家的职责，公共营养工作者必须据此唤起全社会对营养不良问题的高度重视，并作为政策制定的科学依据。许多国家都已经认识到公共营养的地位与作用，它关系到民族健康昌盛、国民经济的长远发展，也是社会发展、文明进步程度的重要标志。公共营养的投资应作为人力资源发展的重要战略，这将是功在当代、代代受益的战略。

第二节 营养与健康的相关概念

一、营养

从字义上讲“营”的含义是谋求，“养”的含义是养生，营养（nutrition）就是谋求养生。养生是我国传统医学中使用的术语，即指保养、调养生命。现代营养学对营养概念的定义是：营养是指人体通过向外界摄取各种食物，经过消化、吸收和新陈代谢，利用食物中的营养素和其他有益成分以维持机体的生长、发育和调节各种生理功能的生物学过程。

二、营养素

营养素（nutrient）是指食物中能够被人体消化、吸收和利用的有机及无机物质，是可给人体提供能量、构成机体成分和组织修复及生理调节功能的化学成分。人体所需要的营养素有蛋白质、脂类、碳水化合物、矿物质、维生素、水等六大类，称为六大营养素（也有一些资料不包括水，称为五大营养素），如果加上膳食纤维，则称为七大营养素（详见膳食纤维部分）。这些营养素中有些不能在人体内合成的，必须从食物中获得，称为必需营养素；有些可以在体内由其他食物成分转换生成，不一定需要由食物中直接获得，称为非必需营养素。

蛋白质、脂类、碳水化合物因为需要量多，在膳食中所占的比重大，称为宏量营养素；矿物质和维生素在膳食中所占比重小，称为微量营养素（常量元素通常是指总重量占体重 0.01% 以上的矿物质，微量元素通常是指总重量小于体重 0.01% 的矿物质）。

除了营养素外，食物中还含有许多其他成分。现代营养学中，往往把食物中具有生理调节功能的物质也包括在营养素中，如激素等。

三、食物

食物（food）是人类赖以生存的环境因素之一，凡是供人食用，能够被消化、吸收提供营养素的物质都可称为食物。

四、健康

健康（health）是生活素质的支柱，是人类最宝贵的财富。健康是亘古至今人类生命史上一个令人神往的不断追求的共同目标。什么是健康？20世纪前，人们认为“身体没有病，不虚弱，就是健康”。随着社会的发展、人们生活水平的提高、医学模式的转变，以及疾病谱、死亡谱的变化，人们的健康观念发生了根本的转变。对健康的定义也不断丰富完善。

1946年6月19日至7月22日在纽约召开的国际卫生会议通过61个国家代表于1946年7月22日签署（《世界卫生组织正式记录》第2号第100页）并于1948年4月7日生效的《世界卫生组织组织法》的序言中提出“健康不仅为疾病或羸弱之消除，而系体格，精神与社会之完全健康状态”。自1948年以来，该定义未经修订（http：//www.who.int/suggestions/faq/zh/index.html）。

1992年在维多利亚心脏健康宣言（《The Victoria Declaration on Heart Health 1992》）中，世界卫生组织（WHO）提出心脑血管健康的公共卫生途径的四大基石。四大基石指的是合理膳食、戒烟、适量运动、心理平衡。

五、亚健康状态

亚健康（subhealth）状态是近年来国际医学界提出的新概念，是指人的机体虽然无明显的疾病，但是呈现活力降低、适应力不同程度减退的一种生理状态，是机体各系统的生理功能和代谢过程低下所致，是介于健康与疾病之间的状态，亦称“第三状态”或“灰色状态”。

认定亚健康的范畴相当广泛，如躯体上、心理上的不适应感觉，在相当长时间难以确诊是哪种疾病，都可包括在其中。

六、亚临床疾病

亚临床疾病（subclinical disease）是健康观的另一概念，又称“无症状疾病”。“亚临床疾病”与“亚健康状态”的区别在于前者没有临床症状，但存在生理性代偿或病理性改变的临床检测依据。

七、疾病

美国纽约州Rochester大学精神病学和内科学教授恩格尔（Engel）在提出现代医学模式的时候，同时给疾病（disease）下了一个定义：“疾病可看作是整个生物体或其他系统在生长、发育、功能及调整中的失败或失调”。也有学者认为，疾病是一种病理状态——生物尺度，病患是患者说明病理状态的方式——感觉尺度，患病是患者对病理状态感觉的反应——行动尺度。不同学派对疾病和健康的观点可以参考表 1-1，以便更好地把握。

表 1-1 健康与疾病的定义

观点	健康	疾病
生理 / 生物学	身体的良好状态	身体的某一部分、过程、系统在功能和（或）结构上的反常
流行病学	宿主对环境致病因素具有抵抗力的状态	宿主对环境致病因素易感形成的状态
生态学	人和生态间协调关系的产物	人和生态间关系不适应和不协调
社会学	个体在一个群体中认为身体和（或）行为正常	个体偏离正常的身体和（或）行为状态
消费者	一种商品、一种投资，在某种程度上可以买到	通过购买保健服务可以治疗、控制及治愈的一种不正常状态
统计学	测量结果在正常值范围之内	测量结果在正常值范围以外

注：摘自人民卫生出版社，《社会医学》，2007 年第 3 版。

第三节 营养与健康的关系

一、营养素的主要功能

营养素在人体内的主要功能包括：作为人体代谢的物质基础，提供人体从事各项活动所需要的能量；作为构成人体结构的基本物质，参与组织细胞的构成、更新与修复；作为调节生理功能的物质基础，维持人体正常的生理功能（如酶、激素等）。

作为能量来源的主要是碳水化合物、脂类、蛋白质三大营养素。促进生长和组织修复的主要是蛋白质、矿物质和维生素。调节生理功能的主要是蛋白质、维生素和矿物质，其作用包括维持物质代谢的动态平衡及内环境的稳定（机制详见本节下文）。

（一）维持人体组织的构成

营养素是构成人体的物质基础，任何组织都是由营养素组成的（生物膜就是由蛋白质分子镶嵌在脂质双分子层中形成的）（图 1-1）。因此，生长发育、组织修复、延缓衰老等都与营养状况有关。充裕的营养素可使体内有所储备，以应付各种特殊情况下的营养需求。

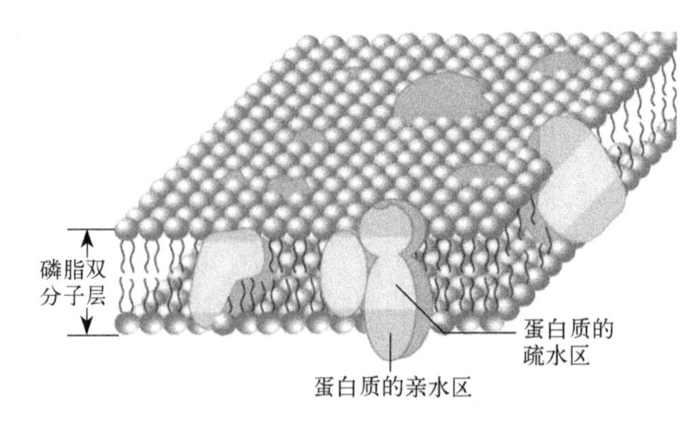

图 1-1 生物膜“液态镶嵌模型”

（二）调节生理功能

首先要保证能量需要，其中基础代谢消耗的能量是生命活动所必需的。其次，各器官的正常功能均有赖于营养素通过神经系统、酶、激素来调节，其中特别是脑功能、心血管功能、肝肾功能、免疫功能等。营养代谢需要上述系统的调节，保持动态平衡，而它们之间还存在着相互依存的关系。

营养素摄入后，经过消化、吸收进入血液循环，到达身体各部位的组织发生代谢变化，发挥生理功能，代谢产物经呼气、尿、粪等排出体外。促进生长的营养素不断由代谢合成新的细胞与组织，同时原有的细胞与组织不断分解，使能量和营养素的摄入与排出之间保持着动态平衡。

（1）能量平衡：正常情况下，三大营养素摄入后产生的能量与人体的能量消耗应保持平衡状态，以维持适宜体重。如能量摄入长期大于消耗，过多的能量转化为脂肪储存就导致肥胖；如能量消耗长期大于摄入就导致消瘦。

（2）营养素平衡：摄入的蛋白质与由尿、粪、汗液及皮肤的蛋白质分解后形成的含氮化合物的排出之间保持动态平衡，才能保证良好的蛋白质营养状况。摄入大于排出为正氮平衡，即体内蛋白质合成大于分解；反之为负氮平衡，即体内蛋白质分解大于合成。其他营养素的吸收和排出也同样要保持平衡状态。

（3）水与电解质的平衡：主要指通过体内缓冲系统维持体液稳定的 pH。如体内酸性代谢产物增多，由电解质组成的缓冲系统可中和这些产物，维持血液 pH 不变，否则即产生酸中毒。同样，过度呼气或胃液丢失等引起碱性变化时，缓冲系统也可中和这些变化，维持血液 pH 不变，否则即产生碱中毒。

营养素的一个重要的作用就是调节生理功能，维持体内环境的稳定。调节机制包括以下几种。

（1）神经系统调节：体内各器官的生理活动都受神经系统的调节和整合，以适应内外环境的变化。这种调节的基本形式就是各种刺激通过突触沿神经纤维传递，即神经冲动传导。神经冲动通过神经递质来传导，如乙酰胆碱、儿茶酚胺等。一方面这些神经递质需要由营养素合成；另一方面神经递质的释放可被细胞外液所含的钙离子加强或被镁离子抑制。

（2）酶调节：酶是由蛋白质组成，可催化调节体内生化代谢。维生素是许多辅酶的成分，缺乏时可以引起酶功能的丧失而导致生化代谢异常。某些微量元素也是酶的组成成分，如抗氧化酶就含有锌、铜、锰、硒等微量元素，缺乏时同样可以导致生化代谢异常。

（3）激素调节：内分泌腺的特定细胞对刺激发生反应，分泌激素作用于靶器官，对生理生化反应进行调节。有的激素含营养素，如胰岛素含锌；有的激素的化学结构与营养素相似，如固醇类激素有脂类的甾体结构；有的营养素本身就有类似激素功能，如维生素 D；许多激素的受体都是蛋白质。因此，营养素缺乏或过多均可影响激素水平，引起代谢异常。

（三）保持心理健康

心理因素也会诱发器质性病变，心理健康就是要保持较好的心理承受能力。营养素不仅构建神经系统的组织形态，而且直接影响各项神经功能的形成，健康的神经系统是健全的神经心理功能的物质基础，健全的物质基础有赖于均衡的能量和营养素供应。不管是儿童青少年智力的发育，还是成人应激适应能力的提高都需要充足的营养素。

（四）预防疾病发生

营养素的缺乏或过多都会发生疾病。某些营养素的缺乏可直接引起缺乏病，如蛋白质、热能缺乏可引起蛋白质 - 热能营养不良，维生素 A 缺乏可导致夜盲症，维生素 B_1 缺乏可导致脚气病，维生素 D 缺乏可导致佝偻病，烟酸缺乏可导致癞皮病，铁的缺乏可导致缺铁性贫血，钙的缺乏导致骨质疏松症等。营养素缺乏可以是摄入不足的原发性，也可以是其他原因引起的继发性。充足的营养素供给可以预防营养缺乏症。通过补充某些营养素，对一些疾病还有预防作用，如补充微量元素硒可降低克山病的发病率，补充维生素 E 可降低脑卒中、冠心病的死亡率等。在临床上除了直接由缺乏引起的各种症状外，还可诱发其他并发症。

营养素过多：①会引起急慢性的中毒反应，如硒过多引起硒中毒。②营养素之间还会发生干扰，导致某些营养素缺乏，如钙过多会引起铁、镁等的吸收减少，膳食纤维过多会引起多数金属元素的吸收减少。③也可引起许多慢性非传染性疾病的发生，肥胖是营养过多的最普遍的表现，而肥胖又是心脑血管病、糖尿病、肿瘤等慢性病的危险因素。

合理膳食、均衡营养可以防止营养素缺乏或过多，以及预防营养素缺乏诱发的并发症与过多引起的慢性病。

（五）提高临床的治疗效果

营养素的合理补充，能调整患者的生化代谢，有助于减轻症状、缩短病程、促进康复。例如，病毒性心肌炎的患者，在应用抗心律失常的西药和抗病毒提高免疫功能、改善心肌循环的中药外，同时应用抗氧化的营养素（β 胡萝卜素、维生素 C、维生素 E、维生素 A 及微量元素硒）保护心肌细胞，能提高疗效，使不少有病毒性心肌炎后遗症的患者得到康复。在治疗上呼吸道感染的患者时，补充维生素 C 可以减轻症状、缩短病程。在糖尿病的治疗中补充微量元素铬和硒，可使血糖更易于控制。对于手术患者，充足的营养能促进手术后的伤口愈合、骨折愈合，促进体力的恢复，达到早日康复的目的。

通过胃肠内、外直接营养还能使消化吸收障碍的患者获得必要的营养供给。如对于消化功能差的患者或不能经口摄食的胃造瘘、空肠造瘘患者，可采用胃肠内直接注入营养液的方式，供给肠内营养。对不能经肠吸收的患者，可直接从静脉中滴注提供葡萄糖、氨基酸、脂肪乳剂、维生素和矿物质等营养素，称为胃肠外营养。营养治疗在现代医学的临床治疗中已成为一种重要的治疗手段，并发展成一门临床营养的学科，在防治疾病中发挥着作用。

二、合理膳食、均衡营养是维持健康的基础

均衡营养也称合理营养，是指每天从食物中摄入的能量和各种营养素的量及其相互间的比例都能满足人体在不同生理阶段、不同劳动环境和不同劳动强度下的需要，并能使机体处于良好的健康状态。通过各种食物的合理搭配达到合理营养要求的膳食称为平衡膳食（balanced diet，best diet），也称合理膳食，这种膳食所提供的营养素，是在一个动态过程中能提供给机体一个合适的量，不致出现某些营养素的缺乏或过多，从而不引起机体对营养素需要和利用的不平衡。

合理营养的基本要求是：①摄取的食物应供给足够的能量和各种营养素。保证机体活动和劳动所需要的能量；保证机体生长发育、组织修复、维持和调节体内的各种生理活动；

提高机体免疫力和抵抗力，适应各种环境和条件下的机体需要。②摄取的食物应保持各种营养素平衡，包括各种营养素摄入量和消耗量及各种营养素之间的平衡。③通过合理加工烹调尽可能减少食物中营养素的损失并提高消化吸收率，并具有良好的色香味形，使食物多样化，促进食欲，满足饱腹感。④食物本身清洁无毒害，不受污染，不含对机体有害物质，食之无害。⑤有合理的膳食制度，三餐定时定量、比例合适、分配合理（一般早、中、晚应分别占一日总能量摄入的30%、40%、30%）。

三、营养与健康的关系

综合以上，营养与健康的关系主要包括以下几个方面。

（1）均衡营养促进健康，可以预防营养缺乏病、减少营养相关慢性非传染性疾病，有提高抵御疾病的能力、治疗和辅助治疗疾病的作用。

（2）营养素摄入、吸收、利用、代谢等发生障碍，都会引起营养素缺乏病。

（3）营养素摄入过多会造成营养过剩疾病、干扰其他营养素的吸收和利用，甚至中毒。

营养成分发生化学变化后产生有毒有害物质引起食物中毒、致畸、致癌和慢性损害等危害，如组胺中毒等。

第四节 我国居民营养健康状况

随着我国社会经济发展和卫生服务水平的不断提高，居民人均预期寿命的逐年增长，健康状况和营养水平不断改善，疾病控制工作也取得了巨大的成就。但与此同时人口老龄化、城镇化、工业化的进程加快，以及不健康的生活方式等因素也影响着人们的健康状况。为进一步了解我国居民营养和慢性病状况的变化，根据中国疾病预防控制中心、国家心血管病中心、国家癌症中心近年来监测、调查的最新数据，结合国家统计局等部门人口基础数据，原国家卫计委组织专家综合采用多中心、多来源数据系统评估、复杂加权和荟萃分析等研究办法，编写了《中国居民营养与慢性病状况报告（2015年）》。2015—2019年，国家卫生健康委员会组织中国疾病预防控制中心、国家癌症中心、国家心血管病中心开展了新一轮的中国居民慢性病与营养监测，覆盖全国31个省（区、市）近6亿人口，现场调查人数超过60万，具有国家和省级代表性，根据监测结果编写形成《中国居民营养与慢性病状况报告（2020年）》（以下简称《报告》）。《报告》显示，我国居民体格发育与营养不足问题持续改善、居民健康意识逐步增强、重大慢性病过早死亡率逐年下降，但慢病防控工作仍面临巨大挑战。我国居民超重肥胖形势严峻，相关慢性病风险仍呈快速上升趋势。肥胖已成为威胁我国居民健康的首要危险因素，成为多种慢性病（包括癌症）的共同病理基础。虽然我国居民营养相关慢性病过早死亡率逐年下降，但因慢性病死亡的比例持续增加。2019年我国因慢性病导致的死亡占总死亡人数的88.5%，其中心脑血管病、癌症、慢性呼吸系统疾病死亡比例为80.7%。针对能量失衡所致的肥胖，应主要从控制能量摄入和增加身体活动2方面入手，以维持吃动平衡，保持健康体重。我国居民健康意识逐步增强，部分慢性病行为危险因素流行水平呈现下降趋势，定期测量体重、血压、血糖、血脂等健康指标的人群比例显著增加；重大慢性病过早死亡率逐年下降，因慢性病导致的劳动力损失明显减少，2019 年我国居民因心脑血管疾病、癌症、慢性呼吸系统疾病和糖尿病 4 类重大慢性病导致的过早死亡率为 16.5%，与 2015 年的 18.5% 相比下降了 2 个百分点，降幅达 10.8%，提前实现了 2020 年国家规划目标。我国居民膳食营养与相关健康状况特点如下。

（一）膳食能量供给充足，体格发育与营养状况总体改善

2012 年居民每人每天平均能量摄入量为 2172 千卡，蛋白质摄入量为 65 g，脂肪摄入量为 80 g，碳水化合物摄入量为 301 g，三大营养素供能充足，能量需要得到满足。全国 18 岁及以上成年男性和女性的平均身高分别为 167.1 cm 和 155.8 cm，平均体重分别为 66.2 kg 和 57.3 kg，与 2002 年相比，居民身高、体重均有所增长，尤其是 6 ～ 17 岁儿童青少年身高、体重增幅更为显著。成人营养不良率为 6.0%，比 2002 年降低 2.5 个百分点。儿童青少年生长迟缓率和消瘦率分别为 3.2% 和 9.0%，比 2002 年降低 3.1 和 4.4 个百分点。6 岁及以上居民贫血率为 9.7%，比 2002 年下降 10.4 个百分点。其中 6 ～ 11 岁儿童和孕妇贫血率分别为 5.0% 和 17.2%，比 2002 年下降了 7.1 和 11.7 个百分点。

2020 年《报告》显示，我国居民体格发育与营养不足问题持续改善，城乡差异逐步缩小，主要体现在：一是居民的平均身高持续增长，我国 18 ～ 44 岁的男性和女性平均身高分别为 169.7 cm 和 158 cm，与 2015 年相比分别增加 1.2 cm 和 0.8 cm，6 ～ 17 岁的男孩和女孩各年龄组平均身高分别增加了 1.6 cm 和 1 cm；二是营养不足的问题得到持续改善，6 岁以下儿童生长迟缓率降至 7% 以下，低体重率降至 5% 以下，均已实现 2020 年国家规划目标；三是人群微量营养素缺乏症也得到了持续改善，以贫血为例，本次监测的结果显示，我国 18 岁及以上居民贫血率为 8.7%，6 ～ 17 岁儿童青少年贫血率为 6.1%，孕妇贫血率为 13.6%，与 2015 年发布的结果相比均有显著下降。

（二）膳食结构有所变化，超重肥胖问题凸显

我国城乡居民粮谷类食物摄入量保持稳定。总蛋白质摄入量基本持平，优质蛋白质摄入量有所增加，豆类和奶类消费量依然偏低。脂肪摄入量过多，平均膳食脂肪供能比超过 30%。蔬菜、水果摄入量略有下降，钙、铁、维生素 A、维生素 D 等部分营养素缺乏依然存在。2012 年居民平均每天烹调用盐 10.5 g，较 2002 年下降 1.5 g。全国 18 岁及以上成人超重率为 30.1%，肥胖率为 11.9%，比 2002 年上升了 7.3 和 4.8 个百分点，6 ～ 17 岁儿童青少年超重率为 9.6%，肥胖率为 6.4%，比 2002 年上升了 5.1 和 4.3 个百分点。

2020 年《报告》还显示，居民不健康生活方式仍然普遍存在。水果、豆类及豆制品、奶类消费量仍然偏低，膳食摄入的维生素 A、钙等不足依然存在。家庭人均每日烹调用盐与 5 g/d 的推荐量相比差距仍然较大。家庭人均每日烹调用油达 43.2 g，超过一半的居民高于 30 g/d 的推荐值上限。同时，居民在外就餐比例不断上升，食堂、餐馆、加工食品中的油、盐也应引起关注。儿童青少年经常饮用含糖饮料问题已经凸显，18.9% 的中小学生经常饮用含糖饮料，应重视其对儿童健康的影响。15 岁及以上居民吸烟率超过 1/4。居民超重肥胖问题不断凸显，慢性病患病率、发病率仍呈上升趋势。18 岁及以上居民男性和女性的平均体重分别为 69.6 kg 和 59 kg，与 2015 年发布结果相比分别增加 3.4 kg 和 1.7 kg。城乡各年龄组居民超重肥胖率持续上升。高血压、糖尿病、慢性阻塞性疾病患病率和癌症患病率与 2015 年相比都有所上升。

（张胜利）

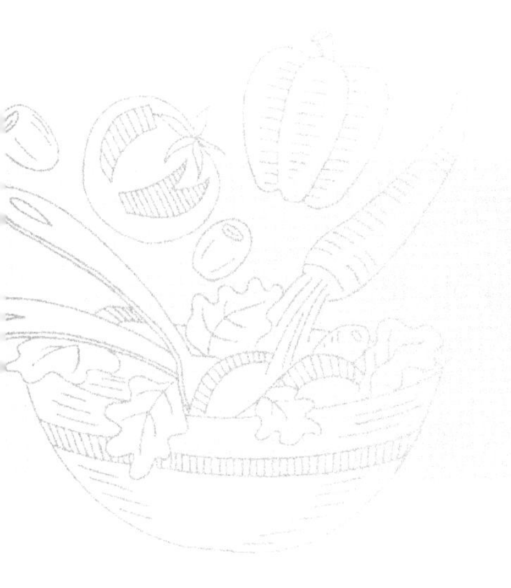

第二章 营养学基础

第一节 热能

人体的活动无论是生理活动、体育活动还是劳动，都与体内的物质代谢中能量代谢分不开。新陈代谢是一切生命活动的基本特征。人体在生命活动过程中不断从外界环境中摄取食物，从中获得人体必需的营养物质，其中包括碳水化合物、脂类和蛋白质，一般称为三大营养素。三大营养素经消化转变成可吸收的小分子物质被吸收入血，这些小分子物质在一方面经过合成代谢构成机体组成成分或更新衰老的组织；另一方面经过分解代谢释放出所蕴藏的化学能。这些化学能经过转化便成为生命活动过程中各种能量的来源，所以分解代谢是放能反应，而合成代谢则需要供给能量，因此是吸能反应。而机体在物质代谢过程中所伴随的能量释放、转移和利用则构成了整个能量代谢过程，是生命活动的基本特征之一。

产能营养素在生物氧化中释放能量，其中一部分用于维持体温，另一部分则以高能磷酸键化合物（如 ATP、GTP 等）、高能硫酯键化合物（如乙酰辅酶 A）等形式储存。高能磷酸键也可转移给肌酸，形成磷酸肌酸储存备用。机体活动消耗的能量大部分取自 ATP，每摩尔 ATP 的高能磷酸键水解可释放 7.3 kcal 热能。由于能量是人体生命的基本条件，能量的摄入与消耗是否平衡又直接影响其他营养素的代谢与身体健康，所以，热能代谢是营养学研究的重要内容。

一、能量单位及其测量方法

营养学中能量单位惯用卡、千卡表示。1 千卡是 1000 g 纯水在 1 个标准大气压下温度升高 1 ℃（如由 15 ℃上升至 16 ℃）所需要的热量。其全称是“千克卡”，简称“千卡”，符号为 kcal。把 1 g 水的温度提高 1 ℃，便需要 1 卡的热能。

“能”在自然界的存在形式有太阳能、化学能、机械能、电能。按照能量守恒定律，能量既不能创造也不能消失，但可以从一种形式转变为另一种形式。为了计量上的方便，对各种不同存在形式的“能”需要制定一个统一的单位。

国际通用的能量单位是焦耳（符号为 J）。1 焦耳是用 1 牛顿的力把 1 千克（公斤）的重量移动 1 米所需要的能量。1000 焦耳是 1 千焦耳（符号为 kJ）；1000 千焦耳是 1 兆焦耳（符号为 MJ）。

在营养学中能量供给和消耗一般都超过 1 兆焦耳，现在文献中也多有用“兆焦耳”的，这里把上述两种能量单位的换算如下。

1 千卡 = 4.184 千焦耳

1 千焦耳 = 0.239 千卡

1000 千卡 = 4184 千焦耳 = 4.184 兆焦耳

1000 千焦耳 = 239 千卡 = 1 兆焦耳

测量热能的方法有直接测热法和间接测热法 2 类。

（1）直接测热法的原理是人体释放热量的多少可反映机体能量代谢情况，进而可求出机体的能量需要。

（2）间接测热法的原理是产热营养素在体内氧化产生 CO_2 和 H_2O，并释放能量满足机体需要，因此只需测出氧气消耗量或产生水量的多少，就可以计算能量的消耗，进而确定能量的需要量。

二、能量来源

人体在生命活动过程中，都需要能量，如物质代谢的合成和分解反应、心脏跳动、肌肉收缩、腺体分泌等。而这些能量来源于食物。生物的能量来源于太阳的辐射能，植物借助叶绿素的功能吸收利用太阳辐射能，通过光合作用将二氧化碳和水合成碳水化合物；植物还可以吸收利用太阳辐射能合成脂类、蛋白质。而动物在食用植物时，实际上是从植物中间接吸收利用太阳辐射能，人类则是通过摄取动、植物性食物获得所需的能量。前文已述，在动、植物性食物中所含的营养素中，碳水化合物、脂类和蛋白质经体内代谢可释放能量。

产能营养素在体内的燃烧（生物氧化）过程和在体外燃烧过程不尽相同，体外燃烧是在氧作用下完成的，化学反应激烈，伴随着光和热；体内氧化是在酶的作用下缓慢进行的，比较温和，特别是最终产物不完全相同，所以产生的热量也不完全相同。用“弹式热量计”测定，1 g 碳水化合物在体外燃烧时平均产生能量 17.15 kJ（4.10 kcal）；1 g 脂肪平均产能 39.54 kJ（9.45 kcal）；1 g 蛋白质平均产能 23.64 kJ（5.65 kcal）。但在体内氧化时，碳水化合物和脂肪与体外燃烧时的最终产物均为二氧化碳和水，所产生的能量也相同。蛋白质在体内氧化时的最终产物为二氧化碳、水、尿素、肌酐及其他含氮有机物；而在体外燃烧时的最终产物则为二氧化碳、水、氨和氮等，体内氧化不如体外燃烧完全。若将 1 g 蛋白质在体内氧化的最终产物收集起来，继续在体外燃烧，还可产生能量 5.44 kJ（1.3 kcal）。另外，食物中的营养素在消化道内并非 100%吸收。一般混合膳食中碳水化合物的吸收率为 98%、脂肪为 95%、蛋白质为 92%。因此，三种产能营养素在体内氧化实际产生能量如表 2-1 所示。

表 2-1　三大产热营养素的生理卡价

营养素	物理卡价（/g）	吸收率（%）	生理卡价（/g）
脂肪	39.54 kJ（9.45 kcal）	95	37.56 kJ（9.0 kcal）
碳水化合物	17.15 kJ（4.10 kcal）	98	16.81 kJ（4.0 kcal）
蛋白质	23.64 kJ（5.65 kcal）	92	16.74 kJ（4.0 kcal）

注：1 g 碳水化合物：17.15 kJ × 98% = 16.81 kJ（4.0 kcal），1 g 脂肪：39.54 kJ × 95% = 37.56 kJ（9.0 kcal），1 g 蛋白质：18.2 kJ × 92% = 16.74 kJ（4.0 kcal）。

（一）碳水化合物

碳水化合物是机体的重要能量来源。我国居民所摄取食物中的营养素，以碳水化合物所占的比重最大。一般来说，机体所需能量的 50% 以上是由食物中的碳水化合物提供的。食物中的碳水化合物经消化产生的葡萄糖被吸收后，有一部分以糖原的形式储存在肝脏和肌肉中。肌糖原是骨骼肌中随时可动用的贮备能源，用来满足骨骼肌在工作情况下的需要。肝糖原也是一种储备能源，储存量不大，主要用于维持血糖水平的相对稳定。

脑组织消耗的能量相对较多，在通常情况下，脑组织消耗的能量均来自碳水化合物的有氧氧化，因而脑组织对缺氧非常敏感。另外，脑组织细胞储存的糖原又极少，代谢消耗的碳水化合物主要来自血糖，所以脑功能对血糖水平有很大的依赖性，血糖水平过低可引起抽搐甚至昏迷。

（二）脂类

机体内的脂类分为组织脂质和储存脂质两部分。组织脂质主要包括胆固醇、磷脂等，是组织、细胞的组成成分，在人体饥饿时也不减少，但不能成为能源。储存脂质主要是脂肪，也称三酰甘油或中性脂肪。在全部储存的脂质中，脂肪约占 98%，其中一部分是来自食物的外源性脂肪，另一部分是来自体内碳水化合物和氨基酸转化成的内源性脂肪。脂肪含能量最高，是体内各种能源物质的主要储存形式。

在正常情况下，人体所消耗的能源物质中有 40%～50% 来自体内的脂肪，其中包括从食物中摄取的碳水化合物所转化成的脂肪；在短期饥饿情况下，则主要由体内的脂肪供给能量。脂肪酸可直接供给很多组织利用，也可在肝脏转化成丙酮酸再供给其他组织利用。不但骨骼肌、心肌等可利用脂肪酸和酮体，在饥饿时，脑组织也可利用酮体。所以，脂肪也是重要的能源物质，但它不能在机体缺氧条件下供给能量。

（三）蛋白质

蛋白质是由氨基酸构成的，在机体蛋白质代谢中，也主要是利用氨基酸进行合成和分解代谢。体内氨基酸有两个来源，一是来自食物蛋白质消化所产生的氨基酸，由小肠吸收入血；二是在机体新陈代谢过程中，组织、细胞蛋白质分解所产生的氨基酸。这两部分氨基酸主要用于合成细胞成分以实现自我更新，也用于合成酶、激素等生物活性物质。氨基酸也可以作为能源物质，但这是用较高的代价而取得的（后文详叙“节约蛋白质作用”）。

氨基酸在体内经过脱氨基作用或氨基转换作用，分解为非氮成分和氨基。其中非氮成分（α- 酮酸）可以氧化供能，氨基则经过处理后主要由肾脏排出体外。人体在一般情况下主要利用碳水化合物和脂肪氧化供能。但在某些特殊情况下，机体所需能源物质供能不足，如长期不能进食或消耗量过大时，体内的糖原和储存脂肪已大量消耗之后，将依靠组织蛋白质分解产生氨基酸来获得能量，以维持必要的生理功能。

进食是周期性的，而能量消耗则是连续不断的，因而贮备的能源物质不断被利用，又不断补充。当机体处于饥饿状态时，碳水化合物的贮备迅速减少，而脂肪和蛋白质则作为长期能量消耗时的能源。

三、人体能量消耗的几个构成部分

正常成人一日热能消耗主要有 3 个方面，生长发育期的人群生长发育热能需要也占一定的比重。

（一）基础代谢

基础代谢（basal metabolism，BM）是指维持机体最基本生命活动所消耗的能量，即人体在安静和恒温条件下（一般 18 ～ 25 ℃），禁食 12 小时后，静卧、放松而又清醒时，只有呼吸、心跳等最基本的生命活动，没有食物的消化吸收和体力、脑力活动的能量消耗。

常用间接测热法，即测定耗氧量，再乘以氧热当量算出单位时间的热能消耗量，称为基础代谢率（basal metabolic rate，BMR)，以“kJ/（m^2 • h）”表示。正常情况下，人体的基础代谢率比较稳定；在相同年龄、性别、体重的正常成年人中，85% 的人其基础代谢率在正常平均值的 ±10% 以内。睡眠状态时基础代谢率约降低 10%。中国人基础代谢率平均值如表 2-2 所示。

表 2-2 人体每小时基础代谢率

年龄（岁）	男		女		年龄（岁）	男		女	
	kJ/m^2	kcal/m^2	kJ/m^2	kcal/m^2		kJ/m^2	kcal/m^2	kJ/m	kcal/m^2
1 ～	221.8	53.0	221.8	53.0	11 ～	179.9	43.0	175.7	42.0
3 ～	214.6	51.3	214.2	51.2	13 ～	177.0	42.3	168.6	40.3
5 ～	206.3	49.3	202.5	48.4	15 ～	147.9	41.8	158.8	37.9
7 ～	197.9	47.3	200.0	45.4	17 ～	170.7	40.8	151.9	36.3
9 ～	189.1	45.2	179.1	42.8	19 ～	164.0	39.2	148.5	35.5
20 ～	161.5	38.6	147.7	35.3	55 ～	148.1	35.4	139.3	33.3
25 ～	156.9	37.5	147.3	35.2	60 ～	146.0	34.9	136.8	32.7
30 ～	154.0	36.8	146.9	35.1	65 ～	143.9	34.4	134.7	32.2
35 ～	152.7	36.5	146.4	35.0	70 ～	141.4	33.8	132.6	31.7
40 ～	151.9	36.3	146.0	34.9	75 ～	138.9	33.2	131.0	31.3
45 ～	151.5	36.2	144.3	34.5	80 ～	138.1	33.0	129.3	30.9
50 ～	149.8	35.8	139.7	33.9					

注：参考自《营养与食品卫生学》，2007 年第 3 版，第 21 页。

由于BMR测定比较困难，WHO于1985年提出用静息代谢率（resting metabolic rate，RMR）代替BMR。测定时全身处于休息状态，禁食仅需4小时，测定过程要求全身处于休息状态，不用早上睡醒测量，且不是空腹而是在进食3～4小时后测量，此时机体仍在进行着若干正常的消化活动，这种状态比较接近于人们正常生活中处于休息的状态，所以准确率RMR＞BMR。RMR与BMR相差约10%，故在实际工作中可以采用。RMR一般占总能量消耗的大部分（60%～75%）。人体24小时RMR如表2-3所示。

表2-3　人体24小时静息代谢参考值（kcal）

年龄（岁）	体重（kg）								
	40	50	57	64	70	77	84	91	100
男性									
10～18	1351	1526	1648	1771	1876	1998	2121	2243	2401
18～30	1291	1444	1551	1658	1750	1857	1964	2071	2209
30～60	1343	1459	1540	1621	1691	1772	1853	1935	2039
＞60	1027	1162	1256	1351	1423	1526	1621	1716	1837
女性									
10～18	1234	1356	1441	1527	1600	1685	1771	1856	1966
18～30	1084	1231	1334	1437	1525	1628	1731	1833	1966
30～60	1177	1264	1325	1386	1438	1499	1560	1621	1699
＞60	1016	1121	1195	1268	1331	1404	1478	1552	1646

摘自*Nutrition Science and Applications*，1997年第2版，第190页。

影响基础代谢的因素有体表面积、体格、年龄、性别、内分泌等。

1. 体表面积　体表面积越大，散热面积越大。儿童年龄越小相对体表面积越大，基础代谢率也越高。

基础代谢＝体表面积（m^2）×基础代谢率[kJ/（m^2•h）或kcal/（m^2•h）]

人体的体表面积，可根据身高和体重来推算。斯蒂文森（Stevenson）根据在中国人体的测量结果提出体表面积计算公式为：S（m^2）=0.0061身高（cm）+0.0128体重（kg）－0.1529。

20世纪80年代赵松山等测量了56名18～45岁成年人的体表面积，提出中国人的体表面积计算公式：S（m^2）=0.00659身高（cm）+0.0126体重（kg）－0.1603。

2. 体格　瘦体质或称去脂组织（lean body mass）是代谢活跃组织，而体脂是惰性组织。瘦高体型的人由于所含代谢活性高的瘦体质较多和体表面积大，同等体重，瘦高者其基础代谢率高于矮胖的人。

3. 年龄　婴幼儿时期是一生中代谢最旺盛的阶段，与身体组织迅速生长有关。青春期又是一个代谢率较高的时期，但成年后随着年龄增长代谢率又缓慢地降低。其中内分泌的影响可能是重要因素，也与体内惰性组织/活性组织的相对量的变动有密切关系。儿童、孕妇高，老年人低于成年人，30岁以上每10年下降2%。

4. 性别　即使年龄与体表面积都相同，女性的基础代谢耗能低于男性。因为女性体内的脂肪组织比例大于男性，活性组织（瘦体质）比例则小于男性。男性高于女性5%～10%。育龄妇女在排卵期前后有基础体温波动，表明此时基础代谢也有变化。

5. 内分泌　内分泌系统分泌的激素中，对基础代谢影响最大的是甲状腺激素，它可增强各种细胞的物质代谢速率，因此甲状腺激素分泌过多或过少则影响基础代谢率，使其可高于或低于正常水平。甲状腺功能亢进者，基础代谢率可比正常平均值增加40%～80%。相反，患黏液水肿时，基础代谢率低于正常。去甲肾上腺素可使基础代谢率下降25%。

6. 其他因素　基础代谢率在不同季节和不同劳动强度人群中存在一定差别，说明气候和劳动强度对基础代谢率有一定影响。例如，在高温环境下因散热需要出汗，呼吸心跳加快；温度过低可使机体散热增加并颤抖，因此不论高温环境或低温环境都可引起基础代谢率增高。寒季基础代谢高于暑季。劳动强度高者高于劳动强度低者。体温每升高1 ℃，基础代谢升高13%。一般而言，能引起交感神经兴奋的因素通常会使基础代谢率增高。过多摄食、精神紧张时基础代谢升高；禁食、少食、饥饿时降低。尼古丁和咖啡因可以刺激基础代谢水平升高。

（二）体力活动

体力活动包括劳动与体育活动，除了基础代谢外，体力活动是人体能量消耗的主要因素。因为生理情况相近的人，基础代谢消耗的能量也是相近的，而体力活动情况却相差很大。机体任何轻微活动都可提高代谢率，人在运动或劳动时耗氧量显著增加。这是因为运动或劳动等体力活动时肌肉需要消耗能量，而能量则来自营养物质的氧化，这就必然导致机体耗氧量增加。机体耗氧量的增加与肌肉活动的强度呈正比关系。耗氧量最多可达到安静时的10～20倍。通常各种体力活动所消耗的能量占人体总能量消耗的15%～30%，变化最大，是控制能量平衡的重要部分。

影响体力活动能量消耗的因素至少包括：①肌肉越发达者，活动能量消耗越多。②体重越重者，能量消耗越多。③劳动强度越大、持续时间越长，能量消耗越多。④与工作的熟练程度有关。其中劳动强度和持续时间是主要影响因素，而劳动强度主要涉及劳动时牵动的肌肉多少和负荷的大小。

目前，应用BMR乘以体力活动水平（physical activity level，PAL）来计算人体的能量消耗量或需要量，也可按照WHO于1985年推荐使用的Schofield公式，计算一天的基础代谢能量消耗（我国营养学会推荐，我国儿童、青少年该公式适用，18岁以上人群按公式计算结果减5%）。2001年中国营养学会建议我国人民的活动强度可由5级调整为3级，劳动强度的划分等级的标准如表2-4所示。

表2-4　中国营养学会建议的我国成人活动水平分级（2001年）

活动强度	职业工作时间分配	工作内容举例	PAL	
			男	女
轻	75%时间坐或站立 25%时间站着活动	办公室工作、修理电器钟表、售货员、酒店服务员、化学实验操作、讲课等	1.55	1.56

续表

活动强度	职业工作时间分配	工作内容举例	PAL	
			男	女
中	25% 时间坐或站立 75% 时间特殊职业活动	学生日常活动、机动车驾驶、电工安装、车床操作、金工切割等	1.78	1.64
重	40% 时间坐或站立 60% 时间特殊职业活动	非机械化农业劳动、炼钢、舞蹈、体育运动、装卸、采矿等	2.10	1.82

注：PAL 为体力活动系数，PAL ＝一项活动每分钟能量消耗量 / 每分钟基础代谢的能量消耗量。

（三）食物特殊动力作用

食物特殊动力作用（specific dynamic action，SDA），也称食物的热效应（thermic effect of food，TEF），是指因摄入食物引起能量消耗增加的现象，即摄食使基础代谢率升高，这种升高始于摄食开始不久，一般 3 ～ 4 小时后恢复正常。能量消耗增加的多少随食物而异，进食碳水化合物可使能量消耗增加 5%～ 6%，进食脂肪增加 4%～ 5%，持续 1 小时；进食蛋白质增加 30%～ 40%，持续 10 ～ 12 小时；一般混合膳食约增加基础代谢的 10%。

因此，在计算热能消耗时，应在基础代谢和体力活动消耗能量的基础上，再加 10% 的基础代谢消耗的热能作为食物特殊动力作用所增加的能量。例如，某人 24 小时基础代谢为 2000 kcal，则食物特殊动力作用消耗的能量为 200 kcal。这种摄食引起能量消耗增加的机制，尚未完全阐明，据已有的研究资料，可能主要由于摄食引起消化系统的活动及吸收人体内的物质进行中间代谢，而使能量消耗增高。

（四）生长发育

处在生长发育过程中的儿童，其一天的能量消耗还应包括生长发育所需要的能量。新生儿按体重（kg）与成人相比较，其能量消耗多 2 ～ 3 倍。3 ～ 6 个月的婴儿，每天用于生长发育的能量占摄入热能的 15% ～ 23%。怀孕的妇女由于子宫内胎儿的发育，孕妇间接地承担并提供其迅速发育所需的能量，加上自身器官及生殖系统的进一步发育需要特殊的能量，尤其在怀孕后半期。乳母则应补偿乳汁分泌所需的能量，每天约 500 kcal。

除上述影响基础代谢的几种因素之外，还受情绪和精神状态影响。脑的重量只占体重的 2%，但脑组织的代谢水平是很高的。例如，精神紧张地工作，可使大脑的活动加剧，能量代谢增加 3%～ 4%，当然，与体力劳动比较，脑力劳动的消耗仍然相对少。

四、能量的需要

人体能量代谢的最佳状态是达到能量消耗与能量摄入的平衡。这种能量平衡（energy balance）能使机体保持健康并能胜任必要的社会生活。能量代谢失衡，即能量缺乏或过剩都对身体健康不利。

在营养学上需要（requirement）和供给（allowance）是两个相互联系而又相互区别的概念。前者指维持集体正常生理功能所需要的数量，低于这个数量将会对机体产生不利的影响；后者则为在已知需要量的前提下，按食物的生产水平与人们的饮食习惯，同时考虑人群中个体差异和照顾群体的绝大多数所设置的个体安全量。因此，供给量通常高于需要量，世界各国的供给量有一定差别。

1973 年，世界卫生组织（World Health Organization，WHO）与联合国粮农组织（Food and Agriculture Organization，FAO）的有关热能与蛋白质专家委员会提出了以下建议：以一个中等活动量的成人作为参考人（reference adult），并根据其活动量的增减定出轻、重劳动者的能量供给值。具体核算方法如下。

男性参考成人基准为：年龄 20 ～ 39 岁，体重 65 kg，健康，无疾病并能适应 8 小时具有中等活动量的工作。业余时间：8 小时床上睡眠，4 ～ 6 小时做轻度活动，2 小时为走路、文娱、休息与家务。

女性参考成人基准为：年龄 20 ～ 39 岁，健康状况同上述，体重 55 kg，从事轻工业工作，或其他具有中等强度活动的工作 8 小时，睡眠 8 小时，业余很轻的活动 4 ～ 6 小时，2 小时为走路、文娱、休息及家务。

为了校正年龄因素对能量需要的影响，又定出年龄在 40 ～ 49 岁减少相应能量供给的 5%，50 ～ 59 岁减少 10%，60 ～ 69 岁减少 20%，70 岁以上减少 30%。3 个月内的婴儿按每千克体重供给 120 kcal，1 岁内的婴儿则平均每千克体重供给 112 kcal。

中国营养学会制定膳食营养素参考摄入量 DRIs 2000 确定了“标准人”数值。计算中国居民 DRIs 2000 使用的体重值是根据有全国代表性的测定值经加权平均计算得出“计算值”，再经简化修正为代表值（表 2-5 和表 2-6）。

表 2-5 中国居民体重代表值（一）

年龄（岁）	体重（kg）	
	男	女
0 ～	6.0	6.0
0.5 ～	9.0	9.0
1 ～	13.5	12.5
4 ～	19.0	18.5
7 ～	28.5	25.5
11 ～	42.0	41.0
14 ～	56.5	50.0
18 ～	63.0	56.0
50 ～	65.0	58.0
60 ～	65.0	58.0
70 ～	62.0	54.0
80 ～	57.0	50.0

表 2-6　中国居民体重代表值（二）

年龄（岁）	体重（kg）		年龄（岁）	体重（kg）	
	男	女		男	女
0～	6.0	6.0	11～	37.0	36.5
0.5～	9.0	9.0	12～	41.5	41.5
1～	11.0	10.5	13～	48.0	45.5
2～	13.0	12.5	14～	52.5	47.5
3～	15.0	14.5	15～	55.5	50.0
4～	17.0	16.5	16～	58.5	51.0
5～	19.0	18.5	17～	60.0	52.0
6～	21.0	20.5	18～	63.0	56.0
7～	24.0	23.0	50～	65.0	58.0
8～	26.5	25.0	60～	65.0	58.0
9～	29.5	29.0	70～	62.0	54.0
10～	33.0	31.5	80～	57.0	50.0

摘自《中国居民膳食营养素参考摄入量》，2001 年（简要本），第 7 页。

迄今，直接测定成年人在自由活动情况下的能量消耗量仍十分困难。由于 BMR 占总能量消耗的 60%～70%，所以它是估算成年人能量需要量的重要基础。WHO（1985）、美国（1989）、日本（1990）修订推荐摄入量时均采用了“要因加算法”（factorial approach method）估算成年人的能量需要量。即以 BMR 乘以体力活动水平（physical activity level，PAL）计算人体的能量消耗量或需要量。即能量需要量 =BMR × PAL。对儿童、孕妇、乳母等特殊生理情况下尚需考虑其特殊需要。中国营养学会于 2013 年制定的中国居民膳食营养素参考摄入量，见附录一。

一般情况下，可以用以下几种方法确定一日能量需要量。

（一）查表法

根据特定人群的性别、年龄、体力活动强度、生理期等可直接从《中国居民膳食营养素参考摄入量 2013》中查找。

（二）体重观察法

每增加 1 kg 体重就意味着储存 6000 ～ 8000 kcal 的能量。通过观察近期体重的变化，结合膳食调查结果估计每日能量需要量。

（三）简便计算法

成年男子每日耗能基数 1800 kcal，女子 1500 kcal。轻体力劳动 = 基数 +75 kcal/h × 作业时间；中体力劳动 = 基数 +75 ～ 150 kcal/h × 作业时间；重体力劳动 = 基数 +150 ～ 300 kcal/h × 作业时间。

（四）单位标准体重能量需要量法

成人每日能量供给量（kcal）= 标准体重（kg）× 单位标准体重能量需要量（kcal/kg），

50 岁以上每增加 10 岁，供给量减少 10%。

标准体重（kg）= 身高（cm）– 105；单位标准体重能量需要量如表 2-7 所示。

表 2-7 单位标准体重能量需要量（kcal/kg）

体形	体力活动强度			
	极轻体力	轻体力	中体力	重体力
消瘦	30	35	40	40 ~ 45
正常	20 ~ 25	30	35	40
肥胖	15 ~ 20	20 ~ 25	30	35

（五）生活观察法

生活观察法是通过观察、记录一日的各种活动，来估算一日的热能消耗。计算程序如下。

首先，观察记录 24 小时的作息情况，记录不同强度作业时间长度。然后，根据 WHO 于 1985 年推荐使用的 Schofield 公式（表 2-8），计算一日的基础代谢能量消耗。最后，根据公式∑（BMR × PAL）计算一日的热能消耗（表 2-9）。

表 2-8 WHO 建议的计算基础代谢公式

年龄（岁）	公式（男）	公式（女）
0 ~ 3	（60.9 × w） – 54	（61.0 × w） – 51
3 ~ 10	（22.7 × w） +495	（22.5 × w） +499
10 ~ 18	（17.5 × w） +651	（12.2 × w） +746
18 ~ 30	（15.3 × w） +679	（14.7 × w） +496
30 ~ 60	（11.6 × w） +879	（8.7 × w） +829
＞ 60	（13.5 × w） +487	（10.5 × w） +596

注：w 为体重（kg）；摘自《营养与食品卫生学》第 5 版（摘自 Technical Report Serie 724，Geneva，WHO，1985）；中国营养学会推荐，我国儿童、青少年该公式适用，18 岁以上人群按公式减 5%。

表 2-9 不同强度体力活动能量消耗计算方法

体力活动强度	能量消耗
极轻	BMR × 1.3
轻	BMR × 1.6（男） BMR × 1.5（女）
中重	BMR × 1.7（男） BMR × 1.6（女）
重	BMR × 2.1（男） BMR × 1.9（女）
极重	BMR × 2.4（男） BMR × 2.2（女）

摘自《营养与食品卫生学》第 5 版（译自 Understanding Nutrition 1999 年第 8 版）。

五、能量的供给

2013 年 DRIs 推荐能量需要量（EER），18 岁以上男性轻、中、重体力劳动 EER 分别为 2250 kcal、2600 kcal、3000 kcal，女性分别为 1800 kcal、2100 kcal、2400 kcal。一日能量供给中，蛋白质占总热能的 10% ～ 15%，脂肪供能占总热能的 20% ～ 30%，碳水化合物占总热能的 50% ～ 65%。不同性别、年龄、生理状况、活动强度时的热能推荐量不同（一般年龄越小，蛋白质和脂肪供能比适当增加，成年人脂肪供给量不宜超过总能量的 30%）。正常人群一日三餐热能分配以早、中、晚分别占一日需要量的 30%、40%、30% 为宜。

六、能量供给状况的评价

（一）量的方面

主要是评价摄入与消耗是否平衡，以平衡为佳。如果摄取小于消耗，可致人体重低于正常、消瘦、生理功能紊乱及抵抗力降低，可严重影响未成年人的生长发育。体重为热能平衡的常用观察指标。

标准体重（kg）= 身高（cm） － 105。低于标准体重 10%，为轻度热能缺乏；低于标准体重 10% ～ 20% 为中度缺乏；低于标准体重 30% 以上为严重缺乏；低于 40% 以上则将危及生命。摄入大于消耗，则体内脂肪沉积发生超重（超过标准体重 10%）或肥胖（超过标准体重 20%），称为营养性肥胖。肥胖加重心脏负担，还可诱发糖尿病、胆道疾病等。

称量体重须注意条件的标准化，应排除衣物、进食、粪便排空等的影响，此外应长期定时称量以便了解变化的趋势，必要时采取相应措施。

近年常用体质指数（BMI）判断人体营养状况，BMI= 体重（kg）÷[身高（m）]^2。

以体质指数对肥胖程度分类，国际上通常用世界卫生组织（WHO）制定的体质指数界限值，即 BMI 在 25.0 ～ 29.9 为超重，≥ 30 为肥胖。2003 年中国肥胖问题工作组根据对我国人群大规模测量数据，汇总分析了体质指数与相关疾病患病率的关系，提出对中国成人判断超重和肥胖程度的界限值，其建议如下：BMI ＜ 18.5 为体重过低，18.5 ～ 23.9 体重正常，24.0 ～ 27.9 属于超重，≥ 28 属于肥胖。

（二）质的方面

主要是评价 3 种供能营养素的分配百分比是否合理。因为三大营养素除了供能，各自还有其他生理作用，故机体对蛋白质、碳水化合物、脂肪都有一定的需要量，合理供给才能保障健康。对于婴幼儿、青少年、孕妇、乳母、卧床患者及病后恢复者更为重要。热能代谢与氮平衡关系非常密切，因为即使蛋白质摄取量充足，如果热能的摄入低于消耗，蛋白质供能所占的百分比过高，此时机体仍可能处于负氮平衡状态。

第二节　蛋白质

蛋白质是生命的基础。人体蛋白质占体重的 16% ～ 19%，它不仅是构成人体组织的基本材料，还是机体合成多种具有特殊生理功能物质的原料，同时也是一种产能营养素。蛋白质与人体的生长发育及健康有着非常密切的关系，每天约有 3% 的蛋白质更新。本

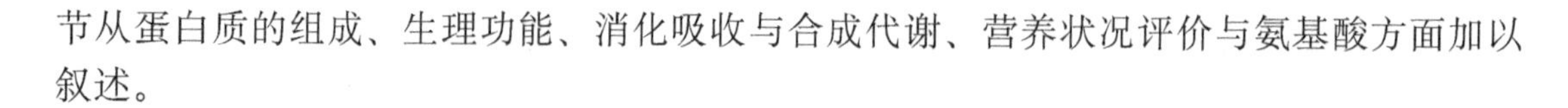

节从蛋白质的组成、生理功能、消化吸收与合成代谢、营养状况评价与氨基酸方面加以叙述。

一、蛋白质的组成与氨基酸

1. 蛋白质　是自然界中一大类有机物质，从各种动、植物组织中提取出来的蛋白质，经元素分析，其组成为：碳（50%～55%）、氢（6.7%～7.3%）、氧（19%～24%）、氮（13%～19%）、硫（0%～4%）；有些蛋白质还含有磷、铁、碘、锰及锌等元素。由于碳水化合物和脂肪中仅含有碳、氢、氧，不含氮，所以蛋白质是人体氮的唯一来源。

大多数蛋白质的含氮量相当接近，平均约为16%。因此，在任何生物样品中，每克氮相当于6.25 g蛋白质（即100÷16），其折算系数为6.25。只要测定生物样品中的含氮量，就可以算出其中蛋白质的大致含量。

样本中蛋白质的百分含量＝每克样品中的含氮量 ×6.25×100%。

2. 氨基酸　氨基酸（amino acid）是组成蛋白质的基本单位，是分子中具有氨基和羧基的一类含有复合官能团的化合物，具有共同的基本结构。由于它是羧酸分子的α碳原子上的氢被一个氨基取代的化合物，故又称α氨基酸。将氨基酸连接起来的键，称为肽键（peptide bond）。蛋白质就是氨基酸以肽键（-CO-NH-）连接在一起，并形成一定空间结构的大分子。由两个以上氨基酸以肽键相连接成的化合物称作肽（peptide）。如由甘氨酸和丙氨酸组成的肽，称为二肽（dipeptide）；由3个氨基酸组成的肽，称为三肽（tripeptide）；通常将10个以下氨基酸组成的肽称为寡肽（oligopeptide）；11个以上氨基酸组成的肽称为多肽（polypeptide）。多肽和蛋白质之间没有严格区别，它们都是氨基酸的多聚物。多肽是指含氨基酸数目较少的多聚物，蛋白质则是含氨基酸数目较多的多聚物。

组成蛋白质的氨基酸有20多种，但绝大多数的蛋白质只由20种氨基酸组成。其中天冬氨酸和谷氨酸含有两个酸性的羧基，常称为酸性氨基酸；精氨酸和赖氨酸都含有两个碱性的氨基和一个酸性的羧基，组氨酸的含氮杂环具有微碱性，三者统称为碱性氨基酸；其他氨基酸通常都称为中性氨基酸。

在人体和食物蛋白质的20余种氨基酸中，只有一部分可以在体内合成，其余的则不能合成或合成速度不够快。不能合成或合成的量不足，必须由食物供给的氨基酸，称为必需氨基酸（essential amino acid）；能在体内合成的则称为非必需氨基酸（nonessential amino acid）。迄今，已知人体的必需氨基酸有9种（表2-10）。

半胱氨酸和酪氨酸在体内可分别由蛋氨酸和苯丙氨酸转变而成，如果膳食中能直接提供这两种氨基酸，则人体对蛋氨酸和苯丙氨酸的需要量可分别减少30%和50%。所以，半胱氨酸和酪氨酸称为条件必需氨基酸或半必需氨基酸（semiessential amino acid）。在计算食物必需氨基酸组成时，常将蛋氨酸和半胱氨酸、苯丙氨酸和酪氨酸合并计算。

3. 氨基酸模式与限制氨基酸　蛋白质中各种必需氨基酸的构成比例称为氨基酸模式，即根据蛋白质中必需氨基酸含量，以含量最少的色氨酸为1计算出的其他氨基酸的相应比值。几种食物蛋白质和人体蛋白质氨基酸模式如表2-11所示。

表 2-10　构成人体蛋白质的氨基酸

氨基酸	英文名（缩写名）	氨基酸	英文名（缩写名）
必需氨基酸（9 种）		**非必需氨基酸（9 种）**	
异亮氨酸	isoleucine（Ile）	丙氨酸	alanine（Ala）
亮氨酸	leucine（Leu）	精氨酸	arginine（Arg）
赖氨酸	lysine（Lys）	天门冬氨酸	aspartic acid（Asp）
蛋氨酸	methionine（Met）	天门冬酰胺	asparagine（Asn）
苯丙氨酸	phenylalanine（Phe）	谷氨酸	glutamic acid（Glu）
苏氨酸	threonine（Thr）	谷氨酰胺	glutamine（Gln）
色氨酸	tryptophan（Trp）	甘氨酸	glycine（Gly）
缬氨酸	valine（Val）	脯氨酸	proline（Pro）
组氨酸 *	histidine（His）	丝氨酸	serine（Ser）
条件必需氨基酸（2 种）			
半胱氨酸	cysteine（Cys）		
酪氨酸	tyrosine（Tyr）		

注：组氨酸 * 为婴儿必需氨基酸，成年人需要量可能较少。摘自 *Modern Nutrition in Health and Disease*，1999 年第 9 版，第 14 页。

表 2-11　几种食物蛋白质和人体蛋白质氨基酸模式

氨基酸	人体	全鸡蛋	鸡蛋白	牛奶	猪瘦肉	牛肉	大豆	面粉	大米
异亮氨酸	4.0	2.5	3.3	3.0	3.4	3.2	3.0	2.3	2.5
亮氨酸	7.0	4.0	5.6	6.4	6.3	5.6	5.1	4.4	5.1
赖氨酸	5.5	3.1	4.3	5.4	5.7	5.8	4.4	1.5	2.3
蛋氨酸 + 半胱氨酸	3.5	2.3	3.9	2.4	2.5	2.8	1.7	2.7	2.4
苯丙氨酸 + 酪氨酸	6.0	3.6	6.3	6.1	6.0	4.9	6.4	5.1	5.8
苏氨酸	4.0	2.1	2.7	2.7	3.5	3.0	2.7	1.8	2.3
缬氨酸	5.0	2.5	4.0	3.5	3.9	3.2	3.5	2.7	3.4
色氨酸	1.0	1.0	1.0	1.0	1.0	1.0	1.0	1.0	1.0

注：根据《食物成分表》（王光亚主编，人民卫生出版社，1991 年）计算。大豆、全鸡蛋（红皮）来自上海；鸡蛋白来自河北；牛奶产自甘肃；猪瘦肉、牛肉（里脊）、小麦标准粉来自北京；大米为浙江早籼标二米。

人体所需蛋白质来源于多种食物，凡蛋白质氨基酸模式与人体蛋白质氨基酸模式接近的食物，其必需氨基酸在体内的利用率就高，反之则低。例如，动物蛋白质中的蛋、奶、肉、鱼等，以及大豆蛋白质的氨基酸模式与人体蛋白质氨基酸模式较接近，从而所含的必需氨基酸在体内的利用率就较高，因此被称为优质蛋白质。其中鸡蛋蛋白质的氨基酸模式与人体蛋白质氨基酸模式最为接近，在比较食物蛋白质营养价值时常作为参考蛋白质（reference protein）。而食物蛋白质中一种或几种必需氨基酸含量相对较低，导致其他必需氨基酸在体内不能被充分利用而使蛋白质营养价值降低，这些含量相对较低的氨基酸称为限制氨基酸（limiting amino acid，LAA）。即由于这些氨基酸的不足，限制了其他氨基

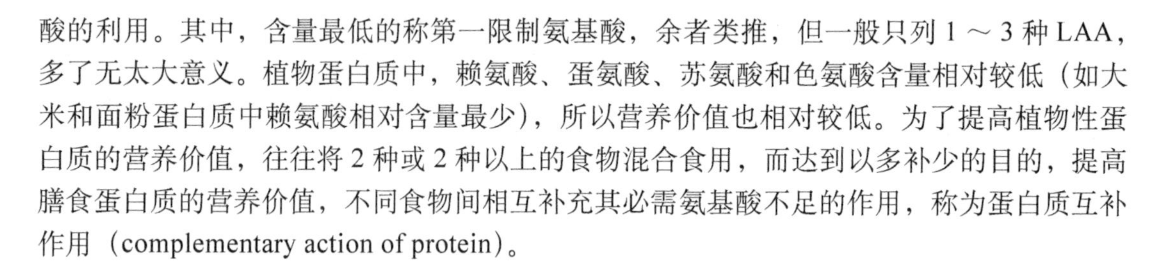

酸的利用。其中，含量最低的称第一限制氨基酸，余者类推，但一般只列 1 ～ 3 种 LAA，多了无太大意义。植物蛋白质中，赖氨酸、蛋氨酸、苏氨酸和色氨酸含量相对较低（如大米和面粉蛋白质中赖氨酸相对含量最少），所以营养价值也相对较低。为了提高植物性蛋白质的营养价值，往往将 2 种或 2 种以上的食物混合食用，而达到以多补少的目的，提高膳食蛋白质的营养价值，不同食物间相互补充其必需氨基酸不足的作用，称为蛋白质互补作用（complementary action of protein）。

二、蛋白质的生理功能

1. *组织细胞的结构成分* 蛋白质是构成机体组织、器官的重要成分，人体各组织、器官无一不含蛋白质。人体的蛋白质含量仅次于水，约占体重的 1/5。从表 2-12 中可见，除脂肪与骨骼以外，其他组织的蛋白质的含量，比糖类和脂类都多，是构成各种组织的主要有机成分，这些蛋白质还有更为重要的生理意义，决非糖类与脂类所能替代。细胞中，除水分外，蛋白质约占细胞内物质的 80%。因此，构成机体组织、器官的成分是蛋白质最重要的生理功能。身体的生长发育可视为蛋白质的不断积累过程。这对生长发育期的儿童尤为重要。

表 2-12 成年人体化学组成成分（%）

器官组织	占体重的 %	H_2O	蛋白质	脂类	糖类	矿物质类
肌肉	40	70	22	7	微量	1
骨骼	18	23	20	25	微量	26
血液	8	79	20	＜ 1	微量	微量
皮肤	6	57	27	14	微量	0.6
神经	3	75	12	12	微量	微量
肝	2	57	12	23	变动	1.4
心	0.5	63	17	16	微量	0.6
脂肪	11	23	6	72	微量	微量
完整人体	100	59	18	18	微量	4

人体内各种组织细胞的蛋白质始终在不断更新，每天约有 3% 的蛋白质更新。例如，人血浆蛋白质的半寿期约为 10 天，肝脏中大部分蛋白质的半寿期为 1 ～ 8 天，而某些蛋白质的半寿期很短，只有数秒钟。只有摄入足够的蛋白质才能维持组织的更新。身体受伤后也需要蛋白质作为修复材料。

2. *具有特殊生理功能* 机体生命活动之所以能够有条不紊地进行，有赖于多种生理活性物质的调节。而蛋白质在体内是构成多种具有重要生理活性物质的成分，参与调节生理功能。例如，核蛋白构成细胞核并影响细胞功能；酶蛋白具有促进食物消化、吸收和利用的作用；免疫蛋白具有维持机体免疫功能的作用；收缩蛋白，如肌球蛋白具有调节肌肉收缩的功能；血液中的脂蛋白、运铁蛋白、视黄醇结合蛋白具有运送营养素的作用；血红蛋

白具有携带、运送氧的功能；白蛋白具有调节渗透压、维持体液平衡的功能；由蛋白质或蛋白质衍生物构成的某些激素，如垂体激素、甲状腺素、胰岛素及肾上腺素等都是机体的重要调节物质。

3. 供给热能　蛋白质是三大产能营养素之一，在体内降解成氨基酸后，经脱氨基作用生成的α- 酮酸，可以直接或间接经三羧酸循环氧化分解，同时释放能量，是人体能量来源之一。每克蛋白质彻底分解可释放 4 kcal 热能。一般来说，正常成人每日有 10% ～ 15% 的能量来自蛋白质，但是供能是蛋白质的次要功能，蛋白质的这种功能可以由碳水化合物、脂肪所代替。

4. 体内其他含氮物质的合成原料　嘧啶、嘌呤、肌酸、胆碱、肉碱、牛磺酸等体内重要的含氮化合物，都需要蛋白质做原料。

三、消化吸收与合成代谢

1. 食物蛋白质的消化与吸收　蛋白质未经消化不易吸收，有时某些抗原、毒素蛋白可少量通过黏膜细胞进入体内，会产生过敏、毒性反应。一般情况下，食物蛋白质水解成氨基酸及小肽后方能被吸收， 过去认为只有游离氨基酸才能被吸收，现在发现 2 ～ 3 个氨基酸的小肽也可以被吸收。由于唾液中不含水解蛋白质的酶，所以食物蛋白质的消化从胃开始，但主要在小肠。

胃内消化蛋白质的酶是胃蛋白酶（pepsin）。胃蛋白酶是由胃黏膜主细胞合成并分泌的胃蛋白酶原（pepsinogen）经胃酸激活而生成的；胃蛋白酶也能再激活胃蛋白酶原生成新的胃蛋白酶。胃蛋白酶的最适宜 pH 为 1.5 ～ 2.5，对蛋白质肽键作用的特异性较差，主要为水解芳香族氨基酸、蛋氨酸或亮氨酸等残基组成的肽键。胃蛋白酶对乳中的酪蛋白（casein）有凝乳作用，这对婴儿较为重要，因为乳液凝成乳块后在胃中停留时间延长，有利于充分消化。

食物在胃内停留时间较短，蛋白质在胃内消化很不完全，消化产物及未被消化的蛋白质在小肠内经胰液及小肠黏膜细胞分泌的多种蛋白酶及肽酶的共同作用下，进一步水解为氨基酸。所以，小肠是蛋白质消化的主要部位。蛋白质在小肠内消化主要依赖于胰腺分泌的各种蛋白酶，可分为 2 类：①内肽酶（endopeptidase）可以水解蛋白质分子内部的肽键，包括胰蛋白酶、糜蛋白酶和弹性蛋白酶。②外肽酶（exopeptidase）可将肽链末端的氨基酸逐个水解，包括氨基肽酶（aminopeptidase）和羧基肽酶（carboxypeptidase）。肠黏膜细胞的刷状缘及细胞液中还存在一些寡肽酶（oligopeptidase），如氨基肽酶及二肽酶（dipeptidase）等。氨基肽酶从肽链的末端逐个水解释放出氨基酸，最后生成二肽。二肽再经二肽酶水解，最终分解成氨基酸。

母乳中的抗体可通过肠黏膜细胞的吞噬作用传递给婴儿。关于成年人对整蛋白吸收问题已有许多研究。人的血液中存在食物蛋白质的抗体，这说明食物蛋白质可进入血液而起抗原的作用。但一般认为，大分子蛋白质的吸收是微量的，无任何营养学意义，只是应当注意肠内细菌的毒素、食物抗原等可能会进入血液成为致病因子。

2. 人体组织蛋白质的代谢　进食正常膳食的正常人每日从尿中排出的氮约 12 g。若摄入的膳食蛋白质增多，随尿排出的氮也增多；若减少，则随尿排出的氮也减少。完全不摄入蛋白质或禁食时，每日仍随尿排出氮 2 ～ 4 g。这些事实证明，蛋白质不断在体内分解成为含氮废物，随尿排出体外。蛋白质在分解的同时也不断在体内合成，以补偿分解。

蛋白质合成经两个步骤完成：第一步为转录（transcription），即生物体合成 RNA 的过程，亦即将 DNA 的碱基序列抄录成 RNA 碱基序列的过程；第二步为翻译（translation），是生物体合成 mRNA 后，mRNA 中的遗传信息（DNA 碱基顺序）转变成蛋白质中氨基酸排列顺序的过程，是蛋白质获得遗传信息进行生物合成的过程。翻译在细胞内进行。成熟的 mRNA 穿过核膜进入胞质，在核糖体及 tRNA 等参与下，以各种氨基酸为原料完成蛋白质的生物合成。

氨基酸代谢的器官特异性：氨基酸代谢的主要部位是小肠、肝、肌肉和肾。全身的谷氨酰胺和肠道（膳食）中的谷氨酸主要在小肠中代谢。肝脏对调节来自门静脉血的氨基酸并将其分配到身体其他部位的量和比例起重要作用。肝脏是唯一能够分解所有氨基酸的器官，尽管肝分解支链氨基酸比分解其他必需氨基酸慢，但仍有部分支链氨基酸在肝脏分解代谢。一般代谢蛋白质的代谢也就是氨基酸的代谢。氨基酸代谢可归纳为三条基本途径：一是一部分存在于组织内的氨基酸，可能再次被利用合成新的蛋白质；二是一部分氨基酸进行分解代谢；三是一部分氨基酸用于合成新的含氮化合物，包括非必需氨基酸。上述三条途径的主次关系，受到多种因素的影响，如年龄、营养状况等，尤其是营养状况往往起决定作用，如膳食中必需氨基酸供给不足，热能供给不足，都可使第二条途径增强。

氨基酸分解代谢的最主要反应是脱氨基作用。脱氨基方式有：氧化脱氨基、转氨基、联合脱氨基和非氧化脱氨基等，其中，以联合脱氨基最为重要。氨基酸脱氨基后生成的 α- 酮酸进一步代谢：经氨基化生成非必需氨基酸；转变成碳水化合物及脂类；氧化供给能量。

氨基酸脱氨基作用产生的氨，在正常情况下主要在肝脏合成尿素而解毒；只有少部分氨在肾脏以铵盐的形式由尿排出。

体内氨基酸的主要功用是合成蛋白质和多肽。此外，也可以转变成某些生理活性物质，如嘌呤、嘧啶、肾上腺素等。正常人尿中排出的氨基酸极少。各种氨基酸在结构上具有共同特点，所以也有共同的代谢途径；但不同的氨基酸由于结构的差异，也各有其特殊的代谢方式。

氨基酸代谢除了一般代谢过程，有些氨基酸还有特殊代谢途径。

（1）脱氨基作用：氨基酸分解代谢的主要途径是脱氨基作用。但是，部分氨基酸也可以进行脱羧基作用生成相应的胺。生成的胺类含量虽然不高，但具有重要生理意义。例如，谷氨酸脱羧基生成的 γ- 氨基丁酸（γ-amino butyric acid，GABA），在脑组织中含量较多，是抑制性神经递质，对中枢神经有抑制作用；半胱氨酸脱羧基生成的牛磺酸在脑组织中含量也颇高，对脑发育和脑功能有重要作用；组氨酸脱羧基生成的组胺在体内分布广泛，其中，在乳腺、肺、肝、肌肉及胃黏膜中含量较高。组胺是一种强烈的血管舒张剂，能增加毛细血管的通透性；色氨酸脱羧基生成的 5- 羟色胺（5-hydroxytryptamine，5-HT）广泛分布体内各组织，除神经组织外，还存在于胃肠道、血小板及乳腺细胞中，脑

中的5-羟色胺作为神经递质，具有抑制作用，在外周组织中的5-羟色胺有收缩血管的作用等。

(2) 一碳单位的代谢：某些氨基酸在分解代谢过程中可以产生含有一碳原子的基团，称为一碳单位。体内重要的一碳单位有：甲基（$-CH_3$）、甲烯基（$-CH_2$）、甲炔基（-CH=）、甲酰基（-CHO）、亚甲氨基（-CH=NH）等。一碳单位不能游离存在，常与四氢叶酸（tetrahydrofolic acid，FH_4）结合而转运和参加代谢。一碳单位主要来源于丝氨酸、甘氨酸、组氨酸及色氨酸的代谢。一碳单位的主要生理功能是作为合成嘌呤及嘧啶的原料，故在核酸生物合成中占有重要地位。

(3) 含硫氨基酸的代谢：体内的含硫氨基酸有3种：蛋氨酸、半胱氨酸及胱氨酸。这3种氨基酸的代谢是相互联系的，蛋氨酸可以转变为半胱氨酸和胱氨酸，半胱氨酸和胱氨酸也可以互变，但半胱氨酸及胱氨酸不能转变为蛋氨酸，所以半胱氨酸及胱氨酸是非必需氨基酸或条件必需氨基酸，而蛋氨酸则是必需氨基酸。

(4) 芳香氨基酸的代谢：色氨酸、苯丙氨酸及酪氨酸3种芳香氨基酸（aromatic amino acid，AAA）主要在肝中分解代谢。苯丙氨酸和酪氨酸在结构上相似，在正常情况下苯丙氨酸的主要代谢途径是经苯丙氨酸羟化酶的作用生成酪氨酸；当苯丙氨酸羟化酶先天性缺乏时，苯丙氨酸不能正常转变成酪氨酸，体内的苯丙氨酸蓄积，并可经转氨基作用生成苯丙酮酸，后者进一步转变成苯乙酸等衍生物，尿中出现大量苯丙酮酸等代谢产物，称为苯丙酮尿症（phenyl ketonuria，PKU），是一种先天性代谢性疾病。苯丙酮酸的堆积对中枢神经系统有毒性，故患儿的智力发育障碍。对此种患儿的治疗原则是早期发现，并适当控制膳食中苯丙氨酸的含量。

酪氨酸经酪氨酸羟化酶的作用，生成多巴[3，4-二羟苯丙氨酸（3，4-dihydroxyphenyl-alanine，doba）]；再经多巴脱羧酶的作用生成多巴胺（dopamine）。多巴胺是脑中的一种神经递质，帕金森病（Parkinson’s disease）患者，就是多巴胺生成减少所致。多巴胺在肾上腺髓质中可再被羟化，生成去甲肾上腺素（norepinephrine），再经N-甲基转移酶催化，由活性甲硫氨酸提供甲基，转变成肾上腺素（epinephrine）。多巴胺、去甲肾上腺素、肾上腺素统称为儿茶酚胺（catecholamine）。

酪氨酸的另一条代谢途径是经酪氨酸酶合成黑色素，当人体缺乏酪氨酸酶时，黑色素合成障碍，皮肤、毛发等发白，称为白化病（albinism）。酪氨酸还可经酪氨酸转移酶的作用生成对羟苯丙酮酸，再经尿黑酸等中间产物进一步变成延胡索酸和乙酰乙酸，两者分别参加碳水化合物和脂肪代谢。所以，这3种氨基酸分别是生糖氨基酸、生酮氨基酸及生糖兼生酮氨基酸。支链氨基酸的分解代谢主要在骨骼肌中进行，而其他氨基酸多在肝脏代谢，这对外科手术、创伤应激等状态下肌肉蛋白质的合成与分解具有特殊重要作用。支链氨基酸可以作为合成肌肉蛋白质的原料，可被肌肉用作能源物质氧化供能；还发现亮氨酸可以刺激蛋白质合成，并抑制分解，在临床营养中有重要意义。先天性缺乏时，尿黑酸分解受阻，可出现尿黑酸尿症。

色氨酸除经代谢转变成5-羟色胺外，本身还可分解代谢生成犬尿酸、丙氨酸与乙酰辅酶A。此外，色氨酸分解还可以产生烟酸，这是体内合成维生素的特例。

(5) 支链氨基酸的代谢：支链氨基酸（branch chain amino acid，BCAA）包括亮氨酸、异亮氨酸和缬氨酸，它们都是必需氨基酸。3 种支链氨基酸分解代谢过程均较复杂，一般可分为 2 个阶段。第一阶段，3 种氨基酸前三步反应性质相同，产物类似。均为 CoA 的衍生物，可称为共同反应阶段。第二阶段则反应各异，经若干步反应，缬氨酸产生琥珀酸单酰 CoA，亮氨酸产生乙酰 CoA 及乙酰乙酰 CoA，异亮氨酸产生乙酰 CoA 及琥珀酸单酰 CoA 分别纳入生糖或生酮的代谢。

肝功能障碍时，由于芳香氨基酸分解减少，血中的含量增高；高胰岛素血症使骨骼肌摄入支链氨基酸增加，故血中 BCAA/AAA 比值变小。高胰岛素血症还使 5- 羟色胺生成增加。结果进入脑组织的 AAA 与 5- 羟色胺都增加，可能是肝性脑病发生、加重的因素之一。临床上为肝性脑病患者选用产氨较少、含 AAA 低的蛋白质及富含支链氨基酸的膳食或输液，有较好的治疗效果。

四、蛋白质营养状况评价

（一）膳食蛋白质营养状况评价

1. *蛋白质的含量* 含量是营养价值的基础，如没有一定数量，氨基酸模式再好的蛋白质营养价值也有限。由于各种食物蛋白质的含氮量都接近 16%，而且蛋白质是体内各种含氮物质的主要来源，因此通过测定摄入食物和排出物的含氮量，可以大体了解机体对摄入蛋白质利用的情况。一般以微量凯氏（Kjeldahl）定氮法测定：食物粗蛋白含量 = 食物含氮量 ×6.25（换算系数）。常见食物的粗蛋白含量：大豆 30% ～ 40% 为最高，畜禽鱼蛋类为 10% ～ 20%，粮谷类为 8% ～ 10%，鲜奶类为 1.5% ～ 3.8%。

2. *反映消化吸收率的指标* 消化吸收是膳食蛋白被机体利用的先决条件。消化率以吸收氮量与摄入氮量的比值表示：

$$D=\text{吸收氮}/\text{摄入氮}\times 100\%$$

吸收氮以摄入氮减去粪氮求得。但粪氮并不等于未吸收的氮，其中包括消化道脱落的上皮细胞、消化液及微生物等所含的氮，称粪代谢氮，因此消化率又有表观消化率（apparent digestibility，AD）与真实消化率（true digestibility，TD）之分。前者的计算中将粪代谢氮忽略不计。公式如下：

$$AD=\frac{\text{摄入氮}-\text{粪氮}}{\text{摄入氮}}\times 100\%$$

$$TD=\frac{\text{摄入氮}-（\text{粪氮}-\text{粪代谢}）}{\text{摄入氮}}\times 100\%$$

通常表观消化率易于测定，其数值比真实消化率低，应用时安全系数大，故较多采用。食物蛋白质的固有性质及膳食纤维含量等均可影响消化率。由于动物性食物中的蛋白质消化吸收影响因素较植物性的要少，所以动物性蛋白消化吸收率一般高于植物性蛋白。而加工烹调方式对蛋白质的吸收率也有影响。

几种常见食物的蛋白质真消化吸收率如表 2-13 所示。

表 2-13　几种常见食物的蛋白质真消化吸收率（%）

食物	真消化吸收率（%）	食物	真消化吸收率（%）
鸡蛋	97±3	燕麦	86±7
牛肉	95±3	小米	79
鱼肉	94±3	大豆粉	86±7
面粉（精）	96±4	菜豆	78
大米	88±4	花生酱	88
玉米	85±6	中国混合膳食	96

摘自《营养与食品卫生学》，2003 年第 5 版，北京：人民卫生出版社。

3. 反映利用率的指标

（1）蛋白质的生物学价值（biological value，BV）：蛋白质的生物学价值以储留氮与吸收氮的比值表示，生物价值越高，说明蛋白质被机体利用率越高，即蛋白质的营养价值越高，最高值为 100。

测定时以待评蛋白作为唯一的氮来源喂养动物，另设对照组摄入无氮的饲料，测定其粪代谢氮及尿内源氮，通常采用动物实验或人体试验。

一般以刚断奶的大鼠做实验动物，饲料中含待评蛋白 10%。实验期内动物食用含被测蛋白质的合成饲料，收集实验期内动物饲料和粪、尿样品，测定氮含量；另在实验前给实验动物无氮饲料，收集无氮饲料和粪、尿样品，测定氮含量，得出粪代谢氮和尿内源氮数据（人体试验时可按成人全日尿内源氮 2 ～ 2.5 g，粪代谢氮 0.91 ～ 1.2 g 计）；然后按下式计算被测食物蛋白质的生物价值。

$$BV=\frac{储留氮}{吸收氮}\times 100\%=\frac{吸收氮-（尿氮-尿代谢氮）}{摄入氮-（粪氮-粪代谢氮）}\times 100\%$$

几种食物蛋白质的生物学价值如表 2-14 所示。

表 2-14　几种食物蛋白质的生物学价值

蛋白质	生物学价值	蛋白质	生物学价值	蛋白质	生物学价值
鸡蛋黄	90	牛肉	76	玉米	60
全鸡蛋	94	白菜	76	花生	59
鸡蛋白	83	猪肉	74	绿豆	58
牛奶	90	小麦	67	小米	57
鱼	83	豆腐	65	生黄豆	57
大米	77	熟黄豆	64	高粱	56

（2）氨基酸评分（amino acid score，AAS）：亦称蛋白质化学分，是目前广为应用的一种食物蛋白质营养价值评价方法，不仅适用于单一食物蛋白质的评价，还可用于混合食物蛋白质的评价。一种膳食蛋白质所含的必需氨基酸量不足或缺少，则人体用以合成体内

含氮物质的效率就低，因此可以按照人体所需要的必需氨基酸比例模式来衡量膳食蛋白质的质量。

该法的基本步骤是将被测食物蛋白质的必需氨基酸组成与推荐的理想蛋白质或参考蛋白质氨基酸模式（不同年龄的人群，其氨基酸评分模式不同；不同的食物其氨基酸评分模式也不相同）进行比较。首先将待评蛋白的各种必需氨基酸含量，分别与参考蛋白的同一种氨基酸的含量作比较，求出比值；然后，找出比值最低的氨基酸即为第一限制氨基酸，该比值即为待评蛋白质的氨基酸评分。计算公式如下：

$$AAS=\frac{\text{待评蛋白每克蛋白质（或氮）的某种氨基酸含量（mg）}}{\text{参考蛋白每克蛋白质（或氮）的某种氨基酸含量（mg）}}\times 100\%$$

1985 年 FAO/WHO/UNU 专家委员会提出一种氨基酸评分计算方法，即依据不同年龄对必需氨基酸需要量不同，以婴儿、儿童及成年人的需要量理想模式，分别求出待评蛋白对各年龄人群的氨基酸评分。几种食物和不同人群需要的氨基酸评分模式如表 2-15 所示。

表 2-15 几种食物和不同人群需要的氨基酸评分模式

氨基酸	人群（mg/g 蛋白质）				食物（mg/g 蛋白质）		
	≤1 岁	2～5 岁	10～12 岁	成人	鸡蛋	牛奶	牛肉
组氨酸	26	19	19	16	22	27	34
异亮氨酸	46	28	28	13	54	47	48
亮氨酸	93	66	44	19	86	95	81
赖氨酸	66	58	44	16	70	78	89
蛋氨酸 + 半胱氨酸	42	25	22	17	57	33	40
苯丙氨酸 + 酪氨酸	72	63	22	19	93	102	80
苏氨酸	43	34	28	9	47	44	46
缬氨酸	55	35	25	13	66	64	50
色氨酸	17	11	9	5	17	14	12
总计	460	339	241	127	512	504	479

摘自 *WHO Technical Report Series 724*，1985：12。

一般膳食蛋白的 AAS 越高，其营养价值也越高。日常膳食蛋白中容易缺乏的必需氨基酸是赖氨酸、苏氨酸、含硫氨基酸和色氨酸，因此在氨基酸评分中应用较多。

通过氨基酸评分，可知各种膳食蛋白缺少何种氨基酸，富含何种氨基酸，从而设计出能更好地发挥蛋白质互补作用的混合食品或菜谱。例如，小麦粉（标准粉）的 AAS 为 47，第一限制氨基酸为赖氨酸；黄豆（大豆）的 AAS 为 74，第一限制氨基酸为蛋氨酸。将两者 1 ∶ 1 混合后，AAS 变成 81，第一限制氨基酸为蛋氨酸；7 ∶ 3 混合后，虽然第一限制氨基酸仍然是蛋氨酸，但是 AAS 变成 86。混合蛋白的氨基酸评分有了明显提高。表 2-16 是将小麦标准粉与大豆按照不同的比例混合后的氨基酸评分，从中可以找出最佳

的组合，进一步，根据原料成本可以找出最佳的性价比组合。

表 2-16　小麦标准粉与大豆不同比例混合后氨基酸评分计算结果

	FAO/WHO 模式 （mg/g，1973 年）	Ile	Leu	Lys	SAA	AAA	Thr	Trp	Val
		40	70	55	35	60	40	10	50
不同配比计算结果	标准粉：豆粉 =7 ： 3	115	109	87	86	138	89	127	97
	标准粉：豆粉 =6 ： 4	119	110	94	83	139	92	128	97
	标准粉：豆粉 =5 ： 5	123	112	99	81	140	95	129	98
	标准粉：豆粉 =4 ： 6	125	113	104	79	141	97	129	98
	标准粉：豆粉 =3 ： 7	128	113	108	77	142	99	129	98
	大豆	132	115	116	74	143	103	130	99
	小麦标准粉	92	101	47	103	131	71	124	94

4. 既反映消化吸收又反映利用情况的指标

（1）氮平衡（nitrogen balance ）：氮平衡既可衡量机体蛋白质代谢及营养状况，也可用于食物蛋白质营养价值评价的指标。

氮平衡 = 摄入氮－（尿氮 + 粪氮 + 皮肤等氮损失）

例如，A 食物的蛋白质纠正负氮平衡用时比 B 食物用时短 ，则 A 食物的蛋白质重量优于 B 食物。

氮的总平衡：摄入氮等于排出氮，见于成年人。

氮的正平衡：摄入氮大于排出氮，见于儿童生长发育时期、病后恢复期等。

氮的负平衡：摄入氮小于排出氮，见于衰老、消耗性疾病时。

热能供给不足、活动量过大、蛋白质的摄入量过低，以及精神紧张都可促使氮平衡趋向负平衡。试验证明，成年人在无蛋白膳食条件下，每天排出内源氮 54 mg/kg 体重，以体重 60 kg 计算，约相当于 20 g 蛋白质，这是体内蛋白质的最低分解量。

膳食蛋白质的质量，实质上就是对人体的营养价值。主要取决于该蛋白质的必需氨基酸组成模式及含量、是否易于消化吸收，以及促进机体生长发育、维持健康的效率。理论上越是少量的且能够达到机体氮平衡的蛋白质，其质量越好。但由于人体与动物的试验都受到多种因素的影响，已有方法都难免有局限性。

（2）蛋白质的净利用率（net protein utilization，NPU）：蛋白质的净利用率是指摄入的蛋白质被机体储存利用的情况，反应食物中蛋白质被利用的程度，即机体利用的蛋白质占食物中蛋白质的百分比。较 BV 更为全面。该试验以 10% 的被测蛋白质作为膳食蛋白质来源。

$$\text{NPU} = \text{生物价值} \times \text{消化率} = \frac{\text{保留氮}}{\text{吸收氮}} \times \frac{\text{吸收氮}}{\text{摄入氮}}$$

$$即 NPU=\frac{摄入氮-（粪氮-粪代谢氮）-（粪氮-尿内源氮）}{摄入氮}$$

测定用动物及其他条件与生物学价值测定相同。

（3）蛋白质的功效比值（protein efficiency ratio，PER）：蛋白质的功效比值是单位重量的摄入蛋白质所增加体重的数值。

PER= 动物增加体重（g）/ 摄入蛋白质（g）

同一种食物，在不同的实验条件下，所测得的 PER 往往有明显差异，为使实验结果具有一致性和可比性，实验时，用标化酪蛋白为参考蛋白设对照组，无论酪蛋白质组 PER 为多少，均应换算为 2.5。

以断奶雄性大鼠为实验动物，以含 10% 待评蛋白的饲料喂养 10 天，对照组以 10% 酪蛋白饲料喂养，计算出单位重量摄入蛋白的体重增加数即为 PER。

$$校正的 PER=PER\times\frac{2.5}{实测的酪蛋白 PER}$$

因所测蛋白主要被用于生长之需，PER 常用作婴幼儿食品中蛋白营养价值评价。

（4）经消化率修正的氨基酸评分（protein digestibility corrected amino acid score，PDCAAS）

PDCAAS = 氨基酸评分 × 真消化吸收率

这种方法可替代 PER 对除孕妇和 1 岁以下婴儿以外的所有人群进行食物蛋白评价。几种食物蛋白的 PDCAAS 如表 2-17 所示。

表 2-17 几种食物蛋白的 PDCAAS

食物蛋白	PDCAAS	食物蛋白	PDCAAS
酪蛋白	1.00	斑豆	0.63
鸡蛋	1.00	燕麦粉	0.57
大豆分离蛋白	0.99	花生粉	0.52
牛肉	0.92	小扁豆	0.52
豌豆粉	0.69	全麦	0.40
菜豆	0.68		

摘自《营养与食品卫生学》，2003 年第 5 版，北京：人民卫生出版社。

（二）人体蛋白质营养状况评价

蛋白质营养状况的评价主要有临床检查和实验室检查 2 个方面。

1. **临床检查** 除体格检查的常用指标如身高、体重、发育等，还应检查上臂肌围（arm muscle circumference，AMC）和上臂肌面积（arm muscle area，AMA），这是评价总体蛋白质储存的较可靠的指标。方法是测量上臂中点的围长（AC）和三头肌皮褶厚度（TSF），然后依下列公式计算：

上臂肌围（AMC）= 上臂中点处围长（AC）－ 3.14 × 三头肌皮褶厚度（TSF）；

上臂肌面积（AMA）$=AMC^2/4 \times 3.14$。

以上单位为 mm，测定值在标准值的 90% 以上为正常。AMC 国际标准：男 253 mm；女 232 mm；AMC 我国标准：男 248 mm；女 210 mm。

2. **实验室检查**　测定血清白蛋白、运铁蛋白、前白蛋白、视黄醇结合蛋白等；检查头发的毛干与毛根的形态改变。

（1）白蛋白（ALB）：正常值为 35 ～ 50 g/L；28 ～ 34 g/L 为轻度缺乏；21 ～ 27 g/L 为中度缺乏；< 21 g/L 为重度缺乏（当白蛋白< 28 g/L 时会出现水肿，半衰期 20 天，早期不易查出）。

（2）运铁蛋白（TFN）：2500 ～ 3000 mg/L 为正常；1500 ～ 2000 mg/L 为轻度缺乏；1000 ～ 1500 mg/L 为中度缺乏；< 1000 mg/L 为重度缺乏（半衰期 8 ～ 10 天，受影响因素较多）。

（3）前白蛋白（PALB）：157 ～ 296 mg/L 为正常；100 ～ 150 mg/L 为轻度缺乏；50 ～ 100 mg/L 为中度缺乏；< 50 mg/L 为重度缺乏（运输甲状腺素，半衰期 1.9 天，80% ～ 90% 标准体重即轻中度营养不良时用）。

其他正常值范围：视黄醇结合蛋白为 29 ～ 76 mg/L，总蛋白为 65 ～ 80 g/L，白 / 球比为 1.5 ～ 2.5 ：1。

五、蛋白质的需要量与供给量

（一）蛋白质的食物来源

蛋白质的食物来源可分为植物性蛋白质和动物性蛋白质两大类。主要来源：粮谷类食品（米、面）；良好来源：蛋、奶、禽畜鱼肉、豆类（优质蛋白）。常见食物蛋白质含量如表 2-18 所示。

表 2-18　常见食物蛋白质含量（g/100 g 可食部）

食物	蛋白质	食物	蛋白质	食物	蛋白质	食物	蛋白质
小麦粉（标准粉）	11.2	高粱米	10.4	黄豆	35.0	羊肉（肥瘦）	19.0
粳米（标一）	7.7	马铃薯	2.0	绿豆	21.6	鸡	19.3
籼米（标一）	7.7	甘薯	0.2	赤小豆	20.2	鸡蛋	13.3
玉米（干）	8.7	蘑菇（干）	21.1	花生仁	24.8	草鱼	16.6
玉米面	8.1	紫菜（干）	26.7	猪肉(肥瘦)	13.2		
小米	9.0	牛奶	3.0	牛肉(肥瘦)	19.9		

人体从日常食物中得到蛋白质，其中动物性食物的蛋白质含量高于植物性食物，而且动物蛋白质的利用率也较高。绝大多数动物蛋白质的必需氨基酸的种类齐全，含量及模式与人体蛋白质较接近。通常将这种蛋白质称为优质蛋白质，也称为完全蛋白质。植物蛋白质中的大豆蛋白质也属优质蛋白质，蛋白质含量在 35% 左右，是我国居民重要的膳食蛋白质来源。猪肉含蛋白质 15% ～ 20%，牛肉与羊肉含脂肪少些，故蛋白质相对含量高于猪肉，鸡、鸭、鱼的蛋白质含量都在 20% 左右。从经济上计算，发展禽类生产与鱼虾养

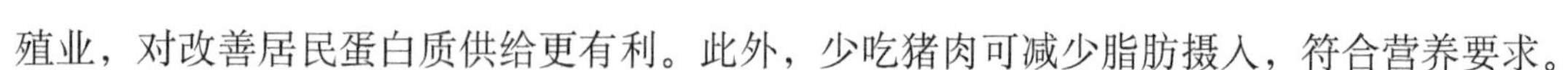

殖业，对改善居民蛋白质供给更有利。此外，少吃猪肉可减少脂肪摄入，符合营养要求。

（二）需要量与供给量的确定

蛋白质需要量是维持生理功能与健康所必需的最低量。供给量是能满足人群中绝大多数人需要的摄取量。人在进食无蛋白膳食条件下所丢失的氮是内源氮，为维持健康，必须给予补偿，从补偿的量计算出蛋白质的需要量。平均必需丢失氮加上两个标准差可以得出满足97.5%人群的供给量。供给量相当于推荐摄入量（RNI）。氮平衡法，则在控制膳食中不同量蛋白质的条件下，求出维持氮平衡所需的蛋白质摄入量，作为机体的蛋白质需要量。

理论上，成年人摄入30 g/d蛋白质就可达零氮平衡；但从安全性考虑，成年人摄入蛋白质按每天0.8 g/kg体重较好。我国以植物性食物为主，蛋白质利用率偏低，以每天摄入1.0～1.5g/kg体重为宜。成人蛋白质摄入占膳食总热能的10%～15%，儿童青少年12%～15%为宜。

各个国家根据FAO/WHO的推荐，结合本国的经济、膳食特点都有自己的推荐摄入量。中国营养学会2013年制定的推荐摄入量见附录一。蛋白质供给量在重体力劳动、精神紧张、应激状态等情况下应适当增加。婴幼儿和儿童相对需要量比成年人高。

（三）蛋白质营养不良

营养不良常与热能供给不足同时存在，故称蛋白质热能营养不良（protein energy malnutrition，PEM）。实际上还往往伴有其他营养素缺乏。主要好发于婴幼儿、发展中国家、经济落后地区、卫生条件差地区。全球约有4亿儿童患有某种程度的PEM。

原发性蛋白质营养不良的主要原因有：食物缺乏如灾荒或战争年代，或者摄入不足如偏食、禁食、素食，或是需要量增加如妊娠、授乳、生长发育期等。继发性的多由于疾病损失血液，渗出过多，或食欲差，或消化吸收障碍等。

发生于婴幼儿、少儿可导致生长发育滞后，孕妇则体重增加缓慢。成人蛋白质摄入不足可引起体力下降、水肿、抗病力减弱等。患者蛋白质摄入不足易引发感染，精神萎靡，严重的患者可全身水肿或严重消瘦，伴有多种生理功能紊乱，甚至危及生命。重度营养不良可分为3型：①水肿型营养不良（kwashiorkor）：以蛋白质缺乏为主，能量供给尚能适应机体需要，以全身水肿为特征。②消瘦型营养不良（marasmus）：蛋白质和能量均不足，以能量不足为主，表现为皮下脂肪和骨骼肌显著消耗和内脏器官萎缩。③混合型：蛋白质和能量均有不同程度的缺乏，常同时伴有维生素和其他营养素缺乏。以上分型通过体格检查、病史、生化检验及膳食调查不难诊断。

预防蛋白质营养不良，主要通过综合措施：①发展农业和食品生产，供应充足丰富的优质蛋白质。②制定适当的摄入量标准，并大力开展营养知识科普宣教。③各种人群合理膳食，尤其是婴幼儿的合理营养。④制定合理生活制度，加强锻炼。⑤注意住院患者的营养和膳食。⑥防治影响消化吸收的疾病。

随着经济发展，居民生活水平显著提高，动物性食物消耗量增加数倍，大多数人的蛋白质摄取量可以达到推荐摄入量标准。目前应当重视的是，部分儿童青少年中存在摄入动物性食物过多，因而摄入脂肪也过多，以致儿童青少年体重超重，肥胖者比例逐年增高。从营养调查与学生体质调查有关资料分析，当前必须普及营养科学知识，使富起来的人懂

得饮食与健康的关系，以实行平衡膳食的原则。

蛋白质摄入过多主要的可能危害是：①伴随摄入较多的动物脂肪和胆固醇。②过多的氨基酸超出机体需要，即用作能量或转为脂肪储存。③过多的蛋白质脱氨分解，由尿排出，加重了肾脏的负荷。④造成含硫氨基酸摄入过多，可加速骨骼中钙质的丢失，易产生骨质疏松。

第三节 脂类

脂类包括脂肪和类脂。脂肪是人体重要的供能营养素，也是体内主要的储能物质。通常所说的脂肪包括脂和油，常温情况下呈固体状态的称为脂；呈液体状态的称为油。脂和油都是由碳、氢、氧 3 种元素组成的，先组成甘油和脂肪酸，再由甘油和脂肪酸组成三酰甘油，也称中性脂肪。日常食用的动、植物油，如猪油、菜油、豆油、芝麻油等均属于脂肪和油，也就是说，日常的食用油就是脂肪。类脂主要包括磷脂和固醇类，也是细胞的构成原料，与蛋白质结合可构成生物膜，以及血液中的脂蛋白。胆固醇还是人体合成类固醇激素的原料，还可以转化为维生素 D_3。脂肪在体内主要分布在皮下、腹腔、肌肉间隙和脏器周围，其储量容易受进食情况影响，因此称为动脂；类脂主要存在于细胞原生质和细胞膜中，其储量不易受进食情况的影响，故称为定脂。

脂肪的生理卡价为 9 kcal/g，如果摄入脂肪过多，易导致摄取热能超过消耗需要，引起超重或肥胖。肥胖者易患高血压、高血脂、动脉硬化、糖尿病及胆道疾病。流行病学调查资料证实，高脂肪膳食与肠癌、乳腺癌等发病率有一定关系。摄入脂肪酸的种类、胆固醇的量等与人体健康有密切关系。因此，合理的脂类营养，对于预防疾病，保障健康有重要意义。

一、脂类的主要生理功用

（一）脂肪的主要功能

脂肪的主要功用是供能与储能。1 g 脂肪在体内彻底氧化可产生大约 9 kcal（37.7 kJ）热能。机体摄入过多的热能，不论来自哪种产能营养素，都可以脂肪的形式储存于体内。成年人脂肪占体重的 10% ～ 20%，肥胖者则可高达 30% ～ 60%。据研究发现，安静状态下空腹的成年人，维持其需要的能量大约 25% 来自游离脂肪酸，15% 来自葡萄糖的代谢，而其余则由内源性脂肪提供，可见储存脂肪产生的热能所占比例较大。

膳食脂肪可使膳食增味添香，能增加食物口感，促进食欲；脂肪在胃内停留时间较长，延缓胃排空使人不易感到饥饿，增强饱腹感；有利于脂溶性维生素与胡萝卜素的吸收；提供机体所必需的脂肪酸；脂肪是热的不良导体，在皮下可阻止体热散失，有助于御寒，维持体温；在器官周围的脂肪，有缓冲机械冲击的作用，可固定和保护脏器；脂肪可以帮助机体更有效地利用碳水化合物和节约蛋白质；另外，脂肪组织还分泌瘦素、肿瘤坏死因子、白介素 6、白介素 8、血管紧张素等，可参与机体代谢、免疫、生长发育等。

（二）必需脂肪酸的主要功用

脂肪酸的化学式为 R-COOH，式中的 R 为由碳原子所组成的烷基链。脂肪酸的分类方法之一是按其链的长短，即按链上所含碳原子的数目来分类。碳原子数 2 ～ 5 为短链脂肪酸；6 ～ 12 为中链脂肪酸；14 以上为长链脂肪酸。人体血液和组织中的脂肪酸大多数是各种长链脂肪酸。自然界中的脂肪酸几乎都是含双数碳原子的脂肪酸。

脂肪酸从结构形式上，根据含有不饱和 C=C 双键的数目可分为饱和脂肪酸（saturated fatty acid，SFA）和不饱和脂肪酸（unsaturated fatty acid，USFA），不饱和脂肪酸又分为单不饱和脂肪酸（monounsaturated fatty acid，MUFA）和多不饱和脂肪酸（polyunsaturated fatty acid，PUFA）。饱和脂肪酸不含双键，即每个碳原子价数是满的。不饱和脂肪酸含有 1 个或多个双键，含有 1 个不饱和键的称为单不饱和脂肪酸，具有两个或多个不饱和键的称为多不饱和脂肪酸。多不饱和脂肪酸的双键为每相隔 3 个碳原子一个双键，这使其对自动氧化作用或过氧化作用有较大的防护能力。一般植物和鱼类的脂肪含多不饱和脂肪酸比畜、禽类脂肪含量高。

不饱和脂肪酸根据空间结构又分为顺式脂肪酸（cis-fatty acid，CFA）和反式脂肪酸（trans-fatty acid，TFA），自然界中的不饱和脂肪酸几乎都是顺式结构。当不饱和脂肪酸被反刍动物（如牛）消化时，可以被细菌部分氢化。鸡和猪也通过饲料吸收反式脂肪酸。植物油加氢可将顺式不饱和脂肪酸转变成室温下更稳定的固态反式脂肪酸，以此来增加产品货架期和稳定食品风味。不饱和脂肪酸氢化时产生的反式脂肪酸占 8% ～ 70%。反式脂肪酸能升高低密度脂蛋白（LDL），降低高密度脂蛋白（HDL），因而增加冠心病的危险性。人造脂肪导致心血管疾病的概率是饱和脂肪酸的 3 ～ 5 倍，甚至还会损害人们的认知功能。人造脂肪还会诱发肿瘤（如乳腺癌等）、哮喘、2 型糖尿病、过敏等疾病，对胎儿体重、青少年发育也有不利影响。

反式脂肪酸主要有以下 3 种来源：①氢化植物油，一般用于油炸食品，也存在于一些小食品之中，在人们经常吃的饼干、薄脆饼、油酥饼、巧克力、色拉酱、炸薯条、炸面包圈、奶油蛋糕、大薄煎饼、马铃薯片、油炸干吃面等食物中，均含有反式脂肪酸。②牛、羊等反刍动物的肉和奶：反刍动物体脂中反式脂肪酸的含量占总脂肪酸的 4% ～ 11%，牛奶、羊奶中的含量占总脂肪酸的 3% ～ 5%。③温度过高的油，精炼油及烹调油加热温度过高时，部分顺式脂肪酸会转变为反式脂肪酸。

欧美国家纷纷对人造脂肪进行立法限制。从 2003 年 6 月 1 日起，丹麦市场上任何人造脂肪含量超过 2% 的油脂都被禁止，丹麦因此成为世界上第一个对人造脂肪设立法规的国家。此后，荷兰、瑞典、德国等国家也先后制定了食品中人造脂肪的限量，同时要求食品厂商将人造脂肪的含量添加到营养标签上。美国食品和药品监督管理局（FDA）也规定，从 2006 年起，所有食品标签上的“营养成分”一栏中，都要加上人造脂肪的含量。巴西自 2007 年 7 月 31 日起，强制要求在包装食品的营养标签中标注包括饱和脂肪、反式脂肪酸（TFA）和钠含量的信息。

必需脂肪酸（essential fatty acid，EFA）是指人体不能合成或合成不足的多不饱和脂肪酸。严格地说，是指 ω-6 系列的亚油酸（linoleic acid）与 ω-3 系列的 α- 亚麻酸（α-linolenic acid）。它们可由植物合成，但人体不能合成。亚油酸作为其他 ω-6 系脂肪酸的前体可在体内转变生成 γ- 亚麻酸（γ-linolenic acid）、花生四烯酸（arachidonic acid，AA）等 ω-6 系脂肪酸；α- 亚麻酸则作为 ω-3 系脂肪酸的前体，可转变生成二十碳五烯酸（timnodonic

acid，EPA）、二十二碳六烯酸（docosahexaenoic acid，DHA）等 ω-3 系脂肪酸。也有人将上述多不饱和脂肪酸称为必需脂肪酸。它们的主要功用有以下几个方面。

（1）构成线粒体和细胞膜的重要组成成分：必需脂肪酸参与磷脂的合成，并以磷脂的形式存在于线粒体和细胞膜中。人体缺乏必需脂肪酸时，细胞对水的通透性增加，毛细血管的脆性和通透性增高，皮肤出现水代谢紊乱，出现湿疹样病变。

（2）合成前列腺素的前体：前列腺素（PG）存在于许多器官中，有多种多样的生理功能，如抑制三酰甘油水解、促进局部血管扩张、影响神经刺激的传导等，作用于肾脏影响水的排泄等。另外，奶中的 PG 可防止婴儿消化道损伤，还有催产、引产及治疗心血管疾病等作用。

（3）参与胆固醇代谢：胆固醇需要和亚油酸形成胆固醇亚油酸酯后，才能在体内转运，进行正常代谢。如果必需脂肪酸缺乏，胆固醇则与一些饱和脂肪酸结合，由于不能进行正常转运、代谢，而在动脉沉积，形成动脉粥样硬化。

（4）参与动物精子的形成。膳食中长期缺乏必需脂肪酸，动物可出现不孕症，授乳过程也可发生障碍。

（5）维护视力：α- 亚麻酸的衍生物二十二碳六烯酸（DHA），是维持视网膜光感受体功能所必需的脂肪酸。α- 亚麻酸缺乏时，可引起光感受器细胞受损，造成视力减退。此外，长期缺乏 α- 亚麻酸时，对调节注意力和认知过程也有不良影响。

（6）对于 X 射线引起的一些皮肤损伤，必需脂肪酸有保护作用：组织生长、受损修复需要亚油酸。

已知 DHA 是脑组织中含量最多的脂肪酸，视网膜、睾丸、精子中也较多。DHA 与 EPA 还是组成磷脂、胆固醇酯的重要脂肪酸。故 ω-3 系脂肪酸受到营养学界的重视。

但是，多不饱和脂肪酸摄入过多，可使体内有害的氧化物、过氧化物等增多，损伤生物膜，同样对机体会产生多种慢性危害。

（三）胆固醇与磷脂的功用

两者都是脂蛋白与细胞膜的组成成分。脂蛋白是与脂类包括部分脂溶性维生素的吸收、运输、代谢及利用密切相关的物质。胆固醇是增强生物膜坚韧性的有关成分，磷脂则是与膜的流动性相关的成分，且与信息传递功能有关。胆固醇是体内类固醇激素与内源性维生素 D 的原料。胆固醇的代谢产物胆酸能乳化脂类，帮助膳食脂类吸收。此外，神经组织中还有脑苷脂、神经节苷脂（属糖脂）及神经鞘磷脂等，与神经的功能密切相关。

二、脂类的消化吸收

（一）脂肪的消化吸收

食物进入口腔后脂肪的消化就已开始，唾液腺分泌的脂肪酶可水解部分食物脂肪，但这种消化能力很弱。婴儿口腔中的脂肪酶则可有效地分解奶中短链和中链脂肪酸。脂肪的消化在胃内也有限，脂肪主要消化场所是小肠。来自胆囊中的胆汁首先将脂肪乳化，胰腺和小肠分泌的脂肪酶将三酰甘油水解生成游离脂肪酸和甘油单酯。

甘油、短链和中链脂肪酸由小肠细胞吸收直接入血，甘油单酯和长链脂肪酸吸收后在小肠细胞中重新合成三酰甘油，并与磷脂、胆固醇和蛋白质形成乳糜微粒（chylomicron，

CM)，由淋巴系统进入血循环。血中的乳糜微粒是一种颗粒最大、密度最低的脂蛋白，是食物脂肪的主要运输形式，最终被肝脏吸收。食物脂肪的吸收率一般在 80%以上，最高的如菜籽油可达 99%。

肝脏将来自食物中的脂肪和内源性脂肪及蛋白质等合成极低密度脂蛋白（very-low-density lipoprotein，VLDL)，并随血流供应机体对三酰甘油的需要。

随着血中三酰甘油的减少，又不断地集聚血中胆固醇，最终形成了低密度脂蛋白(low-density lipoprotein，LDL)。血流中的 LDL 一方面满足机体对各种脂类的需要；另一方面可被细胞中的 LDL 受体结合进入细胞，适当调节血中胆固醇的浓度。

体内还可合成高密度脂蛋白（high-density lipoprotein，HDL)，可将体内的胆固醇、磷脂运回肝脏进行代谢，起到有益的保护作用。

血浆脂蛋白：脂类难以在血浆中溶解，血浆脂蛋白是用来运输脂类的，是由脂类和蛋白质结合而成的大分子复合物。三酰甘油和胆固醇酯位于大分子复合物的核心，由磷脂、非酯化胆固醇、游离胆固醇和几种载脂蛋白组成表面外壳。含三酰甘油多者密度低。按照密度由低到高，可分为 4 类：乳糜微粒、极低密度脂蛋白、低密度脂蛋白、高密度脂蛋白。

LDL 中的脂类主要是胆固醇，其中 75% 以胆固醇的形式存在，其载脂蛋白为 apo-B，占 LDL 中蛋白质的 98%。LDL 是在 VLDL 降解过程中产生的，因此也可以把 LDL 看成是 VLDL 的残片，另外，也有些是由肝脏直接分泌到血浆中的。血浆 LDL 高的人发生动脉粥样硬化的概率高。LDL 在血浆中的半衰期 2 ～ 4 天，在电泳中位于 β 区，故称为 β 脂蛋白。血浆 β 脂蛋白易患动脉粥样硬化。

（二）类脂的消化吸收

磷脂的消化吸收与三酰甘油相似。胆固醇则可直接被吸收，如果食物中的胆固醇和其他脂类呈结合状态，则先被水解成游离的胆固醇再被吸收。胆固醇是胆汁酸的主要成分，胆汁酸在乳化脂肪后一部分被小肠吸收，由血液输送到肝脏和胆囊被重新利用；另一部分和食物中未被吸收的胆固醇一道被膳食纤维吸附，由粪便排出体外。

影响脂肪吸收的因素：①熔点低的易吸收。②少量摄取时吸收率高。③ 1 岁内婴儿 FA 吸收率低，老年人吸收代谢慢。④短链、偶数碳链吸收快。⑤钙量过高，使高熔点的吸收慢，但 UFA 高的无影响。

影响胆固醇吸收的因素：①吸收率随摄入量的增加而递减。②食物中的脂肪和脂肪酸可以提高胆固醇的吸收。③植物固醇竞争性抑制。④膳食纤维降低吸收，肠道细菌还原为不易吸收的粪固醇。

三、脂类的膳食来源与参考摄入量

（一）脂肪的膳食来源

除食用油脂含约 100%的脂肪外，含脂肪丰富的食品为动物性食物和坚果类。动物性食物以畜肉类含脂肪最丰富，且多为饱和脂肪酸，猪肉含脂肪量在 30%～ 90%，仅猪腿肉和瘦猪肉脂肪含量在 10%左右；牛、羊肉含脂肪量比猪肉低很多，如牛肉（瘦）脂肪含量仅为 2%～ 5%，羊肉（瘦）多数为 2%～ 4%。一般动物内脏除大肠外脂肪含量均较低。禽肉一般含脂肪量较低，多数在 10%以下，北京烤鸭和肉鸡例外，其含量分别为 38.4%、

35.4%。鱼类脂肪含量基本在10%以下，多数在5%左右，其脂肪含不饱和脂肪酸多，所以老年人宜多吃鱼少吃肉。蛋类以蛋黄含脂肪量高，约为30%，全蛋为10%左右，其组成以单不饱和脂肪酸为多。植物性食物中以坚果类含脂肪量较高，最高可达50%以上，其脂肪组成多以亚油酸为主，是多不饱和脂肪酸的重要来源。常见食物的脂肪的含量见表2-19。

脂肪主要来源于动物的脂肪组织和肉类（多为SFA，但鱼类除外，EPA、DHA主要存在于鱼贝类食物中），以及油料植物及粮谷类（多为UFA，但椰子油、棕榈油、可可油为SFA）。亚油酸普遍存在于植物油中，如1 g小麦胚芽油含502 mg/g亚油酸（还含有57 mg亚麻酸）。植物油高于动物油，猪油高于其他动物油，禽肉高于畜肉，瘦肉高于肥肉。α-亚麻酸在豆油、芝麻油、亚麻子油、苏子油及绿叶蔬菜的叶绿体中含量较多。磷脂较多的食物为蛋黄、肝脏、大豆、麦胚和花生等。胆固醇丰富的食物是动物脑、肝、肾等内脏和蛋类，以及肉类和奶类。

表2-19　常见食物的脂肪含量（g/100 g可食部）

食物名称	脂肪含量	食物名称	脂肪含量
猪肉（肥）	90.4	鸡腿	13.0
猪肉（肥瘦）	37.0	鸭	19.7
猪肉（后臀尖）	30.8	鸡翅	11.8
猪肉（后蹄膀）	28.0	鲅鱼	3.1
猪肉（里脊）	7.9	草鱼	5.2
猪肉（肋条肉）	59.0	带鱼	4.9
猪肉（瘦）	6.2	大黄鱼	2.5
猪蹄爪尖	20.0	鲤鱼	4.1
猪肝	3.5	鸡蛋	11.1
猪大肠	18.7	鸡蛋黄	28.2
牛肉（瘦）	2.3	鸭蛋	18.0
牛肉（肥瘦）	13.4	核桃	58.8
羊肉（瘦）	3.9	花生（炒）	48.0
羊肉（肥瘦）	14.1	葵花子（炒）	52.8
羊肉（冻，山羊）	24.5	南瓜子仁	48.1
鹌鹑	9.4	松子（炒）	58.5
鸡	2.3	西瓜子仁	45.9

（二）脂类的膳食参考摄入量

我国营养学会推荐，成人脂肪摄入量应控制在20%～30%的总能量摄入范围之内，儿童青少年应控制在25%～30%。脂肪摄入过多，会增加肥胖、高血压、心血管疾病和某些癌症发病率，应限制脂肪摄入在一定范围内。

一般认为必需脂肪酸的摄入量应不少于总能量的3%。建议n-3与n-6脂肪酸摄入比为 1 ：（4 ～ 6）较适宜。

一般认为，单不饱和脂肪酸：多不饱和脂肪酸：饱和脂肪酸 =1 ： 1 ： 1 为宜。

SFA 不易被氧化产生有害的氧化物、过氧化物等，人体不应完全排除 SFA 的摄入。

胆固醇摄入量每天不宜超过 300 mg。摄入高胆固醇后，肝内胆固醇含量升高，可反馈抑制关键性酶使肝脏合成胆固醇减少，但不能降低肝外组织的合成。所以，要防治高脂血症与动脉硬化，日常需注意控制摄入量，不要过多进食富含胆固醇的食物。植物性食物中含有谷固醇、麦角固醇及豆固醇等，能干扰食物胆固醇的吸收，膳食纤维能吸附胆汁酸，从而促进肝中胆固醇代谢使胆汁酸排出，所以有降低血胆固醇的作用。

四、食物油脂在烹调中的合理利用

植物性油脂除椰子油、棕榈油、可可油外多不饱和脂肪酸含量高，可防止高脂血脂症和冠心病。动物性油脂中猪油熔点低，易消化吸收；牛油、羊油熔点高于人体温度不易吸收，且羊油有膻味。

油脂可增加菜肴的色香味，促进食欲；沸点高，缩短食物成熟时间，保持原料鲜嫩。

高温加热破坏维生素 A、维生素 E 和胡萝卜素等。高温产生不饱和脂肪酸的二聚体具有毒性和致癌性。

五、油脂质量评价

评价指标主要是必需脂肪酸含量，脂溶性维生素 A、维生素 D、维生素 E 含量，稳定性及消化率等因素。

第四节　碳水化合物

碳水化合物是一大类有机化合物，也称为糖类，由碳、氢、氧 3 种元素构成，其化学本质为多羟醛或多羟酮及其一些衍生物。膳食中的碳水化合物分为 2 类：一类是可以被人体消化吸收与利用的糖类，即可利用的碳水化合物；另一类是人体不能消化吸收，但对人体有益的非淀粉多糖，即膳食纤维，是不可利用的碳水化合物。前者是人体的必需营养素，后者是人体的膳食必需成分。2 类碳水化合物对人体健康都具有重要意义。

一、碳水化合物的分类

根据碳水化合物的聚合度（degree of polymerization，DP）一般可以将其分为 3 类：糖（包括单糖、双糖）、寡糖、多糖（表 2-20）。

（一）糖

1. *单糖*　单糖是最简单的糖，通常条件下不能再被直接水解为分子更小的糖。单糖是多羟基醛或酮，以己糖（六碳糖）为主。食物中主要有葡萄糖（glucose）、果糖（fructose）、半乳糖（galactose），还有少量其他糖类。天然水果、蔬菜中含有少量的糖醇类物质。单糖多呈结晶状态，有甜味、易溶于水、可溶于稀醇，难溶于高浓度醇，不溶于乙醚、氯仿、苯等低极性溶剂，具有旋光性和还原性。

表 2-20　碳水化合物的分类

分类（糖分子 DP）	亚组	组成
糖（1 ～ 2）	单糖	葡萄糖、半乳糖、果糖
	双糖	蔗糖、乳糖、麦芽糖、海藻糖
	糖醇	山梨醇、甘露糖醇
寡糖（3 ～ 9）	异麦芽低聚寡糖	麦芽糊精
	其他寡糖	棉籽糖、水苏糖、低聚果糖
多糖（≥ 10）	淀粉	直链淀粉、支链淀粉、变性淀粉
	非淀粉多糖	纤维素、半纤维素、果胶、亲水质物

注：摘自 FAO/WHO，1998

D- 葡萄糖即通常所说的葡萄糖，又称右旋糖。D- 葡萄糖不仅是最常见的糖，也是世界上最丰富的有机物。在血液、脑脊液、淋巴液、水果、蜂蜜及多种植物液中都以游离形式存在，是构成多种寡糖和多糖的基本单位。D- 半乳糖几乎全部以结合形式存在。它是乳糖、蜜二糖（melibiose）、水苏糖（stachyose）、棉籽糖（raffinose）等的组成成分之一。某些植物多糖如琼脂、阿拉伯树胶、落叶松树胶，以及其他多种植物的树胶和黏浆液水解后都可得到 D- 半乳糖。D- 果糖又称左旋糖（levulose），它是一种已酮糖。D- 果糖通常与蔗糖共存在于水果汁及蜂蜜中，苹果及番茄中含量亦较多。

2. 双糖　是由两个相同或不相同的单糖分子上的羟基脱水生成的糖苷。自然界最常见的双糖是蔗糖及乳糖。此外，还有麦芽糖、海藻糖、异麦芽糖等。

蔗糖（sucrose）是白糖、砂糖、红糖等的主要成分。它是由一分子 D- 葡萄糖与一分子 D- 果糖缩合脱水而成。蔗糖几乎普遍存在于植物界的叶、花、根、茎、种子及果实中。在甘蔗、甜菜及槭树汁中含量尤为丰富。乳糖（lactose）是由一分子 D- 葡萄糖与一分子 D- 半乳糖以β-1，4- 糖苷键相连而成。乳糖只存在于各种哺乳动物的乳汁中，其浓度约为 5%。人体消化液中乳糖酶可将乳糖水解为其相应的单糖。麦芽糖（maltose）是由二分子葡萄糖借 α-1，4- 糖苷键相连而成，大量存在于发芽的谷粒中，特别是麦芽中。麦芽糖是淀粉和糖原的结构成分。

3. 糖醇　糖醇是单糖的重要衍生物，常见有山梨醇、甘露醇、木糖醇、麦芽糖醇等。

山梨醇和甘露醇两者互为同分异构体。山梨醇存在于许多植物的果实中，甘露醇在海藻、蘑菇中含量丰富。山梨醇可由氢化葡萄糖制得，亲水性强，临床上常用 20% 或 25% 的山梨醇溶液作脱水剂，使周围组织及脑实质脱水，从而降低颅内压、消除水肿。木糖醇是存在于多种水果、蔬菜中的五碳醇，其甜度与蔗糖相等。其代谢不受胰岛素调节，故木糖醇常作为甜味剂用于糖尿病患者的专用食品及许多药品中。麦芽糖醇由麦芽糖氢化制得，可作为功能性甜味剂用于心血管病、糖尿病等患者的保健食品中，且不能被口腔中的微生物利用，有防龋齿作用。

（二）寡糖

又称低聚糖。FAO 根据专家建议，定义糖单位≥ 3 和＜ 10 聚合度为寡糖和糖的分界点。目前，已知的几种重要寡糖有棉籽糖、水苏糖、异麦芽低聚糖、低聚果糖、低聚甘露糖、大豆低聚糖等。其甜度通常只有蔗糖的 30%～ 60%。

1. 低聚果糖　低聚果糖（fructo oligosaccharide）是由蔗糖分子的果糖残基上结合 1 ～ 3 个果糖而组成。低聚果糖主要存在于日常食用的水果、蔬菜中，如洋葱、大蒜、香蕉等。低聚果糖的甜度为蔗糖的 30%～ 60%，难以被人体消化吸收，被认为是一种水溶性膳食纤维，但易被大肠双歧杆菌利用，是一种益生元。

2. 大豆低聚糖　大豆低聚糖（soybean oligosaccharide）是存在于大豆中的可溶性糖的总称，主要成分是水苏糖、棉籽糖和蔗糖。大豆低聚糖也是肠道双歧杆菌的增殖因子，可作为功能性食品的基料，能部分代替蔗糖应用于清凉饮料、酸奶、乳酸菌饮料、冰淇淋、面包、糕点、糖果和巧克力等食品中。

（三）多糖

多糖是由≥ 10 个单糖分子脱水缩合并借糖苷键彼此连接而成的高分子聚合物。多糖一般不溶于水，无甜味，不形成结晶，无还原性。在酶或酸的作用下，水解成单糖残基不等的片段，最后成为单糖。根据营养学上新的分类方法，多糖可分为淀粉、糖原、非淀粉多糖。

1. 淀粉　淀粉（starch）是人类的主要食物，存在于谷类、根茎类等植物中。淀粉由葡萄糖聚合而成，因聚合方式不同分为直链淀粉和支链淀粉。为了增加淀粉的用途，淀粉在经改性处理后获得了各种各样的变性淀粉。

直链淀粉（amylose）又称糖淀粉，由几十个至几百个葡萄糖分子残基以 α-1，4- 糖苷键相连而成的一条直链，并卷曲成螺旋状二级结构，分子量为 1 万～ 10 万。直链淀粉在热水中可以溶解，与碘产生蓝色反应，一般不显还原性。在天然食品中，直链淀粉含量较少，一般仅占淀粉成分的 30%。

支链淀粉（amylopectin）又称胶淀粉，分子相对较大，一般由几千个葡萄糖残基组成，其中每 25 ～ 30 个葡萄糖残基以 α-1，4- 糖苷键相连而形成许多个短链，每两个短链之间又以 α-1，6- 糖苷键连接，如此则使整个支链淀粉分子形成许多分支再分支的树冠样的复杂结构。支链淀粉难溶于水，其分子中有许多个非还原性末端，但却只有一个还原性末端，故不显现还原性。支链淀粉遇碘产生棕色反应。在食物淀粉中，支链淀粉含量较高，一般占 70%。

直链淀粉，易溶于热水，较黏稠，易消化，有“糊化作用”；支链淀粉，与直链淀粉相反，有“凝成作用”或“老化”“回生”作用。凝成作用如冷却的馒头、陈米饭、陈面包变硬，会使食品品质下降，但也利用这一特性可制作粉皮、粉丝、粉条等。

2. 糖原　糖原（glycogen）是多聚 D- 葡萄糖，几乎全部存在于动物组织中，故又称动物淀粉。糖原结构与支链淀粉相似，分子中各葡萄糖残基间通过 α-1，4- 糖苷键相连，链与链之间以 α-1，6- 糖苷键连接。糖原的分支多，支链比较短。每个支链平均长度相当于 12 ～ 18 个葡萄糖分子。糖原的分子很大，一般由几千个至几万个葡萄糖残基组成。

3. 非淀粉多糖　80%～ 90%的非淀粉多糖（non starch polysaccharides，NSP）由植物细胞壁成分组成，包括纤维素、半纤维素、果胶等，即以前概念中的膳食纤维。其他是非细胞壁物质如植物胶质、海藻胶类等。膳食纤维的种类、食物来源和主要功能如表 2-21 所示。

表 2-21　膳食纤维的种类、食物来源和主要功能

	种类	主要食物来源	主要功能
不溶性纤维	木质素	所有植物	正在研究之中
	纤维素	所有植物（如小麦制品）	增加粪便体积
	半纤维素	小麦、黑麦、大米、蔬菜	促进胃肠蠕动
可溶性纤维	果胶、树胶、粘胶 少数半纤维素	柑橘类、燕麦制品和豆类	延缓胃排空时间、减缓葡萄糖吸收、降低血胆固醇

摘自 *Perspective in Nutrition*，1996 年第 3 版，第 82 页。

二、碳水化合物的生理功能与代谢特点

膳食糖类有淀粉、双糖、单糖，但通过消化吸收进入体内的则主要是葡萄糖，在体内葡萄糖可合成糖原。

（一）糖的生理功能

1. *供给热能*　糖是人体主要的供能营养素，我国的膳食结构，糖类供能约占总热能的 60%。每克糖可供热能 4 kcal。大脑、血细胞、皮肤、睾丸等组织都以葡萄糖为能源。脑组织是以葡萄糖的氧化来供能的，甚至可以说，至少在正常条件下，脑组织唯一利用糖作为能源。因为脑中糖原含量很少（小于 0.1%），所以必须依赖血糖的供应。虽然脑组织还可以利用酮体，但必须以低血糖为前提，如在饥饿时可引起酮血症（ketonemia）。如果血糖和血酮体均增高（糖尿病酮血症），脑仍然优先利用葡萄糖以供能。有学者认为，脑利用酮体作能源是对饥饿时低血糖的适应，长期慢性饥饿的患者，脑耗氧量的一半可用来氧化酮体。当摄入足够的碳水化合物时，可以防止体内和膳食中的蛋白质转变为葡萄糖，这就是所谓的节约蛋白质作用 （sparing protein action）。

2. *为其他有机物代谢提供条件*　三羧酸循环不仅是糖彻底氧化的途径，也是脂肪酸、甘油、氨基酸等有机物氧化的途径，但三羧酸循环的必要物质如草酰乙酸要由糖代谢供给。脂肪酸被分解所产生的乙酰基需要与草酰乙酸结合进入三羧酸循环，并最终被彻底氧化和分解产生能量。当膳食中碳水化合物供应不足时，草酰乙酸供应相应减少，体内脂肪或食物脂肪被动员并加速分解为脂肪酸来供应能量。这一代谢过程中，由于草酰乙酸不足，脂肪酸不能彻底氧化而产生过多的酮体，酮体不能及时被氧化而在体内蓄积，以致产生酮血症和酮尿症，引起代谢性酸中毒。膳食中充足的碳水化合物可以防止上述现象的发生，因此称为碳水化合物的抗生酮作用（antiketogenesis）。

3. *参与构成重要的生命物质*　碳水化合物是构成机体组织的重要物质，并参与细胞的组成和多种活动。每个细胞都有碳水化合物，其含量为 2%～ 10%，主要以糖脂、糖蛋白和蛋白多糖的形式存在。如 RNA 中的核糖、DNA 中的脱氧核糖，多种酶、多种血清蛋白等属糖蛋白，滑液、玻璃体、结缔组织、皮肤、血管等组织中有非常丰富的蛋白多糖。脑苷脂是一类存在于神经组织中的糖脂。此外，糖还参与受体结构、细胞间信息传递、解毒反应等。

4. *参与肝脏的解毒功能*　肝中的葡萄糖醛酸可结合毒性物质及其代谢物排出体外。经

糖醛酸途径生成的葡萄糖醛酸，是体内一种重要的结合解毒剂，在肝脏中能与许多有害物质如细菌毒素、酒精、砷等结合，以消除或减轻这些物质的毒性或生物活性，从而起到解毒作用。

5. *增强肠道功能* 非淀粉多糖类如纤维素和果胶、抗性淀粉、功能性低聚糖等抗消化的碳水化合物，虽不能在小肠消化吸收，但刺激肠道蠕动，增加了结肠内的发酵，发酵产生的短链脂肪酸和肠道菌群增殖，有助于正常消化和增加排便量。

（二）膳食纤维的生理功能

（1）辅助消化：被肠道菌分解产生低级挥发酸及其分解产物，促进胃肠蠕动，刺激消化液的分泌。

（2）通便：吸附肠腔内的有害物质，吸收、保持水分，刺激胃肠蠕动，促进排便。

（3）防治憩室病：使排便通畅，减少肠内压力，防治憩室病。

（4）预防“压挤病”：干结粪便淤滞，分节运动增强，肠内压增大，导致下肢静脉曲张、盲肠炎、痔、裂孔疝、静脉血栓形成等，统称为“挤压病”。促进排便，减轻肠内压，可以预防“压挤病”。

（5）防癌：吸水保水，夹带食物残渣、有害代谢产物较快排出体外。

（6）防治胆石症：吸附、黏结胆汁盐，降低血液胆固醇。

（7）防治高脂血症、糖尿病：与脂类、胆酸盐结合排出；延迟葡萄糖吸收；减轻胰岛素细胞的功能负担，使餐后血糖升高较平稳，减少波动。

（8）防治肥胖病：满足饱胀感，减少能量摄入。

（9）能吸附某些食品添加剂、农药、洗涤剂等化学物质。

三、碳水化合物的消化吸收

（一）口腔内消化

碳水化合物的消化自口腔开始。口腔分泌的唾液中含有α-淀粉酶（α-amylase），又称唾液淀粉酶（ptyalin），唾液中还含此酶的激动剂——氯离子，而且还具有此酶最合适的pH（6～7）的环境。α-淀粉酶能催化直链淀粉、支链淀粉及糖原分子中α-1，4-糖苷键的水解，但不能水解这些分子中分支点上的α-1，6-糖苷键及紧邻的两个α-1，4-糖苷键。水解后的产物可有葡萄糖、麦芽糖、异麦芽糖、麦芽寡糖及糊精等的混合物。

（二）胃内消化

由于食物在口腔停留时间短暂，以致唾液淀粉酶的消化作用不大。当口腔内的碳水化合物食物被唾液所含的黏蛋白黏合成团，并被吞咽而进入胃后，其中所包藏的唾液淀粉酶仍可使淀粉短时继续水解，但当胃酸及胃蛋白酶渗入食团或食团散开后，pH下降至1～2时，将不再适合唾液淀粉酶的作用，同时该淀粉酶本身亦被胃蛋白酶水解破坏而完全失去活性。胃液不含任何能水解碳水化合物的酶，其所含的胃酸虽然很强，但对碳水化合物也只可能有微少或极局限的水解，故碳水化合物在胃中几乎没有什么消化。

（三）肠内消化

碳水化合物的消化主要是在小肠中进行。小肠内消化分肠腔消化和小肠黏膜上皮细胞表面上的消化。极少部分非淀粉多糖可在结肠内通过发酵消化。

1. *肠腔内消化*　肠腔中的主要水解酶是来自胰液的α-淀粉酶，又称胰淀粉酶(amylopsin)，其作用和性质与唾液淀粉酶一样，最适pH为6.3～7.2，也需要氯离子作激动剂。胰淀粉酶对末端α-1，4-糖苷键和邻近α-1，6-糖苷键的α-1，4-糖苷键不起作用，但可随意水解淀粉分子内部的其他α-1，4-糖苷键。消化结果可使淀粉变成麦芽糖、麦芽三糖（约占65%)、异麦芽糖、α-临界糊精及少量葡萄糖等。α-临界糊精是由4～9个葡萄糖基构成。

2. *小肠黏膜上皮细胞表面上的消化*　淀粉在口腔及肠腔中消化后的上述各种中间产物，可以在小肠黏膜上皮细胞表面进一步彻底消化。小肠黏膜上皮细胞刷状缘上含有丰富的α-糊精酶（α-dextrinase)、糖淀粉酶（glycoamylase)、麦芽糖酶（mahase)、异麦芽糖酶（isomahase)、蔗糖酶（sucrase）及乳糖酶（lactase)，把食物中可消化的多糖及寡糖完全消化成大量的葡萄糖及少量的果糖和半乳糖。生成的这些单糖分子均可被小肠黏膜上皮细胞吸收。

3. *结肠内消化*　小肠内不被消化的碳水化合物到达结肠后，被结肠菌群分解，产生氢气、甲烷、二氧化碳和短链脂肪酸等，这一系列过程称为发酵。发酵也是消化的一种方式。所产生的气体经体循环转运经呼气和直肠排出体外，其他产物如短链脂肪酸被肠壁吸收并被机体代谢。碳水化合物在结肠发酵时，促进了肠道一些特定菌群的生长繁殖，如双歧杆菌、乳酸杆菌等。

四、碳水化合物的食物来源与供给量

膳食中淀粉的来源主要是粮谷类和薯类食物及豆类。粮谷类一般含碳水化合物60%～80%，薯类中含量为15%～29%，豆类中为40%～60%。单糖和双糖的来源主要是蔗糖、糖果、甜食、糕点、甜味水果、含糖饮料和蜂蜜等。常见食物每百克的碳水化合物含量如表2-22所示。

表2-22　常见食物的碳水化合物的含量（g/100g可食部）

食物名称	含量	食物名称	含量	食物名称	含量	食物名称	含量
粉条	83.6	木耳	35.7	葡萄	9.9	番茄	3.5
粳米（标二）	77.7	鲜枣	28.6	酸奶	9.3	牛乳	3.4
籼米（标一）	77.3	甘薯	23.1	西瓜	7.9	芹菜	3.3
挂面（标准粉）	74.4	香蕉	20.8	杏	7.8	带鱼	3.1
小米	73.5	黄豆	18.6	梨	7.3	白菜	3.1
小麦粉（标粉）	71.5	柿	17.1	花生仁	5.5	鲜贝	2.5
莜麦面	67.8	马铃薯	16.5	南瓜	4.5	猪肉	2.4
玉米	66.7	苹果	12.3	萝卜	4.0	黄瓜	2.4
方便面	60.9	辣椒	11.0	鲫鱼	3.8	冬瓜	1.9
小豆	55.7	桃	10.9	豆腐	3.8	鸡蛋	1.5
绿豆	55.6	橙	10.5	茄子	3.6	鸡肉	1.3

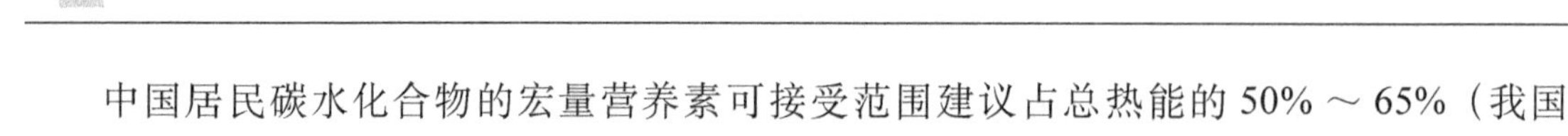

中国居民碳水化合物的宏量营养素可接受范围建议占总热能的 50% ～ 65%（我国 2013 版的 DRIs，AMDR）较合理，且精制糖占总热能＜ 10%。摄入过少会引起酮病、组织蛋白分解过多，水钠丢失；摄入多糖优于单糖、双糖，能同时获得其他营养物质。

美国 FDA 提倡每人摄入膳食纤维 25 g/d 或 11.5 g/kcal。我国 2013 年版的 DRIs 建议正常成年人膳食纤维特定建议值（SPL）为 25 g/d。

五、血糖生成指数与血糖负荷

（一）血糖生成指数

食物血糖生成指数（glycemic index，GI）是指一个食物能够引起人体血糖升高多少的能力，因为血糖生成指数是由人体试验而来的，而多数评价食物的方法是化学方法，所以食物血糖生成指数是一种生理学参数。GI 是指含 50g 碳水化合物的食物与相当量的葡萄糖在一定时间（一般为 2 小时）体内血糖反应水平的百分比值，反映食物与葡萄糖相比升高血糖的速度和能力。通常葡萄糖的 GI 值被定为 100。GI 值的计算公式如下：

$$GI=\frac{\text{食用含有 50 g 碳水化合物的某食物 2 小时餐后血糖曲线下的面积}}{\text{食用 50 g 葡萄糖 2 小时餐后血糖曲线下的面积}}\times 100\%$$

当血糖生成指数在 55 以下时，可认为该食物为低 GI 食物；当血糖生成指数在 55 ～ 75 时，该食物为中等 GI 食物；当血糖生成指数在 75 以上时，该食物为高 GI 食物。

高 GI 的食物，进入胃肠后消化快、吸收率高，葡萄糖释放快，葡萄糖进入血液后峰值高，也就是血糖升的高；低 GI 食物，在胃肠中停留时间长，吸收率低，葡萄糖释放缓慢，葡萄糖进入血液后的峰值低、下降速度也慢，简单地说就是血糖比较低。

因此，用食物血糖生成指数，合理安排膳食，对于调节和控制人体血糖大有好处。一般来说，只要一半的食物从高血糖生成指数替换成低血糖生成指数，就能获得显著改善血糖的效果。

（二）血糖生成指数与糖尿病

现代营养学认为，GI 是一个比糖类的化学分类更有用的营养学概念，揭示了食物和健康之间的新关系。研究结果表明，GI 与 2 型糖尿病的发生发展有一定关系。长期高 GI 饮食可使机体对胰岛素需求增加，增加糖尿病发病风险。动物实验显示，用高 GI 饲料喂养的小鼠比用低 GI 饲料喂养的小鼠更早产生胰岛素抵抗。

理论上，影响 GI 的因素非常多，主要有以下几方面。

（1）食物中碳水化合物的类型：简单地说，单糖是直接吸收的，GI 值高于多糖。支链淀粉比直链淀粉消化快，且 GI 值较高。

（2）食物中其他成分含量的影响：食物中的其他成分如脂肪和蛋白质含量能延缓食物的吸收速率，从而降低 GI。但需注意的是脂肪比例的增高可增加热量摄入，进而增加动脉粥样硬化风险，蛋白质比例的增高则增加肾脏负担，因此应按比例进行限制。增加食物中膳食纤维的含量则不仅有利于降低 GI，还有改善肠道菌群等作用。

（3）食物的形状和特征：较大颗粒的食物需经咀嚼和胃的机械磨碎过程，延长了消化和吸收的时间，血糖反应是缓慢、温和的形式。

(4) 食物的加工烹饪方法：不同的加工烹饪流程、方法会影响食物的消化率。一般来说，加工越细的食物，越容易被吸收，升糖作用也越大。另外，烹调的方法也很重要，同样的原料烹调时间越长，食物的 GI 也越高。

(三) 血糖负荷

对于血糖指数高的食品，如果所含碳水化合物的量很少，尽管其容易转化为血糖，但其对血糖总体水平的影响并不大。摄入碳水化合物的质量和含量结合起来，即为血糖负荷（glycemic load，GL）。GL 值的大小为食物 GI 值与其碳水化合物含量两者的乘积。小于 10 为低负荷，高于 20 为高负荷。

第五节　矿物质

由于进化原因，人体组织内几乎含有自然界存在的各种元素，而且与地球表层的元素组成基本一致。这些元素中，约有 20 种元素为人体必需的元素，除碳、氢、氧、氮主要以有机化合物存在外，其余统称为无机盐（矿物质 / 灰分，minerals），分为常量（宏量）元素（macroelements）、微量元素（microelements / trace elements），机体中质量分数大于体重的 0.01% 者常被称为常量元素或宏量元素，如钙、磷、钠、钾、氯、镁、硫等。凡是在人体中质量分数小于 0.01% 者则为微量元素或痕量元素（trace elements），如铁、锌、铜、锰、碘、硒、氟等。

(1) 矿物质的生理功能：是构成机体组织的重要组分，如骨骼、牙齿中的钙、磷、镁，蛋白质中的硫、磷等；细胞内、外液的成分，如钾、钠、氯与蛋白质一起，维持细胞内、外液适宜渗透压，使组织能储存一定量的水分；维持体内酸碱平衡，如钾、钠、氯离子和蛋白质的缓冲作用；参与构成功能性物质，如血红蛋白中的铁、甲状腺素中的碘、超氧化物酶中的锌、谷胱甘肽过氧化物酶中的硒等；维持神经和肌肉的正常兴奋性及细胞膜的通透性。

(2) 矿物质代谢特点：体内分布极不均匀；体内不生成，也不消失，必须经膳食补充；随年龄增加而增加，但元素间比例变动不大；吸收、利用上存在拮抗 - 协同作用，体内在吸收、储存上存在平衡调节关系。

(3) 矿物质缺乏的原因：①膳食和饮水中供应不足，如地方病、配方饮食缺少等。②膳食中微量元素利用率低，膳食成分干扰、胃肠吸收差。③需要量增加或排出过多，如生长发育期、妊娠、哺乳、出汗过多、创伤、烧伤、手术等。④遗传性缺陷，如 Menke's 病（卷发综合征），为进行性神经损伤，是 X 性连锁隐性遗传的先天性铜代谢疾病患者血中、肝脏、大脑中含铜量减少，组织中铜酶活力减退；还有“肠病性肢端皮炎”，患者表现为斑秃、皮疹、肠炎，是一种遗传性锌代谢障碍。

本节主要介绍常量元素钙、镁，微量元素铁、锌、碘的生理功能、吸收代谢、食物来源与参考摄入量、缺乏与过量的危害。

一、钙

出生时体内含钙总量约为 28 g，成年时达 850 ～ 1200 g（为体重的 1.5% ～ 2.0%）；

是含量最多的无机元素。分布极不均匀：99% 以羟磷灰石结晶 [$3Ca_3$（PO_4）·（OH）$_2$] 的形式集中在骨骼、牙齿中，是钙的储存库；其余 1%，有一部分与柠檬酸螯合或与蛋白质结合，另一部分（占 0.7% ～ 1%）以离子的形式存在于软组织（0.6% ～ 0.9%）、细胞外液（约 0.1%）等组成混溶钙池（miscible calcium pool），与骨骼钙维持着动态平衡，是维持细胞正常生理状态所必需的。

体内有强大的保留钙和维持细胞外液中钙浓度的机制；当膳食中钙严重缺乏或机体发生钙异常丢失时可通过这些机制使骨脱矿化以纠正轻微的低钙血症，以保持血钙的稳定。

1. 钙的生理功能

（1）形成和维持骨骼、牙齿的结构及组成混溶钙池：钙是构成骨骼的重要组分，骨骼中的钙占瘦体重的 25%和总灰分的 40%，钙对保证骨骼的正常生长发育和维持骨健康起着至关重要的作用。

骨的结构：骨的结构包括 2 种类型：外部的皮质骨和内部的松质骨。皮质骨为板层结构，特性坚韧；松质骨为网状结构，既坚硬又有弹性。骨骼组织由骨细胞（占 2%～ 3%的体积）和钙化的骨基质组成。骨基质中 65%为矿物质，35%为有机物质。有机物中 95%为胶原蛋白，其余为非胶原蛋白。骨矿物质决定骨的硬度，而有机基质决定骨的韧性，被骨基质包围起来的是骨细胞（osteocytes），骨细胞之间有许多突起互相连接。占骨重 2/3 的矿物质中，钙占 40%。钙在矿物质中以 2 种形式存在，一种是晶状的羟磷灰石 [$Ca_{10}(PO_4)_6(OH)_2$]，呈六角形管状；另一种为无定形的磷酸钙 [$Ca_3(PO_4)_2$]，也是磷灰石的前体。在成熟骨中，晶状羟磷灰石含量较多，而新沉积的骨矿物质中，则无定形磷酸钙含量较多。

骨骼通过成骨作用（osteogenesis）使新骨不断生成，溶骨作用（osteolysis）使旧骨不断被吸收，该过程使其各种组分与血液间保持动态平衡，这一过程称为骨的重建(remodeling)。这种骨钙的更新速率，因年龄而变化。妊娠早期，胎儿仅有少量钙沉积，之后钙浓度很快升高至胎儿体重的 0.5%。妊娠后期，胎儿从母体约取得 20 g 的钙，足月新生儿钙相当于其体重的 1%。1 岁以前婴儿骨钙每年转换 100%，以后逐渐降低。儿童阶段骨钙每年转换 10%，由于儿童时期生长发育旺盛，对钙需要量大，如长期摄钙不足，并常伴随蛋白质和维生素 D 缺乏，可引起生长迟缓、新骨结构异常、骨钙化不良、骨骼变形，发生佝偻病（rickets）。健康年轻成人骨吸收与形成维持平衡，每年转变 5%。40 岁以后骨形成明显减弱，转换速率为每年 0.7%。绝经后妇女和老年男女其吸收更占优势。人在 20 岁以前，主要为骨的生长阶段，其后的 10 余年骨质仍继续增加，在 35 ～ 40 岁时，单位体积内的骨质达到顶峰，称为峰值骨度，此后骨质逐渐丢失。妇女绝经以后，骨质丢失速度加快，骨度（质）降低到一定程度时，就不能保持骨骼结构的完整，甚至会压缩变形，以至在很小的外力下即可发生骨折，即为骨质疏松症（osteoporosis)。骨骼成熟时所达到的骨骼峰值，是防止骨质疏松危险性的主要因素。

牙齿的结构：牙本质是牙的主体，化学组成类似骨，但组织结构和骨差别很大，牙本质没有细胞、血管和神经，因此牙齿中的矿物质则无更新转换过程。

混溶钙池与骨骼钙维持着动态平衡，是维持细胞正常生理状态所必需的。体内有强大的保留钙和维持细胞外液中钙浓度的机制；当膳食中钙严重缺乏或机体发生钙异常丢失时可通过这些机制使骨脱钙化以纠正轻微的低钙血症，以保持血钙的稳定。

（2）维持细胞的正常生理状态：细胞内的钙离子，是细胞对刺激发生反应的媒介。钙和受体钙调素等可共同调节机体许多重要的生理功能，包括骨骼肌、心肌的收缩，平滑肌和非肌肉细胞活动及神经兴奋性的维持。正常人血清离子钙浓度为 1.12 ～ 1.23 mmol/L（4.5 ～ 4.9 mg/dL）。血清离子钙浓度降低时，神经肌肉兴奋性增强，可引起手足抽搐；而钙离子浓度过高时，则可损害肌肉收缩功能，引起心脏和呼吸衰竭。

钙离子的生理功能涉及诸多方面：Ca^{2+} 参与调节神经、肌肉兴奋性，并介导和调节肌肉，以及细胞内微丝、微管等的收缩；Ca^{2+} 影响毛细血管通透性，并参与调节生物膜的完整性和质膜的通透性及其转换过程；Ca^{2+} 参与调节多种激素和神经递质的释放，Ca^{2+} 的重要作用之一是作为细胞内第二信使，介导激素的调节作用，Ca^{2+} 能直接参与脂肪酶、ATP 酶等的活性调节；Ca^{2+} 还能激活多种酶（如腺苷酸环化酶、鸟苷酸环化酶及钙调蛋白等）调节代谢过程及一系列细胞内生命活动；Ca^{2+} 与细胞的吞噬、分泌、分裂等活动密切相关。

（3）参与血液凝固过程：钙离子作为凝血因子Ⅳ，在它的参与下血液凝固过程才可能完成级联反应，最后使可溶性纤维蛋白原转变成纤维蛋白，形成凝血。现已明确 Ca^{2+} 参与多步凝血反应过程，主要作用是介导凝血因子与磷脂表面形成复合物，从而加速凝血因子的激活。

2. 钙的吸收和代谢　钙主要在小肠吸收，通常膳食中仅 20% ～ 30% 的钙由肠道吸收入血。钙的排泄主要通过肠道和泌尿系统，经汗液也有少量排出。人体每日摄入钙的 10%～ 20% 从肾脏排出，80%～ 90% 经肠道排出。后者包括食物中及消化液中未被吸收的钙、上皮细胞脱落释出的钙，其排出量随食物含钙量及吸收状况的不同而有较大的波动。

影响钙吸收的因素有很多，主要有以下几种。

（1）降低肠内钙吸收的膳食因素：草酸、植酸、磷酸、膳食纤维、脂肪酸、碱性药物（如苏打、小檗碱、四环素等）。植物性食物中的植酸，某些蔬菜如菠菜、苋菜、竹笋等中的草酸，一些食物中含有过多碱性磷酸盐等，可在肠腔内与钙结合成不溶解的钙盐，减少钙的吸收。还有，膳食纤维中的糖醛酸残基与钙结合，脂肪过多或脂肪消化不良时，未被吸收的脂肪酸与钙结合形成脂肪酸钙，都影响钙的吸收。另外，抗酸药、四环素、肝素，以及应激状态、甲状腺素、肾上腺皮质激素的合成也不利于钙的吸收。促进肠内钙吸收的膳食因素：维生素 D，某些氨基酸（如赖氨酸、色氨酸、组氨酸、精氨酸、亮氨酸等），乳糖，蛋白质，一些抗生素（如青霉素、氯霉素、新霉素等）。维生素 D 是促进钙吸收的主要因素。凡能降低肠道 pH 或增加钙溶解度的物质均可促进钙吸收。某些氨基酸如赖氨酸、色氨酸、精氨酸等，可与钙形成可溶性钙盐，有利于钙吸收；乳糖可与钙螯合成低分子可溶性物质，促进钙的吸收。此外，膳食中钙、磷的比例，对两者吸收亦有作用。儿童以 2 ∶ 1 或 1 ∶ 1，成人以 1 ∶ 1 或 1 ∶ 2 为宜。青霉素、氯霉素和新霉素均能增加钙的吸收。

（2）增加钙吸收的机体因素：维生素 D 状况适宜、增加黏膜接触面积、钙缺乏、磷缺乏、妊娠、黏膜渗透性大。人体对钙的需要量大时，钙的吸收率增加，妊娠、哺乳和青春期，钙的需要量最大，因而钙的吸收率增高。妇女接受激素治疗后，钙吸收也可以增加。

（3）降低钙吸收的机体因素：维生素 D 缺乏，减低黏膜接触面积，绝经，高龄，胃酸降低，通过肠道时间快，疾病（如吸收不良综合征、肝硬化、慢性肾衰竭、糖尿病、胃切除等）。

钙营养状况良好时，成人的钙排泄量约相等于肠吸收量。正常成人尿中排出的钙约为摄入量的20%左右（100～200 mg/d），尿钙量与摄入的碳水化合物及蛋白质量存在一定正相关，而与摄入、吸收的钙量的正相关则不明显。膳食中每增加50 g蛋白质，则可丢失60 mg尿钙。因此，成年人高蛋白质膳食可发生钙的负平衡。全胃肠外营养患者滴注氨基酸与葡萄糖亦可导致尿钙丢失增多从而发生钙的负平衡。摄入磷增多可促进甲状旁腺素分泌，后者可使肾小管重吸收钙增强而减少尿钙。成人每天通过肠液、胆汁由肠道排出的内源性粪钙为125～180 mg/d，其中约30%可再吸收，故实际排出每日约100 mg。汗液也是钙的排泄途径，但个体差异较大，如高温作业者经汗液丢失的钙可高达1000 mg/d。在整个妊娠期，约30 g的钙由母亲转运给胎儿。乳母通过乳汁排出的钙为150～300 mg/d。另外，补液、酸中毒、高蛋白或高镁和甲状腺素、肾上腺皮质激素、甲状旁腺素或维生素D过多，以及卧床均可使钙排出增多。

骨骼是体内含钙最多的组织，也是钙的主要储存部位。当人体短时期处于钙的负平衡时，机体经骨钙动员，可维持正常血钙，不致影响正常代谢；但如果长期处于负平衡状态，则可影响骨骼的正常发育与健康。人体是根据生理需要与膳食中钙的摄入量，通过甲状旁腺素、降钙素和维生素D调节钙的吸收、排出及储存，以此来保持钙在体内正常的分布与平衡。①甲状旁腺素：降低肾脏钙的排出量，以升高细胞外液钙浓度；促进骨的溶解，从而将钙释入细胞外液；促进维生素D的形成，加强肠道对钙的吸收。②降钙素：抑制破骨细胞的形成，促进成骨细胞的增加，抑制骨基质的溶解，促进骨盐沉积，使血钙降低。③维生素D：促进肠黏膜对钙的吸收，加速溶骨，使血钙升高；还促进肾小管对钙的吸收。

3. 食物来源和参考摄入量 奶和奶制品是钙的主要来源，其含量和吸收率均高。虾皮、鱼、海带、坚果类、芝麻酱含钙量也很高。豆类、绿色蔬菜（如甘蓝菜、花椰菜）因含钙丰富含草酸少也是钙的较好来源。含钙丰富的食物如表2-23所示。

表2-23 含钙丰富的食物（mg/100 g可食部）

食物	含量	食物	含量	食物	含量
虾皮	991	苜蓿	713	酸枣棘	435
虾米	555	荠菜	294	花生仁	284
河虾	325	雪里蕻	230	紫菜	264
泥鳅	299	苋菜	187	海带（湿）	241
红螺	539	乌塌菜	186	黑木耳	247
河蚌	306	油菜苔	156	全脂牛乳粉	676
鲜海参	285	黑芝麻	780	酸奶	118

参考《中国营养科学全书》，2004年，第108页。

丰富来源：牛奶、酸奶、奶酪、虾皮、海产品、芝麻、芝麻酱、大豆、豆制品等。良好来源：鸡蛋、绿叶蔬菜、坚果、食用菌藻类、鱼粉、鱼松等。

必要时可补充钙剂。不同钙剂中钙的含量：碳酸钙：40%；二结晶水碳酸氢钙：23%；五结晶水磷酸氢钙：17.7%；醋酸钙：22%；四结晶水柠檬酸钙：21%；葡萄糖酸钙：9%；

乳酸钙：13%。

DRIs 2013 建议 18 岁以上 RNI 为 800 mg/d，50 岁以上 RNI 为 1000 mg/d；4 岁以上各年龄组可耐受最高摄入量 UL 为 2000 mg/d。

4. 钙缺乏和过量

（1）钙的缺乏症：钙缺乏症是较常见的营养性疾病。典型表现：①儿童佝偻病，身材矮小、发育迟缓、牙齿不全、“X”形腿、“O”形腿、串珠肋、鸡胸、方颅、枕秃、多汗、抽搐、夜啼、厌食、便秘、烦躁。②成人骨质软化症，骨骼进行性变软、弯曲、四肢、脊柱、胸廓、盆腔畸形。③老年人骨质疏松症，腰背部持续性疼痛、活动受限、身高变矮、驼背、周身疼痛。④其他：如骨质增生、手足抽搐（神经、肌肉兴奋性提高）等。

小儿缺钙时常伴随蛋白质和维生素 D 缺乏，可引起生长迟缓，新骨结构异常，骨钙化不良，骨骼变形，导致佝偻病，牙齿发育不良，易患龋齿。成年人膳食中缺钙时，骨骼逐渐脱钙，可发生骨质软化，特别是随年龄增加而钙质丢失现象普遍存在，女性 40 岁以后，男性 60 岁以后都会发生。

老年人及绝经后期妇女较易发生骨质疏松症，与下列因素有关：①相对雌性激素分泌不足，使骨吸收大于骨形成。②骨质疏松患者骨质转换率往往增高，使骨吸收与骨形成之间关系异常。③钙吸收障碍，主要原因是在肾脏由 25-（OH）-D_3 转变为 1，25-（OH）$_2$-D_3 比正常同龄者减少。④摄入钙量少时，不能通过减低尿钙的排泄来保留身体钙。⑤过低的体力活动量。

目前，还没有一个办法使丧失的骨质恢复。但以雌激素治疗同时，又增加钙摄入量，则可使骨钙丢失减缓。

（2）钙过量：①增加肾结石的危险性：高钙尿是肾结石的危险因素，草酸、蛋白质、植物纤维摄入量过高，是肾结石的相关因素。②影响必需微量元素的生物利用率：干扰铁、锌、镁、磷等的吸收。③乳碱综合征：典型症候群包括高钙血症、碱中毒和肾功能障碍。其严重程度取决于钙和碱摄入量的多少和持续时间。急性发作呈现高钙血症和碱中毒症状，特征是易兴奋、头疼、眩晕、恶心和呕吐、虚弱、肌痛和冷漠，严重者出现记忆丧失、嗜睡和昏迷。

二、镁

正常人体含镁 20 ～ 28 g，是必需常量元素中含量最少的，其中 55% 在骨骼中，27% 在软组织中，6% ～ 7% 分布于其他细胞。分布于细胞外液者不到镁总量的 1%。血浆中镁有离子型占 55%，与柠檬酸、磷酸结合成不解离的镁盐约 13%，与蛋白质（主要是白蛋白）结合约 32%。镁是细胞内仅次于钾的阳离子元素。

1. 吸收、排泄　食物中的镁主要在空肠、回肠吸收，吸收率一般为 30%，可通过被动扩散和耗能的主动吸收 2 种机制吸收。其吸收量与摄入量有关，摄入量少时吸收率高，摄入量多时吸收率低，含镁低的膳食吸收率可达 76%，而含镁多者吸收率约为 40%。镁与钙竞争吸收。过多磷可减少镁的吸收。其他如氨基酸、乳糖有利于镁的吸收；而草酸、植酸过多，则影响镁的吸收。高热量、低镁或高钙膳食可导致镁的缺乏。食物停留时间都影响镁的吸收，蛋白质促进镁的吸收，膳食纤维降低镁的吸收。另外，镁的吸收还与饮水量有关，饮水多时对镁离子的吸收有明显的促进作用。

健康成人的镁大量从胆汁、胰液和肠液分泌到肠道，其中 60% ～ 70% 随粪便排出，少量保留在新生组织中，有些在汗液或脱落的皮肤中丢失，其余从尿排出。肾脏是维持机体镁内稳态的重要器官，肾脏对镁的处理是一个滤过和重吸收过程，肾脏是排镁的主要器官，每天排量 50 ～ 120 mg（为摄入量的 1/2 ～ 1/3）。

2. 生理功能

（1）镁是多种酶的激活剂：镁作为多种酶的激活剂，参与 300 余种酶促反应。镁能与细胞内许多重要成分，如三磷腺苷等，形成复合物而激活酶系，或直接作为酶的激活剂激活酶系。镁参与体内许多重要代谢，包括蛋白质、脂肪和碳水化合物的代谢等。

（2）调节细胞膜通道、神经肌肉兴奋性：镁可封闭不同的钾通道，阻止钾外流。镁也可抑制钙通过膜通道内流。当镁耗竭时，这种抑制作用减弱，导致钙进入细胞增多。镁能兴奋细胞膜的钠、钾、ATP 酶，使钾离子内流；还能降低钾离子通透性，减少细胞失钾；镁缺乏时，导致细胞内低钾。

镁是细胞内液主要的阳离子。与钙、钠、钾一起与相应的负离子协同，维持体内酸碱平衡和神经肌肉的应激性。镁和钙相互制约保持神经肌肉兴奋与抑制平衡。血清镁浓度下降，镁钙失去平衡，则出现易激动、心律失常、神经肌肉兴奋性极度增强，幼儿可发生癫痫、惊厥。

（3）保护心血管的功能：镁是维护心脏正常功能所必需的，可以预防高胆固醇所引起的冠状动脉硬化。小剂量的镁可引起血管扩张，发生面红、出汗及温暖感，与体温调节有关；较大剂量可降低血压，在正常人中尤为明显。镁缺乏使血管紧张肽和血管收缩因子增加，引起动脉突然收缩。缺镁易发生血管硬化、心肌损害。在缺氧情况下，心肌中的镁很快丢失；心肌含镁量降低是心肌梗死易发猝死的一个因素。补充镁盐可减少心肌梗死的死亡率，因增高血清镁浓度可使冠状血管与周围血管舒张。

（4）胃肠道作用：低张硫酸镁流经十二指肠时可以使 Oddi 括约肌松弛，短期内增加胆汁的流出，具有利胆作用，还可中和胃酸。镁离子在肠腔吸收缓慢，促进水分滞留，有导泻作用。低浓度的镁可减少肠壁张力和蠕动，具有解痉作用，并有对抗毒扁豆碱的作用。

（5）调节血钙浓度：镁是骨细胞结构和功能所必需的元素，能维持骨骼生长，可影响骨的吸收；极度低镁时，甲状旁腺功能低下会引起低钙血症。

1）钙对镁的拮抗：钙与镁对神经肌肉的兴奋或抑制相同，血钙、镁降低，神经肌肉兴奋性都增高。两者竞争与酶的结合，在许多方面表现出相反的作用：镁中毒后用氯化钙解毒；肠道吸收竞争抑制，低镁血症可因为摄入含钙食物而加重。两者对细胞渗透压的作用也相反；镁抑制钙通过膜通道内流；镁缺乏时，钙经钙通道进入细胞内过多。

2）镁与甲状腺：血镁极度下降时可使甲状旁腺功能低下。甲状腺素过多，可引起血清镁降低、尿镁增加，镁呈负平衡状态。甲状腺素又可提高镁的需要量，可引起相对缺镁（甲状腺功能亢进必须补充镁盐）。

3. 食物来源和参考摄入量　镁普遍存在于食物中，但食物中的镁含量差别甚大。由于叶绿素是镁卟啉的螯合物，所以绿叶蔬菜是富含镁的。食物中诸如糙粮、坚果也含有丰富的镁，而肉类、淀粉类食物及牛奶中的镁含量属中等。加工精制食品及油脂含镁量最低。

除了食物之外，从饮水中也可以获得少量镁，但饮水中镁的含量差异很大，如硬水中含有较高的镁盐，软水中含量相对较低。因此，水中镁的摄入量难以估计。常见含镁丰富的食物如表 2-24 所示。

表 2-24　含镁较丰富的食物（mg/100 g 可食部）

食物名称	含量	食物名称	含量
大黄米	161	苋菜	119
大麦	158	口蘑（白蘑）	167
黑米	147	木耳（干）	152
荞麦	258	香菇（干）	147
麸皮	382	发菜（干）	129
黄豆	199	苔菜（干）	1257

我国镁的 RNI 值：18 岁以上成人 330 mg/d，孕期增加 40 mg/d。UL 暂无。患有急慢性肾脏病、肠功能紊乱、吸收不良综合征和长期服泻药、利尿药或避孕药，以及甲状旁腺手术后的患者，都应增加供给量以防镁缺乏。

4. 镁缺乏与过量　各种食物中含有丰富的镁，一般不会发生镁缺乏。但长期慢性腹泻、厌食、呕吐，输注无镁的静脉营养液，透析失镁，糖尿病酮症，甲状腺功能亢进，肝硬化，低血钾，高钙血症，肾小管酸中毒及使用某些激素、药物等吸收障碍或排出增多情况下可出现镁缺乏。

镁缺乏的表现主要在神经系统和心血管系统 2 方面。镁缺乏可致血清钙下降，神经肌肉兴奋性亢进；对血管功能可能有潜在的影响。常见为肌肉震颤、手足抽搐、共济失调、谵妄、昏迷、心律失常和血压升高等。适当的补充镁可予纠正。在肾衰少尿、代谢性酸中毒等情况下静脉输注或口服抗酸镁制剂等则可能发生镁中毒，出现血压下降、恶心呕吐、精神改变、呼吸减弱、昏迷，甚至心跳停止。输注钙可对抗镁的毒性。镁对骨矿物质的内稳态有重要作用，镁缺乏可能是绝经后骨质疏松症的一种危险因素。少数研究表明，镁耗竭可以导致胰岛素抵抗。治疗：肠外补镁，10% 硫酸镁 120 mL+ 葡萄糖 1000 mL 静脉滴注 4 ～ 6 h；2 天后，10% 硫酸镁 10 mL 肌内注射，每天 2 次（肾功能不全者禁忌）。

尽管血清镁不能反映细胞内镁的水平，但由于测试方便，故仍常用于评价镁营养状况。临床上血清镁低于 0.7 mmol/L 时可诊断为低镁血症。

在正常情况下，肠、肾及甲状旁腺等能调节镁代谢，一般不易发生镁中毒。故用镁盐抗酸、导泻、利胆、抗惊厥或治疗高血压脑病，亦不至于发生镁中毒。只有在肾功能不全者、糖尿病酮症的早期、肾上腺皮质功能不全、黏液水肿、骨髓瘤、草酸中毒、肺部疾病及关节炎等患者发生血镁升高时方可见镁中毒。

最初发现镁摄入过量的临床表现是腹泻，因此腹泻是评价镁毒性的敏感指标。过量镁摄入，血清镁在 1.5 ～ 2.5 mmol/L 时，常伴有恶心、胃肠痉挛等胃肠道反应；当血清镁增高到 2.5 ～ 3.5 mmol/L 时则出现嗜睡、肌无力、膝腱反射弱、肌麻痹；当血清镁增至

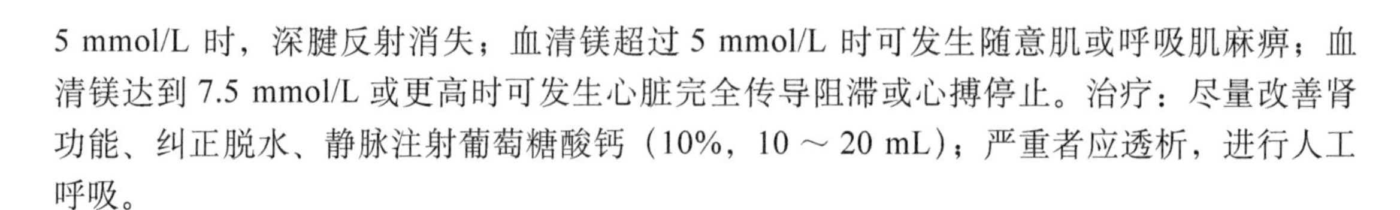

5 mmol/L 时，深腱反射消失；血清镁超过 5 mmol/L 时可发生随意肌或呼吸肌麻痹；血清镁达到 7.5 mmol/L 或更高时可发生心脏完全传导阻滞或心搏停止。治疗：尽量改善肾功能、纠正脱水、静脉注射葡萄糖酸钙（10%，10 ～ 20 mL）；严重者应透析，进行人工呼吸。

三、铁

人体内含铁总量为 4 ～ 5 g，成年男性每千克体重约含 50 mg，女性 35 mg。

有 2 种存在形式，一种为“功能性铁”，是铁的主要存在形式，包括血红蛋白、肌红蛋白、血红素酶、辅助因子、运输铁等。其中血红蛋白含铁量占总铁量的 60%～ 75%，3% 为肌红蛋白，1%为含铁酶类（如细胞色素、细胞色素氧化酶、过氧化物酶与过氧化氢酶等），这些铁发挥着铁的功能作用，参与氧的转运和利用。另一种为“储备铁”，是以铁蛋白和含铁血黄素形式存在于血液、肝、脾与骨髓中，占体内总铁的 25%～ 30%。在人体器官组织中铁的含量，以肝、脾为最高，其次为肾、心、骨骼肌与脑。铁在体内的含量随年龄、性别、营养状况和健康状况而有很大的个体差异。

1. 铁的生理功能

（1）参与 O_2、CO_2 的转运、交换和细胞呼吸过程：铁为血红蛋白与肌红蛋白、细胞色素 A 及一些呼吸酶的成分，参与体内氧与二氧化碳的转运、交换和组织呼吸过程。

（2）铁与红细胞形成和成熟有关：铁在骨髓造血组织中，进入幼红细胞内，与卟啉结合形成正铁血红素，后者再与珠蛋白合成血红蛋白。缺铁时，新生的红细胞中血红蛋白量不足，甚至影响 DNA 的合成及幼红细胞的分裂增生，还可使红细胞寿命缩短、自身溶血增加。

（3）铁催化 β- 胡萝卜素转化为维生素 A、嘌呤与胶原的合成、抗体的产生、脂类从血液中转运及药物在肝脏的解毒。

（4）对行为智力有影响。

2. 吸收和代谢　铁的吸收主要在小肠的上段，且吸收效率最佳，但铁吸收在小肠的任何一段都可进行。吸收率为 1% ～ 25%，膳食中铁的平均吸收率为 10%。铁吸收受机体铁状况、膳食铁含量及存在形式、膳食中影响铁吸收的因素等多因素影响。膳食中铁的生物利用率：考虑中国居民膳食特点，估计为 8%。有研究表明孕妇在孕中期吸收率提高 1 倍，孕晚期提高 3 倍，分别达到 15% 和 20%。

血红素铁以完整的卟啉复合物方式被吸收进黏膜细胞，吸收受膳食成分和胃肠道分泌物影响很小，它仅占膳食铁的 5% ～ 10%，但吸收可达 25%；而非血红素铁占膳食总铁＞85%，吸收仅占 3% ～ 5%。

非血红素铁在吸收前必须与结合的有机物，如蛋白质、氨基酸和有机酸等分离，而且必须在转化为亚铁后方可被吸收。因而有很多因素可影响非血红素铁的吸收。非血红素铁必须在十二指肠和空肠上段才能被吸收。它被酸性胃液离子化，还原为二价铁状态，并与溶解性物质、抗坏血酸、糖和含硫氨基酸等螯合，当食糜从胃通过十二指肠时，十二指肠的分泌物使 pH 增加至 7，在此状况下大多数三价铁沉淀了，除非它已被螯合；二价铁在 pH 为 7 时明显地变为可溶，因此仍可吸收利用。

常用于强化或补充的各种化合物中，铁的利用率依其化学成分而差异很大。虽然亚铁形式的铁最易被吸收，但并非所有的亚铁化合物都作用相当。焦磷酸亚铁因不含使食物呈灰色的成分而常用于谷类食品中，然而，该化合物及柠檬酸亚铁和酒石酸亚铁都难以吸收。铁常以元素形式加到婴儿食品中，其吸收率取决于颗粒大小。

（1）蛋白质与“肉类因子”：肉、禽、鱼类食物中铁的吸收率较高，除与其中含有一半左右（约 40%）血红素铁有关外，也与动物肉中一种称为肉类因子（meat factor）或肉鱼禽因子（MFP factor）有关。此种“因子”能促进非血红素铁的吸收。动物组织蛋白质的铁吸收率较高，可达 15%～20%。动物的非组织蛋白质却如牛奶、乳酪、蛋或蛋清等，并不高。纯蛋白质，如乳清蛋白、面筋蛋白、大豆分离蛋白等对铁的吸收还有抑制作用。蛋类中存在一种卵黄高磷蛋白，可干扰铁的吸收，使蛋类铁吸收率降低。

至于氨基酸，如胱氨酸、半胱氨酸、赖氨酸、组氨酸等有利于铁的吸收，其原因可能是与铁螯合成小分子的可溶性单体有关。

人奶含铁量低，但它的铁与强化配方牛奶相比则能有较好的吸收。这就是为何人奶喂养的婴儿比用强化配方牛奶喂养的婴儿不易患铁缺乏的原因。此外，乳清蛋白也可促进铁的吸收，母乳中的乳清蛋白占总蛋白的比例要比牛奶大得多。

（2）脂类与碳水化合物：研究表明，膳食中脂类的含量适当对铁吸收有利，过高或过低均降低铁的吸收。各种碳水化合物对铁的吸收与存留有影响，作用最大的是乳糖，其次为蔗糖、葡萄糖，以淀粉代替乳糖或葡萄糖，则明显降低铁的吸收率。

（3）矿物元素：钙含量丰富，可部分减少植酸、草酸对铁吸收的影响，有利于铁的吸收。但过量的钙不利于铁的吸收，原因尚不明确。无机锌与无机铁之间有较强的竞争作用，当一种过多时，就可干扰另一种的吸收。

（4）维生素：维生素 A 与 β- 胡萝卜素在肠道内可能与铁络合，保持较高的溶解度，防止诸如植酸、多酚类对铁吸收的不利作用。现已发现缺铁性贫血与维生素 A 缺乏往往同时存在，给维生素 A 缺乏者补充维生素 A，即使铁的摄入量不变，铁的营养状况亦有所改善。维生素 B_2 有利于铁的吸收、转运与储存。当维生素 B_2 缺乏时，铁吸收、转运与肝、脾储铁均受阻。在儿童贫血调查研究中，也发现贫血与维生素 B_2 缺乏有关。维生素 C 具酸性，还具还原性，能将三价铁还原为二价铁，并与铁螯合形成可溶性小分子络合物，有利于铁吸收。口服较大剂量维生素 C 时，可显著增加非血红素铁的吸收。在铁缺乏时，维生素 C 对铁吸收率的提高作用更为明显。其他如枸橼酸、乳酸、丙酮酸、琥珀酸等具有弱螯合性质的有机酸，也都可提高铁的吸收。

由于膳食纤维能结合阳离子的铁、钙等，摄入过多时可干扰铁的吸收，也有学者认为可能是草酸作用的结果。粮谷类及蔬菜中的植酸盐、草酸盐能与铁形成不溶性盐，影响铁的吸收。植酸盐即肌醇六磷酸盐，几乎存在于所有的谷类的糠麸、种子、坚果的纤维和木质素中，蔬菜水果中也都含有。几乎所有植物中都含有酚类化合物，其中的某些种类能抑制非血红素铁的吸收，如含桔酰的多酚类化合物，在茶、咖啡及菠菜中，均含有此酚类物质而明显抑制铁的吸收。茶中的鞣酸和咖啡则大幅度地降低非血红素铁的吸收，茶降低约为 60%，咖啡约为 40%。

机体状况可左右铁的吸收，食物通过肠道的时间太短、胃酸缺乏或过多服用抗酸药时，都会影响铁离子释放而降低铁的吸收。血红素铁与非血红素铁吸收，都受体内铁储存量的影响，当铁储存量多时，吸收率降低；储存量减少时，需要量增加，吸收率亦增加。胃肠吸收不良综合征也影响铁的吸收，缺铁性贫血时铁吸收率增高。生理状态如妊娠期和生长期都要求增加血液形成，也刺激了铁吸收。

铁绝大部分是通过出血从体内丢失的，而经粪便、汗液，以及正常毛发、皮肤脱落所排出的量是非常少的。大多数从粪便丢失的铁来源于食物摄入中未吸收的铁，其余则来自胆汁和胃肠上皮的脱落细胞。尿中几乎无铁排出。成年男性每日铁丢失量接近 1 mg，非经期妇女稍微多些。随月经丢失的铁平均每天约 0.5 mg，然而个体间存在较大差异，已有报道约 5% 的正常妇女月经期每天丢失铁超过 1.4 mg。妊娠和哺乳期计 15 个月，每天额外需要 1 ～ 2.5 mg 铁（不包括分娩出血的铁损失）。血红蛋白浓度为 150 g/L 的血每毫升含铁为 0.5 mg，可以此估算失血中损失的铁量。

3. *食物来源和膳食参考摄入量* 铁广泛存在于各种食物中，但分布极不均衡，吸收率相差也极大，一般动物性食物的含量和吸收率均较高。因此膳食中的铁良好来源主要为动物肝脏、动物全血、畜禽肉类、鱼类、牡蛎、有壳的水生动物。植物来源最好的铁是干豆和蔬菜，一般蔬菜含铁量不高，生物利用率也低。但香菇、黑木耳、芝麻酱含铁量丰富。牛奶及其制品含铁甚微。常见含铁较高的食物如表 2-25 所示。

表 2-25 含铁较高的食物（mg/100 g 可食部）

食物	含量	食物	含量	食物	含量
鸭血	30.5	蛏子	33.6	藕粉	41.8
鸡血	25.0	蛤蜊	22.0	黑芝麻	22.7
沙鸡	24.8	蝲蛄	14.5	鸡蛋黄粉	10.6
鸭肝	23.1	发菜	99.3	地衣（水浸）	21.1
猪肝	22.6	红蘑	235.1	冬菜	11.4
蚌肉	50.0	冬菇	10.5	苜蓿	9.7

考虑铁的膳食来源时，食物中铁的利用率是重要的因素，如全谷食品和一些绿叶蔬菜在可利用的形式下仅一半甚至更少能被利用。谷物、面粉和面包的铁强化，可使总铁摄入量明显增加。婴儿用铁强化谷类食品对 12 个月前的儿童是一个便捷的铁来源。

DRIs 2013 建议 18 岁以上各组男性 RNI 为 12 mg，女性为 20 mg，孕中期和乳母为 24 mg，孕后期为 29 mg。18 岁以上各组 UL 为 42 mg/d。

4. *铁缺乏、缺铁性贫血与铁过量* 尽管铁是地球上最丰富的元素之一，但因为从食物中吸收差，故缺铁性贫血仍是一个世界范围的营养问题。早产儿、6 月至 6 岁婴幼儿、青春期少年、妊娠后半期、哺乳期、老年人、严重寄生虫感染个体均是铁缺乏的好发人群。

铁耗竭从理论上讲分为三个阶段：第一阶段，铁储存减少，血清铁蛋白减少，而无血红蛋白、肌红蛋白等必需铁化合物减少，此阶段并不伴有不良的生理后果，但却表示了一种脆弱状态；第二阶段，为无贫血的铁缺乏，生化变化反映出铁不足以合成血红蛋白与其他必需化合物的正常需要，并有运铁蛋白饱和度降低和红细胞原卟啉增加，但血红蛋白浓

度尚未降到贫血标准以下；第三阶段，为缺铁性贫血，是指血红蛋白和红细胞比容（压积）低于同一年龄、性别的正常参考范围。区分贫血和缺铁性贫血是很重要的。如果贫血伴有其他实验室检查指标异常，如有低血清铁蛋白，或用铁治疗可纠正贫血即可做出缺铁性贫血的诊断。

长时间铁的负平衡，致使体内铁贮备减少，以致耗尽。体内铁缺乏，会引起含铁酶减少或铁依赖酶活性降低，使细胞呼吸障碍，从而影响组织器官功能，出现食欲低下，严重者可有渗出性肠病变及吸收不良综合征等。铁缺乏的儿童易烦躁，对周围事物不感兴趣，成人则表现为冷漠呆板。当血红蛋白继续降低，则出现面色苍白，口唇黏膜和眼结膜苍白，有疲劳乏力、头晕、心悸、指甲脆薄、反甲等症状；儿童少年还会出现身体发育受阻、体力下降、注意力与记忆力调节过程障碍、学习能力降低现象。

婴幼儿与孕妇贫血尚需特别注意，流行病学研究表明，早产、低出生体重儿及胎儿死亡与孕早期贫血有关。铁缺乏可损害儿童的认知能力，且在补充铁后也难以恢复。铁缺乏也可引起心理活动和智力发育的损害及行为改变。铁缺乏可出现抗感染能力降低，已有研究表明，缺铁可使 T 淋巴细胞数量减少，免疫反应缺陷，淋巴细胞转化不良，中性粒细胞功能异常，杀菌能力减弱等。但经铁治疗能恢复正常反应。

防治铁缺乏或缺铁性贫血必要时可以给予铁剂，如亚硫酸铁、葡萄糖酸铁等。完善的治疗不只是纠正缺乏，更要消除引起缺铁的原因。

急性铁中毒，多由于误服铁剂，引起消化道出血，死亡率高。慢性铁中毒，多见于消化道吸收过多和肠外输入过多，前者见于长期过量服用铁剂、长期大量含铁特殊饮食、酒精中毒肝硬化、原发性血色素病，后者见于多次大量输血。慢性铁中毒的预防主要是防止长期过量服用铁剂、防止慢性酒精中毒。

铁储备增加而不伴有组织损害的称为含铁血黄素沉积症；出现组织损害，特别是肝中有铁大量增加的称为血色病（肝硬化、糖尿、皮肤高度色素沉着、房性心律失常为先导的心力衰竭）。

四、锌

新生儿体内含锌总量约 60 mg，成年女性总量约为 1.5 g，成年男性总量约为 2.5 g。锌分布于人体所有组织、器官、体液及分泌物中。60% 以上的锌存在于肌肉，30% 存在于骨骼。

1. 锌的生理功能

（1）促进正常生长发育，促进组织修复再生：妊娠期大鼠缺锌，易致流产，胎儿畸形。有报道人类胎儿出生时的身长、体重与羊水含锌量呈显著正相关。近年来，有些国家已开始给孕妇常规补充锌剂。缺锌的动物与人会出现生长发育滞后、学习能力低于对照组、性器官发育不全、性功能低下、创伤愈合迟缓。

（2）保护皮肤健康：缺锌的动物和人均会出现皮肤粗糙、上皮角化。

（3）促进免疫功能：缺锌的动物和人可引起胸腺萎缩，脾脏减重，胸腺激素生成减少，使淋巴细胞、自然杀伤细胞、中性粒细胞的功能减弱，细胞介导免疫改变。免疫功能降低容易感染发病。

（4）促进食欲、正常的物质代谢及多种内分泌腺功能：味觉素是一种含锌蛋白，对味蕾的分化及有味物质与味蕾的结合有促进作用。缺锌者可有食欲减退、异食癖、糖利用减少、脂类氧化增强及蛋白质合成减少等代谢异常。

另外，锌还可以促进维生素 A 代谢和发挥生理作用。

锌的生理功能是以它的生化作用为基础的，其主要生化作用可概括为以下几方面。

（1）参与酶分子的结构：已知体内有 200 多种酶含锌，锌在这些酶的活性中心形成，以及与作用物的结合中有重要作用。

（2）稳定生物膜的作用：锌可以促进膜中的巯基与磷脂的稳定，增强膜结构对氧自由基的抗击能力，稳定膜结构，保护膜受体与膜转运的功能正常。

（3）对基因表达的作用：在基因的转录复制过程中，多种转录因子必须与 DNA 结合。已知这种结合系通过转录因子内的锌指结构完成。此外，锌指结构还与信号传导、细胞黏附及 mRNA 的更新有关。

2. 锌的吸收、代谢 食物中的锌主要在小肠上部吸收。锌浓度低时，主动吸收，高浓度时则以被动扩散为主。食物中的半胱氨酸、组氨酸等有机酸有利锌吸收，植酸、鞣酸、纤维素等对吸收不利。因此，人体对动物性食物中的锌吸收利用率高，植物性食物中的锌不易为人体吸收利用。铁可竞争黏膜细胞的锌结合受体，故可抑制锌吸收。维生素 D 可促进锌的吸收。混合食物的锌的吸收率为 20% ～ 40%。

血液中的锌约 80% 存在于红细胞中，12% ～ 23% 在血浆中，约 3% 在白细胞和血小板中。体内无特异的储存锌，主要由小肠吸收与粪便排出调节体内锌水平。摄入锌过少的妊娠及哺乳期女性，吸收率提高。成年后随年龄增长，锌吸收减少，同时内源性锌排出也减少以维持体内平衡。

锌主要经肠道排出。粪便中的锌主要为食物中未被吸收的部分，每天分泌的胰液中含锌 2.5 ～ 4.5 mg，大部分被重吸收，此胰肠循环对维持体内锌平衡有重要意义。随摄入量高低，内源性锌的排出量可变动 1 ～ 5 mg/d。

正常人尿锌排出量为 440 ～ 550 mg/d，与尿量无关。如锌摄入量低，肾小球滤过的锌可重吸收 95%。当人体处于分解代谢增强，如严重烧伤、创伤、完全禁食等条件下，尿锌排出量则显著增高。汗液、毛发生长每日排出锌＜ 1 mg。

3. 锌的参考摄入量、食物来源 DRIs 2013 推荐的 18 岁以上各组成人男性锌 RNI 为 12.5 mg/d、女性 7.5 mg/d；18 岁以上各组 UL 均为 40 mg/d。

锌的食物来源很广泛，但各种食物的含锌量可有很大差异。牡蛎、鲱鱼等海产品含锌丰富，如牡蛎含锌 75 mg/100 g。一般来说，贝壳类、海产品、红色肉类、动物内脏类都是锌的极好来源；干果类、谷类胚芽和麦麸也富含锌。一般植物性食物含锌较低。干酪、虾、燕麦、花生酱、花生、玉米等为良好来源。含量较少者包括：动物脂肪、植物油、水果、蔬菜、奶糖、白面包和普通饮料等。牛乳的锌含量高于人乳，但吸收率只有 42%，人乳中锌吸收率为 60%。如果母亲不缺锌，则母乳喂养一般能满足婴儿的锌需要。精细的粮食加工过程可导致大量的锌丢失。如小麦加工成精面粉大约 80% 锌被去掉；豆类制成罐头比新鲜大豆锌含量损失 60% 左右。常见含锌较高的食物如表 2-26 所示。

表 2-26　含锌较高的食物（mg/100 g 可食部）

食物	含量	食物	含量	食物	含量
小麦胚粉	23.40	山羊肉	10.42	鲜赤贝	11.58
花生油	8.48	猪肝	5.78	红螺	10.27
黑芝麻	6.13	海蛎肉	47.05	牡蛎	9.39
口蘑	9.04	蛏干	13.63	蚌肉	8.50
鸡蛋黄粉	6.66	鲜扇贝	11.69	章鱼	5.18

4. 锌缺乏与锌过多　锌缺乏的原因主要有以下几种。

（1）摄入量不足：常因动物性蛋白质摄入少而伴有锌摄入量不足。偏食习惯，经济条件限制动物性食物摄入不足或疾病、年老以致食欲缺乏，而导致各种营养素摄入减少，也可因生理需要增高，如小儿迅速生长、妊娠、授乳等未予注意，发生相对摄入不足。长期以缺锌或低锌代乳品喂养的小儿，以及全肠外营养的患者未及时补充锌，易发生锌缺乏。

（2）吸收不良：食物中过多的膳食纤维、植酸及其他两价金属离子干扰吸收；遗传性的吸收障碍疾病，如肠病性肢端皮炎（acrodermatitis）患者。

（3）丢失增加：肠道疾病如严重寄生虫病、腹泻、节段性回肠炎等致肠道排出增多；肾病综合征、糖尿病，以及严重烧伤、急性感染等分解代谢增强情况，使用青霉胺、氢氯噻嗪（双氢克尿噻）等药物均可使尿锌排出量增加；脱屑性皮肤病也可使锌丢失增加。

轻度的慢性锌缺乏，可发生于任何年龄。表现为生长发育滞后、性器官发育不良、性功能障碍、情绪冷漠、味觉异常、异食癖及厌食、夜盲、皮肤易感染、伤口愈合延缓、胎儿畸形等，可因缺乏严重程度而异。急性锌缺乏，多由于静脉营养或应用青霉胺、利尿剂等药物，又未及时补锌引起。患者有味觉异常、厌食、精神欣快或嗜睡、共济失调、皮肤痤疮、急性感染、明显的神经精神症状与免疫功能损害的表现。

锌缺乏防治措施主要为：合理膳食、均衡营养，多进食富含锌的食物，纠正挑食、偏食、素食的习惯。婴幼儿合理喂养。适当选用营养补充剂和强化食品。积极治疗原发病和并发症。

锌过多比锌缺乏少见。用镀锌罐头装的食物或饮料可有锌污染，摄入这类食品过多可发生锌中毒。典型表现为上腹部疼痛、腹泻及恶心呕吐。职业接触吸入金属锌烟气，可出现呼吸增强、出汗及虚脱。

一般膳食未见锌中毒。就目前研究而言，补锌量略高于 RNI，未见干扰其他微量元素的作用。成人一次性摄入 2 g 锌会发生急性中毒，表现为胃肠刺激征：恶性、呕吐、腹痛、腹泻（临床锌盐催吐剂量为 300 mg 锌，相当于 1 ～ 2 g $ZnSO_4$）。长期大量补锌（100 mg/d）的慢性毒害：贫血、免疫力下降、低密度脂蛋白、胆固醇降低、铜蓝蛋白亚铁氧化酶活性降低。每天补充锌 25 mg，可继发铜缺乏。长期摄入锌 150 mg/d，可发生血清高密度脂蛋白（HDL）降低、胃损伤及免疫功能抑制。

敏感、特异的锌的营养状况评价指标仍然缺乏和不充分。曾用血清锌、白细胞锌、红细胞锌、发锌和唾液锌等直检法，长期作为评价的指标，但最终未形成一致意见。

五、碘

健康成年人体内含碘 15 ～ 20 mg，其中的 70% ～ 80% 在甲状腺。主要参与甲状腺素合成，通过甲状腺素表现其生理功能。

1. *碘的生理功能* 碘在人体内的功用主要是作为甲状腺激素的合成原料，因此碘的生理功能是通过甲状腺激素的作用显示。该激素的生理作用主要有以下几方面。

(1) 促进机体基础代谢，促进幼小机体生长发育：胎儿末期或出生后缺乏甲状腺激素，可发生生长发育延滞，并发生永久性中枢神经发育不全，称为呆小症。

(2) 促进脂类代谢：增强脂肪组织对肾上腺素及胰高糖素的敏感性，从而促进脂肪水解。促进胆固醇合成，又促进胆固醇转变为胆酸，后者作用强于前者，故使血浆胆固醇降低。

(3) 促进多种营养素的吸收和利用：促进维生素的吸收和利用，调节组织中水盐代谢。

(4) 促进神经系统、组织的发育、分化：在脑发育阶段，神经元的迁移及分化、神经突起的分化和发育，尤其是树突、树突棘、触突、神经微管，以及神经元联系的建立、髓鞘的形成和发育都需要甲状腺激素的参与。

如果人体缺碘，甲状腺激素合成分泌量就会减少，表现出甲状腺功能低下的症状与体征，甲状腺局部可发生代偿性组织增生，称为缺碘性甲状腺肿。

2. *碘的吸收、代谢* 人从食物、水与空气中每日摄取的碘总量为 100 ～ 300 μg，主要以碘化物的形式由消化道吸收。无机碘离子在绝大多数情况下极易被吸收，1 h 内大部分被吸收，3 h 完全吸收。有机碘在肠道内降解为碘化物被吸收，部分有机碘则可能被完整地吸收。食物中的甲状腺素 80% 可直接吸收。

大部分碘被甲状腺摄取并合成甲状腺素。在促甲状腺激素（TSH）刺激下，滤泡细胞经胞饮将滤泡中经碘化的甲状腺球蛋白吞入，并与溶酶体结合，经酶水解将三碘甲腺原氨酸（T_3）、甲状腺素、四碘甲腺原氨酸（T_4）、一碘酪氨酸（MIT）及二碘酪氨酸（DIT）自甲状腺球蛋白分子中释出。其中 T_3、T_4 扩散入血液，MIT 及 DIT 则脱碘，碘可再利用。

甲状腺素在分解代谢后，部分被重新利用，部分经肾脏和胆汁排出体外。80% ～ 85% 的碘经肾脏排出（尿碘 50 ～ 100 μg/d），10% 经粪排出（6 ～ 25 μg/d），5% 随汗或呼吸排出。乳汁中可排出一定量的碘（7 ～ 14 μg/L）。

3. *碘的供给量与食物来源* DRI 2013 推荐摄入量（RNI），1 ～ 7 岁为 90 μg/d，11 ～ 14 岁为 110 μg/d，14 岁以上为 120 μg；孕妇为 230 μg/d，乳母为 240 μg/d。18 岁以上 UL 为 600 μg/d。

碘的食物来源主要是海盐和海产品。海带、紫菜、蛤干、蚶干、干贝、淡菜、海参、海蜇等都是碘的良好来源，其中干海带 24 000 μg/100 g，干紫菜 1800 μg/100 g。沿海地区食物含碘量高，偏远山区食物含碘量则低，故这些地区缺碘性甲状腺肿的发病率也高。

目前，主要通过加碘食盐来保证充足的摄取碘，已取得很好的效果。2000 年后，食

盐加碘量标准有所调低，食盐中加碘量以碘化钾计，改为 30 ～ 70 mg/1000 g；以碘酸钾计，则为 34 ～ 100 mg/1000 g（GB2721-2003《食用盐卫生标准》第 1 号修改单、GB5461-2000《食用盐》第 2 号修改单、GB14880-1994《食品营养强化剂使用卫生标准》第 1 号修改单）。

2005 的全国碘营养监测结果为：碘盐中碘含量在用户水平为 30.8 mg/kg；儿童尿碘水平为 246 μg/L；合格碘盐食用率为 90.2%。综合考虑各种因素，卫生部课题组建议适当下调食盐碘含量。GB 2721-2015《食品安全国家标准食用盐》规定以碘计小于 5 mg/kg。GB 26878-2011《食品安全国家标准食用盐碘含量》规定强化碘的食用盐，碘含量为 20 ～ 30 mg/kg，允许波动范围在 ±30%。

4. 碘缺乏与碘过多

（1）碘缺乏：碘缺乏多由于膳食中摄入的碘不足或长期食用含致甲状腺肿因子的食物，如包菜、油菜含丰富的硫氰酸盐干扰了甲状腺摄碘功能；有些食物中含有抗甲状腺素物质：如十字花科植物（白菜、萝卜等）含有 β- 硫代葡萄糖苷等可影响碘的利用，在加热烹调时，可破坏释放这些物质前体的酶。有些药物如硫脲、磺胺及咪唑可干扰酪氨酸的碘化过程。

如果碘缺乏发生在胚胎脑发育的关键时期（怀孕 6 个月至出生后 1 年），则主要影响智力发育，并有身体发育及性发育障碍等，即为呆小症也称克汀病；如果碘缺乏发生于儿童及成人，即可发生甲状腺肿。发病有地域特点的称为地方性甲状腺肿。此病以甲状腺肿大为特征，这是因为碘摄入不足，使甲状腺激素的合成释放量不足，对垂体负反馈抑制减弱，垂体分泌促甲状腺激素过多而导致甲状腺组织增生、腺体肿大。轻度的甲状腺肿无明显临床症状，严重的可有甲减及颈部紧压感等体征症状。

防治碘缺乏的地区，应经常进食含碘量较高的食物如海产品等。内陆地区可食用加碘的食盐或食用油。关于碘缺乏病的特征性表现如表 2-27 所示。

表 2-27　碘缺乏病的特征性表现

发生时期	发生特征
胎儿期	（1）流产、死胎、先天畸形，围生期死亡率增高，婴幼儿期死亡率增高 （2）地方性克汀病神经型：智力落后、聋哑、斜视、痉挛性瘫痪，不同程度的步态和姿态异常；黏肿型：黏液性水肿、侏儒、智力落后 （3）神经运动功能发育落后 （4）胎儿甲状腺功能减退
新生儿期	甲状腺功能减退、新生儿甲状腺肿
儿童期和青春期	甲状腺肿、青春期甲状腺功能减退、亚临床型克汀病、智力发育障碍、体格发育障碍、单纯聋哑
成人期	甲状腺肿及其并发症、甲状腺功能减退、智力障碍、碘致性甲状腺功能亢进

（2）碘过多：多由于长期摄入含碘量高的饮食或医疗用碘引起。每日摄入碘＞ 0.5 mg 则有可能发生碘过多。中国某些近海地区居民食用海带，其含碘量可高出普通食盐约 1500

倍；近海地区的浅井水也含有丰富的碘。因此，近海地区居民可能发生高碘性甲状腺肿（可能是碘抑制了蛋白水解酶，使 T_3、T_4 不能释放到血，使血中甲状腺素降低、反馈引起促甲状腺素增多，导致甲状腺肿大；也可能是合成较多的甲状腺素淤积在滤泡内形成了胶质大滤泡为特点的高碘甲状腺肿）。

根据我国高碘性甲状腺肿的发病情况，当人群（儿童）尿碘达 800 μg/L，则可造成高碘性甲状腺肿流行。缺碘地区在采用食盐加碘后 1 ～ 3 年内，碘性甲状腺亢进症发病率升高而后渐降至食盐加碘前水平。碘性甲亢多见于严重缺碘地区 45 岁以上人群，尤以女性及患有结节性甲状腺肿者居多。故对这些居民补碘不宜过快、过多，补碘后其尿碘水平应低于 300 μg/L。患有甲状腺疾病者应在医生指导下使用不加碘食盐。通过尿碘测定，如确定患者甲状腺肿是由于摄碘过多，应采取针对性措施。

（3）评价指标：人体碘的营养状况的评价指标，常用的有促甲状腺素、T_4、FT_4、T_3、FT_3；尿碘、儿童甲状腺肿大率；其他如儿童生长发育指标、神经运动功能指标等。

因此，新生儿促甲状腺素筛查是评估婴幼儿碘营养状况的敏感指标。

由于肾脏是碘的主要排出途径，尿碘水平是代表前一日的摄碘量的最好指标。摄碘量越多，尿碘量也越高。儿童尿碘低于 100 μg/L，孕妇、乳母尿碘低于 150 μg/L 提示该人群碘营养不良。尿碘测定宜用 24 小时尿样本，任意尿液作为样本都是可行的，可反映该群体的碘营养水平。

儿童甲状腺肿大率大于 5%提示该人群碘营养不良。由于甲状腺肿大是以前碘缺乏所造成，在缺乏纠正之后，尿碘可达到正常水平，但甲状腺肿的消退则尚需数月甚至数年。

儿童生长发育指标如身高、体重、性发育、骨龄等的检测，可反映过去与现在的甲状腺功能是否低下；智商、神经运动功能的检测，以及地方性克汀病发病的情况，可了解胚胎期和婴幼儿期碘缺乏所造成的脑发育落后或神经损伤。

作为群体碘营养现况的评估指标，目前多推荐选用尿碘、甲状腺肿大率和促甲状腺素等指标。

六、其他矿物质

1. 磷　人体的磷的含量约为体重的 1%。成人体内含磷 400 ～ 800 g，其中 85%存在于骨骼和牙齿中，15% 分布在软组织及体液中。磷的吸收部位在小肠，其中以十二指肠及空肠部位吸收最快，回肠较差。磷在肠道的吸收率常因磷的存在形式与数量而变动。大多数食物中以有机磷酸酯和磷脂为主，它们经酶促水解形成酸性无机盐后才易被吸收。肠道酸度增加，有利于磷的吸收。

（1）生理功能：磷和钙一样都是构成骨骼和牙齿的成分，也是组织细胞中很多重要成分的原料。如核酸、磷脂及某些酶等。磷还参与许多重要的生理功能，如糖的代谢、脂肪的吸收及代谢。另外，对能量的转移和酸碱平衡的维持都有重要作用。

磷的缺乏只有在一些特殊情况下才会出现。如早产儿仅喂以母乳，因人乳含磷量较低，不能满足早产儿骨磷沉积的需要，因此可发生磷缺乏，出现佝偻病样骨骼异常。

（2）食物来源与膳食参考摄入量：磷在食物中分布很广。瘦肉、蛋、鱼、干酪、动物的肝和肾中磷的含量都很高。海带、芝麻酱、花生、干豆类等中含量也很高。但谷粮中

的磷多为植酸磷，吸收和利用率较低。由于磷的食物来源广泛，一般膳食中不易缺乏。DRIs 2013 推荐 18 岁以上的 RNI 为 720 mg/d，UL 为 3500 mg/d。

2. 钾　钾为人体的重要阳离子之一。正常成人体内钾总量约为 50 mmol/kg，成年男性略高于女性。体内钾主要存在细胞内，约占总量的 98%，其他存在于细胞外。体内钾有 70%在肌肉，10% 在皮肤，红细胞占 6%～ 7%、骨内占 6%、脑内占 4.5%、肝占 4.0%，正常人血浆中钾的浓度为 3.5 ～ 5.3 mmol/L，约为细胞内钾浓度的 1/25。各种体液内都含有钾。

（1）生理功能：①维持糖、蛋白质的正常代谢。②维持细胞内正常渗透压。③维持神经肌肉的应激性和正常功能。④维持心肌正常功能。⑤维持细胞内外正常的酸碱平衡。⑥降低血压。

（2）食物来源与膳食参考摄入量：据研究，要维持正常体内钾的储备、血浆及间质中钾离子的正常浓度，每日至少摄入 1600 mg，豆类中 600 ～ 800 mg，蔬菜和水果中 200 ～ 500 mg，肉类中含量为 150 ～ 300 mg，鱼类中 200 ～ 300 mg。每 100 g 食物含量高于 800 mg 以上的食物有紫菜、黄豆、冬菇等。

DRIs 2013 推荐 18 岁以上各组 AI 为 2000 mg/d，暂无 UL。

3. 钠　钠是人体不可缺少的常量元素，一般情况下，成人体内钠的含量为 3200（女）～ 4170（男）mmol（分别相当于 77 ～ 100 g），约占体重的 0.15%。体内钠主要在细胞外液，占总体钠的 44%～ 50%，骨骼中含量高达 40%～ 47%，细胞内液含量较低，仅占 9%～ 10%。

（1）生理功能：①调节体内水分与渗透压：钠主要存在于细胞外液，是细胞外液中的主要阳离子，约占阳离子总量的90%，与对应的阴离子构成的渗透压，维持体内水量的恒定。当细胞内钠含量增高时，水进入细胞，使水量增加，造成细胞肿胀，引起组织水肿；反之，人体钠失去过多时，致钠量降低，水量减少，水平衡改变。②维持酸碱平衡：钠在肾小管重吸收时与 H^+ 交换，清除体内酸性代谢产物（如 CO_2），保持体液的酸碱平衡。③钠钾离子的主动运转，使钠离子主动从细胞内排出，以维持细胞内外液渗透压平衡。④维持血压正常：人群调查与干预研究证实，膳食钠摄入与血压有关，血压随着年龄增高，这种增高中有 20%可能归因于膳食中食盐的摄入。⑤增强神经肌肉兴奋性：钠、钾、钙、镁等离子的浓度平衡时，对于维护神经肌肉的应激性都是必需的，满足需要的钠可增强神经肌肉的兴奋性。

（2）食物来源与膳食参考摄入量：钠普遍存在于各种食物中，一般动物性食物钠的含量高于植物性食物，人体钠的主要来源是食盐，以及加工、制备食物过程中加入的钠或含钠的复合物。人体内钠在一般情况下，不易缺乏，每日摄入的钠只有小部分是身体所需的。进入体内的钠，大部分通过肾脏随尿排出。钠还随汗液排出，不同个体汗液中钠的浓度变化较大，平均含钠盐 2.5 g/L，最高可达 3.7 g/L，中等强度劳动 4 小时，可使人体流失钠盐 7 ～ 12 g。正常情况下，钠摄入过多并不蓄积，但在某些情况下，如误将食盐当作食糖加入婴儿奶粉中喂哺，则可引起中毒甚至死亡。

DRIs 2013 推荐 18 岁以上 AI 为 1500 mg/d，暂无 UL。

4. 氯　氯是人体所必需常量元素之一。氯在成人体内的总量为 82 ～ 100 g，占体重的

0.15%，广泛分布于全身，主要以氯离子与钠、钾化合存在。其中氯化钾主要在细胞内液，而氯化钠主要在细胞外液中。脑脊液与肠胃分泌液中氯浓度较高。肌肉、神经组织和骨骼中氯含量很低。除红细胞、胃黏膜细胞有较高的氯含量外，在大多数细胞内氯的含量都很低。

（1）生理功能：①维持细胞外液的容量与渗透压：氯离子与钾离子是细胞外液中维持渗透压的主要离子，两者约占总离子数的 80%，调节与控制细胞外液的容量与渗透压。②维持体液酸碱平衡：氯是细胞外液中的主要阴离子。③参与血液 CO_2 的运输。此外，氯离子还参与胃液中胃酸形成，胃酸促进维生素 B_{12} 和铁的吸收；激活唾液淀粉酶分解淀粉，促进食物消化；刺激肝脏功能，促使肝中代谢废物排出；氯还有稳定神经细胞膜电位的作用等。

（2）食物来源与膳食参考摄入量：膳食中氯几乎完全来源于氯化钠，仅少量来自氯化钾。因此，食盐及其加工食品酱油、腌制或烟熏食品、酱咸菜及咸味食品等都富含氯化物。在一般情况下，膳食中氯总比钠多，但氯化物从食物中的摄入和从身体内的流失大多于钠平行，因此除婴儿外所有年龄的氯需要量基本上与钠相同。

DRIs 2013 推荐 18 岁以上 AI 为 2300 mg/d，暂无 UL。

5. *硒* 硒是人体必需的微量元素，这一认识是 20 世纪后半叶营养学上最重要的发现之一。20 世纪 70 年代发现硒是谷胱甘肽过氧化物酶（glutathione peroxidase，GPX）的必需组分，揭示了硒的第一个生物活性形式。继而纯化鉴定出人的红细胞 GPX。1979 年我国发表克山病防治研究成果，即发现克山病地区人群均处于低硒状态，补硒能有效地预防克山病，揭示了硒缺乏是克山病发病的基本因素，也证明了硒是人体的必需微量元素。我国科学家在 20 世纪 80—90 年代对硒的安全摄入量范围进行了深入细致的调查研究，提出了迄今最适宜的人体硒推荐摄入量数据，已为国际营养学界广泛采用。

成人体内硒的总量在 3 ～ 20 mg，广泛分布于人体各组织器官和体液中，肾中硒的浓度最高，肝脏次之，血液中相对低些，脂肪组织含量最低。

（1）生理功能：①构成含硒蛋白和硒酶。②抗氧化作用。③对甲状腺激素的调节作用。④维持正常的免疫功能。⑤抗肿瘤作用：补硒可使肝癌、肺癌、前列腺癌和结直肠癌的发生率和死亡率明显降低，且原先硒水平越低的个体，补硒效果越好。⑥抗艾滋病作用：补硒以减缓艾滋病进程和死亡的机制大致有 3 方面，即抗氧化作用，特别是抗氧化系统中的 GPX、GR 等抗氧化酶的作用；控制 HIV 病毒出现和演变；以及调节细胞和体液免疫而增加抵抗感染能力等。⑦维持正常生育功能。许多动物实验表明，硒缺乏可导致动物不育、不孕。

硒缺乏已被证实是发生克山病的重要原因。克山病在我国最初发生于黑龙江省克山地区，临床上主要症状为心脏扩大、心功能失代偿、心力衰竭。克山病的病因虽然未能完全解释清楚，但人体缺硒状态是克山病发病的主要和基本因素。此外，缺硒与大骨节病也有关，补硒可以缓解一些症状。

但是，硒摄入过多也可致中毒。中毒体征主要是头发脱落和指甲变形，严重者可致死亡。

（2）食物来源与膳食参考摄入量：动物食品中硒含量普遍高于植物食品，动物食品中

又以动物脏器含量最高，如猪、牛、羊的肝、肾、心等，其次为海产品，如蟹、虾、鱼等；蛋、乳制品等食品中硒含量也较高，一般蛋黄高于蛋清。

DRIs 2013 推荐 18 岁以上 RNI 为 60 μg/d，UL 为 400 μg/d。

6. 铜　铜是人体的必需微量元素，正常成人体内含铜总量为 50 ～ 120 mg，广泛分布于各种组织中。

（1）生理功能：铜在机体内的生理作用主要是催化作用，许多含铜金属酶作为氧化酶，参与体内氧化还原过程，维持正常造血、促进结缔组织形成、维护中枢神经系统的健康，以及促进正常黑色素形成和维护毛发正常结构、保护机体细胞免受超氧阴离子的损伤等重要作用。

铜对脂质和糖代谢有一定影响，缺铜可使动物血中胆固醇水平升高，但铜过量又能引起脂质代谢紊乱。铜对血糖的调节也有重要作用，缺铜后葡萄糖耐量降低。对某些用常规疗法无效的糖尿病患者，给以小剂量铜离子治疗，常可使病情改善，血糖降低。

铜对于大多数哺乳动物是相对无毒的。人体急性铜中毒主要是误食铜盐或食用于铜容器或铜管接触的食物或饮料。会出现口腔有金属味、上腹疼痛、恶心呕吐等，严重者甚至发生肝、肾衰竭，休克，昏迷以致死亡。

（2）食物来源与膳食参考摄入量：铜广泛存在于各种食物中。牡蛎、贝类等海产品及坚果类是铜的良好来源，其次是动物肝、肾组织，谷类胚芽部分，豆类等。

DRIs 2013 推荐 18 岁以上 RNI 为 0.8 mg/d，UL 为 8 mg/d。

7. 铬　铬正常人体内铬含量为 6 ～ 7 mg，主要存在于骨、皮肤、脂肪组织等。除肺以外，各组织和器官中的铬浓度均随着年龄而下降，因此老年人常有缺铬现象。

（1）生理功能：铬在体内具有加强胰岛素的作用，预防动脉粥样硬化，促进蛋白质代谢和生长发育等功能。铬缺乏的原因主要是摄入不足或消耗过多，其危害有致生长缓慢、葡萄糖耐量损害、高葡萄糖血症等。

（2）食物来源与膳食参考摄入量：铬的良好食物来源为肉类及整粒粮食、豆类。乳类、水果、蔬菜中含铬较低。高糖膳食会增加铬的丢失，明显提高铬的排出量。维生素 C 能促进铬的吸收。

DRIs 2013 推荐 18 岁以上 AI 为 30 μg/d，暂无 UL。

8. 氟　氟正常人体内含氟总量为 2 ～ 3 g，约有 96%积存于骨骼和牙齿中，少量存在于内脏、软组织和体液中。

（1）生理功能：氟在骨骼和牙齿的形成中具有重要作用。骨盐中的氟多时，骨质坚硬，而且适量的氟有利于钙和磷的利用及在骨骼中沉积，可加速骨骼成长，促进生长，并维护骨骼的健康。

氟是牙齿的重要成分，氟被牙釉质中的羟磷灰石吸附后，在牙齿表面形成一层抗酸性腐蚀的、坚硬的氟磷灰石保护层，有防止龋齿的作用。缺氟时，由于釉质中不能形成氟磷灰石而得不到保护，牙釉质易被微生物、有机酸和酶侵蚀而发生龋齿。

氟缺乏时容易发生牙齿疾病。此外，钙、磷的利用也会受到影响，而可导致骨质疏松。摄入过量的氟可引起急性或慢性氟中毒。长期摄入低剂量的氟（1 ～ 2 mg/L 饮水）所引起的不良反应为氟斑牙，而长期摄入高剂量的氟则可引起氟骨症。

（2）食物来源与膳食参考摄入量：一般情况下，动物性食品中氟高于植物性食品，海洋动物氟高于淡水及陆地动物，鱼和茶叶氟含量很高。氟的需要量大体为每天 1 ～ 2 mg。人体每日摄入的氟大约 65%来自饮水，30%来自食物。

DRIs 2013 推荐 18 岁以上 AI 为 1.5 mg/d，UL 为 3.5 mg/d。

9. 钴　钴可经消化道和呼吸道进入人体，一般成人体内含钴为 1.1 ～ 1.5 mg。

（1）生理功能：钴是维生素 B_{12} 的组成部分，反刍动物可以在肠道内将摄入的钴合成为维生素 B_{12}，而人类与单胃动物不能将钴在体内合成维生素 B_{12}。动物实验结果显示，甲状腺素的合成可能需要钴，钴能拮抗碘缺乏产生的影响。

（2）食物来源与膳食参考摄入量：食物中钴含量较高者有甜菜、卷心菜、洋葱、萝卜、菠菜、西红柿、无花果、荞麦和谷类，蘑菇中钴含量可达到 61 μg/100 g。目前尚无钴缺乏症的病例，从膳食中每天可能摄入钴 5 ～ 20 μg。

DRIs 2000 推荐成年人 AI 为 60 μg/d，UL 为 350 μg/d，DRIs 2013 未做修订。

第六节　维生素

维生素（vitamin）是维持人和动物机体健康所必需的一类营养素，为低分子有机化合物，它们不能在体内合成，或者合成的量不足以满足机体的需要，必须由食物供给。

维生素的共同特点：①以其本体或前体形式存在于天然食物中。②多数维生素不能在体内合成，除脂溶性维生素外，也不能在组织中大量储存，需由食物提供；即使有些维生素（如维生素 K、维生素 B_6）可由肠道微生物合成一部分，但也不能满足机体的需要。③不是构成组织的原料，也不提供能量。④每日需要量较少（仅以 mg 或 μg 计），但在调节物质代谢中起着重要作用。⑤常以辅酶或辅基的形式参与酶的功能。⑥一些维生素具有几种结构相近，但生物活性相同的化合物，如维生素 A_1、维生素 A_2、维生素 D_2、维生素 D_3、维生素 B_6（吡多醇、吡多醛、吡多胺）等。

维生素的命名有多种方式。按发现顺序以字母命名：如维生素 A、维生素 B、维生素 C、维生素 D 等；按化学结构：如视黄醇、硫胺素、核黄素、尼克酸等；按功能：如抗干眼病维生素、抗脚气病维生素等。各种维生素的名称如表 2-28 所示。

表 2-28　各种维生素的名称

脂溶性维生素	水溶性维生素
• 维生素 A：视黄醇 / 抗干眼病维生素 • 维生素 D：钙化醇 / 抗佝偻病维生素（D_2：麦角骨化醇；D_3：胆钙化醇） • 维生素 E：生育酚 • 维生素 K：凝血维生素 / 抗出血维生素 / 叶绿醌	• B 族维生素： 维生素 B_1：硫胺素 / 抗脚气病因子 / 抗神经炎因子 维生素 B_2：核黄素 维生素 B_3：烟酸 / 维生素 PP/ 尼克酸 / 抗癞皮病因子 维生素 B_5：泛酸 维生素 B_6：吡哆醇、吡哆醛、吡哆胺 维生素 B_{12}：氰钴胺素 / 抗恶性贫血病维生素 叶酸：蝶酰谷氨酸 / 维生素 M 生物素：维生素 H/ 辅酶 R • 维生素 C：抗坏血酸 / 抗坏血病维生素

按照溶解性分为水溶性维生素（包括B族维生素和维生素C）和脂溶性维生素（包括维生素A、维生素D、维生素E、维生素K）。

人体维生素不足或缺乏是一个渐进过程，当膳食中长期缺乏某种维生素，最初表现为组织中维生素的储备量下降，继则出现生化缺陷和生理功能异常，进而引起组织学上（即结构上）的缺陷，最后出现各种临床症状。

维生素缺乏的原因有原发性和继发性2种。膳食中含量不足属于原发性的；由于机体对维生素的吸收和储备发生障碍，或者在体内破坏加速及病理上的对维生素的需要量升高而导致的维生素缺乏，属于继发性的。长期轻度缺乏称为边缘缺乏（marginal deficiency）维生素，并不一定出现临床症状，但可使劳动（包括脑力劳动）效率下降，引起不适的主观感觉及对疾病的抵抗力下降等。所以，我们不仅要预防缺乏症的发生，而且要时刻关注临界缺乏状态，使机体处于健康水平。

以下原因均可导致维生素缺乏：①维生素摄取量不足，膳食调配不合理、偏食。②吸收不良，消化系统疾病。③需要量增加，儿童、妊娠、哺乳、重体力、特殊工作、长期高热慢性消耗性患者。④食物储存和烹调方法不当，弃掉烹调用水，水溶性维生素损失；煮粥、炖肉加碱，维生素B_1破坏；维生素C在储存烹调时易被破坏。⑤肠道菌抑制，消化道细菌受到抑制，合成维生素的量减少（维生素K、维生素B_6、尼克酸）。

本节主要介绍维生素A、维生素D、维生素E、维生素B_1、维生素B_2、烟酸、维生素B_6、叶酸、维生素C的理化特点、生理功能、食物来源、参考摄入量、缺乏与过量的危害、营养状况评价。

一、维生素A

维生素A的化学名为视黄醇（retinol）。维生素A末端的$-CH_2OH$在体内氧化后成为-CHO，称为视黄醛（retinal），进一步氧化成-COOH，即视黄酸（retinoic acid）。视黄酸是维生素A在体内吸收代谢后最具有生物活性的产物，维生素A的许多生理功能实际上是通过视黄酸的形式发生作用的。

天然存在的维生素A有2种类型：维生素A_1（视黄醇）与维生素A_2（3-脱氢视黄醇）。前者主要存在于海产鱼肝脏中，后者主要存在于淡水鱼中，但其生物活性仅为前者的40%。黄、红、深绿色植物中含有的部分类胡萝卜素（carotenoids）具有与维生素A相似的化学结构，能在体内转化为维生素A。已知至少有10种以上胡萝卜素类异构体可转化为维生素A，故又称为维生素A原（pro-vitamin A），其中主要有α-胡萝卜素、β-胡萝卜素、γ-胡萝卜素和隐黄素4种，以β-胡萝卜素的活性最高，大约为维生素A的六分之一，其他胡萝卜素的吸收率更低。其他的类胡萝卜素如玉米黄质、辣椒红素、叶黄素、番茄红素等不能分解形成维生素A，只是作为类胡萝卜素发挥其特殊的生理功能。

1. 理化特点　维生素A和胡萝卜素均耐热、酸、碱，一般烹调加工不易破坏；但易被氧化和被紫外线破坏，脂肪酸败也可破坏；食物中含有磷脂、维生素E、维生素C和其他抗氧化物质时，维生素A和胡萝卜素均较稳定。

2. 维生素A的生化代谢　维生素A和胡萝卜素被人体摄入后，即在小肠中与胆汁和脂肪消化的产物一起被乳化，由肠黏膜吸收。因此，小肠中有足够的胆汁和脂肪量是其吸收良好的重要条件。

维生素 A 为主动吸收，需要能量，速率比胡萝卜素要快 7 ～ 30 倍，摄取维生素 A 后 3 ～ 5 小时，吸收达到高峰。维生素 A 渗入乳糜微粒由淋巴细胞输送到肝，由肝实质细胞摄取。一部分维生素 A 由实质细胞转入脂肪细胞（lipocyte）储存，这种细胞中有许多脂肪滴。如维生素 A 摄取量大，这些脂肪滴大而多；维生素 A 摄入速度很快，可与脂蛋白的结合达到饱和，也可以酯的形式进入血浆中。高蛋白膳食可以增加维生素 A 的利用，肾脏内也能储存维生素 A，但其量仅为肝的 1%。影响肝脏储存的因素很多，主要包括摄入量、机体的储存效率及被储存的维生素 A 释放的效率。此外，它也受膳食构成与内分泌的影响。类胡萝卜素与维生素 A 的吸收过程如图 2-1 所示。

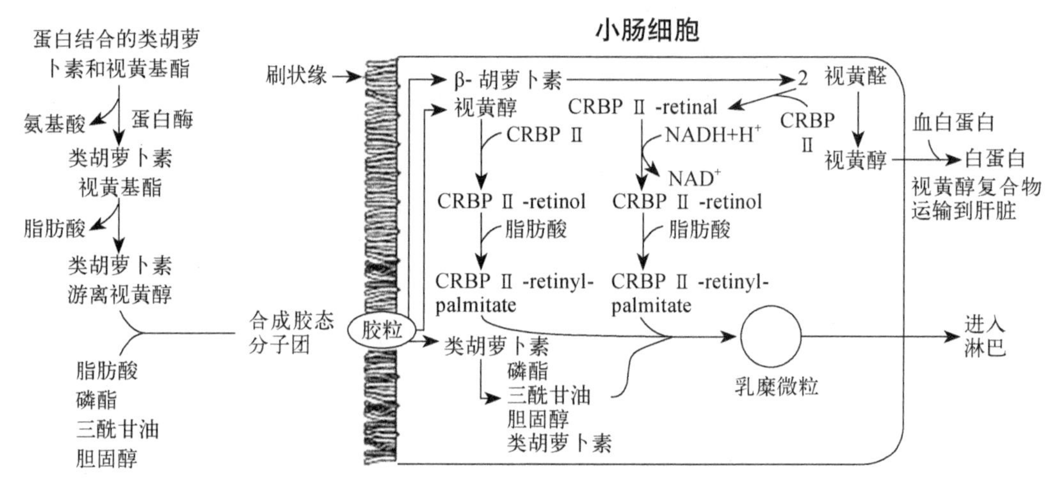

图 2-1 类胡萝卜素和维生素 A 在小肠的吸收过程

注：CRBP Ⅱ . 细胞视黄醇结合蛋白Ⅱ；CRBP Ⅱ -retinyl-palmitate. 细胞视黄醇结合蛋白Ⅱ - 棕榈酸视黄酯；CRBP Ⅱ -retinol. 细胞视黄醇结合蛋白Ⅱ - 视黄醇复合物。

当靶组织需要维生素 A 时，维生素 A 从肝中释放出来，运输至靶组织。这个过程首先是将肝内储存的维生素 A 酯经酯酶水解为醇式，即与视黄醇结合蛋白（retinol binding protein，RBP）结合，再与前白蛋白（prealbumin，PA）结合，形成维生素 A-RBP-PA 复合体后离开肝脏，经血流入靶组织。靶组织的细胞膜上有 RBP 的特殊受体，可与 RBP 结合，并将维生素 A 释放出来，维生素 A 即进入细胞内。游离的 RBP 由肾皮质细胞的溶酶体分解为氨基酸（图 2-2）。

维生素 A 的分解代谢，可能先由视黄醇氧化转变为维生素 A 酸，再进一步环氧化或羟基化。

肝内储存的及摄入的维生素 A 都可补充到需要维生素 A 的靶组织中去。因此，肝内维生素 A 储存量能影响维生素 A 的代谢率，储存量高，代谢率就高；摄入量高，代谢率也高。

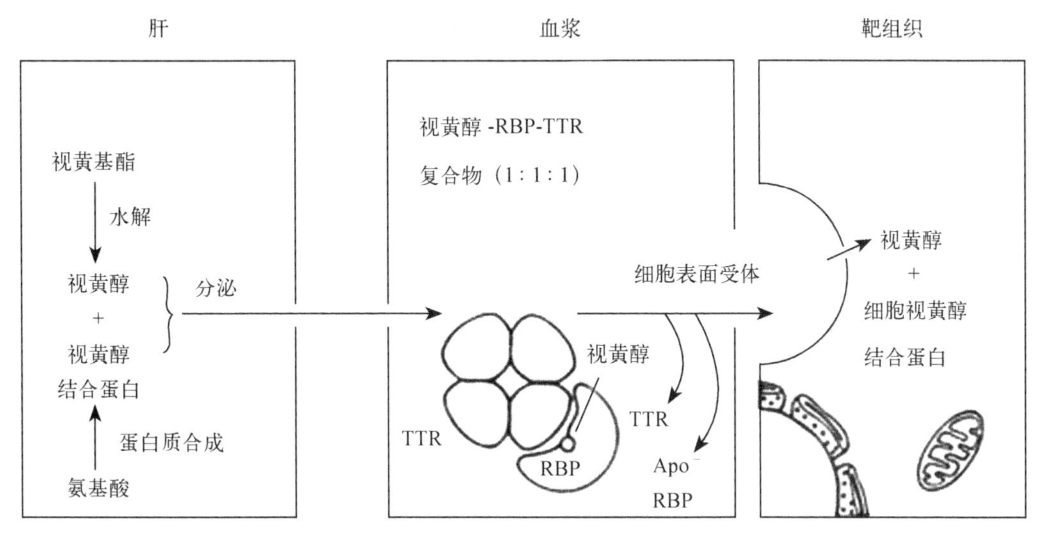

图 2-2　维生素 A 在肝脏的代谢、血浆的转运和靶组织的摄取

注：RBP 正常人的合成率约为每天 5 mg/kg，在肝脏中合成并释放入血液后，通过与视黄醇（ROH）、甲状腺素运载蛋白（TTR）及细胞表面受体相互作用，在维生素 A 的储存、代谢、转运到周围靶器官中发挥重要功能。体内 90% RBP 与 ROH 结合，形成 ROH/RBP 复合物，即 holo-RBP。holo-RBP 释放入血后，与前白蛋白以 1 ∶ 1 的比例形成三位复合物，此复合物可降低 RBP 在肾内分解和肾小球滤出。RBP 的分子与 TTR 以 1 ∶ 1 的比例结合，增加 holo-RBP 稳定性，并防止这个相对分子质量小的 holo-RBP 通过肾小球滤过。血液中 RBP 主要是 holo-RBP，当肾小球滤过功能和肾血流量降低时，各种形式的 RBP 蓄积，血 RBP 浓度升高。当 holo-RBP 与靶细胞结合后，与前白蛋白结合的亲和性降低而解离，成为游离 RBP（Apo-RBP）。Apo-RBP 相对分子质量小，可通过肾小球滤过膜自由滤出，滤出 RBP 在肾小管几乎被全部重吸收降解，尿中 RBP 的排出量取决于肾小管的重吸收功能。尿中 RBP 主要为 Apo-RBP，但亦有少量 holo-RBP。（摘自：戴翔，于波，蔡伦 . 视黄醇结合蛋白检测在观察高血压及糖尿病早期肾脏改变中的应用 . 检验医学，2006，21（3）：304-305.）

3. 维生素 A 的主要生理功能　维生素 A 具有维持正常生长、生殖、视觉及抗感染的功能。

（1）维生素 A 与正常视觉有密切关系：眼的光感受器的视网膜的杆状细胞和锥状细胞。在这 2 种细胞中都存在着对光敏感的色素，这些色素的形成和生理功能均有赖于适量的维生素 A。如杆状细胞中的视紫红质（rhodopsin）就是一种由称为视蛋白（opsin）的糖蛋白与红色 11- 顺式视黄醛所组成的复合蛋白质。这种在视网膜内对光敏感的色素如果合成不足，则可产生夜盲症以至最终全盲。另一方面，由于维生素 A 的缺乏还可引起角膜不透明。在人类中，夜盲（即在暗处不能看到物体）是维生素 A 缺乏的早期症状之一。经光照漂白后，11- 顺式视黄醛转变为全反式视黄醛并与视蛋白分离。此过程产生电能刺激视神经形成视觉（视觉的形成过程见图 2-3）。全反式视黄醛经还原为全反式视黄醇，再经过酶的作用重新转化为 11- 顺式视黄醛，在暗光下 11- 顺式视黄醛与视蛋白结合，再次形成视紫红质，因而维持着视觉功能。在此过程中，有部分视黄醛变成视黄醇被排泄，所以必须不断地补充维生素 A，才能维持视紫红质的合成和整个暗光视觉过程。轻度缺乏可能只表现为暗适应时间延长，严重时可致夜盲。

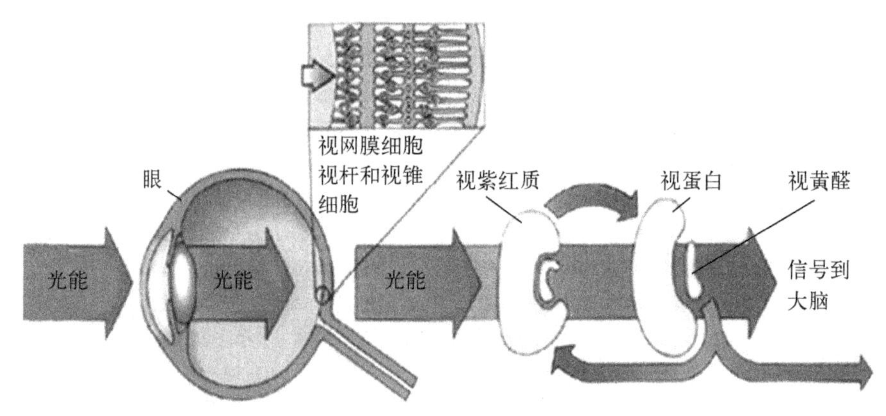

图 2-3 视觉的形成

人进入暗处，因对光敏感的视紫红质消失，故不能见物，但若有充足的全反式视黄醛，则可被存在于色素上皮细胞中的视黄醇异构酶（retinol isomerase）异构化为 11- 顺式视黄醛，并再与视蛋白结合使视紫红质再生，恢复对光的敏感性，从而能在一定照度的暗处见物。暗适应的快慢决定于进入暗处前照射波的波长、强度和照射的时间，同时也决定于机体内维生素 A 的充足程度。故检查人群的暗适应时间，可大致了解维生素 A 的营养状况。

（2）维生素 A 与上皮细胞的正常形成有关：维生素 A 可能影响黏膜细胞中糖蛋白的生物合成，从而影响黏膜的正常结构。机体的上皮组织广泛分布在各处，其中包括表皮、呼吸、消化、泌尿系统及腺体等组织。在维生素 A 缺乏时，可以引起上皮组织的改变，如腺体分泌减少、上皮干燥、角化及增生，最终导致相应组织器官功能障碍。最早受影响的是眼睛的结膜和角膜，表现为结膜或角膜干燥、软化甚至穿孔，以及泪腺分泌减少。皮肤改变则为毛囊角化，皮脂腺、汗腺萎缩。消化道表现为舌味蕾上皮角化，肠道黏膜分泌减少，食欲缺乏等。呼吸道表现为黏膜上皮萎缩、干燥，纤毛减少，抗病能力减退。消化道和呼吸道感染性疾病的危险性提高，且感染常迁延不愈。泌尿和生殖系统的上皮细胞也同样改变，影响其功能。

（3）促进生长发育和骨骼的健康：维生素 A 参与细胞的 RNA、DNA 的合成，对细胞的分化、组织更新有一定影响。参与软骨内成骨，缺乏时长骨形成和牙齿发育均受影响。维生素 A 可以促进动物生长及骨骼发育，其机制可能是促进蛋白质的生物合成及骨细胞的分化。维生素 A 缺乏对骨生长影响的主要表现是骨骼中的骨质向外增生，而不是正常地生长，从而干扰邻近器官尤其是神经组织。正常骨的生长需要成骨细胞和破骨细胞之间的平衡，当维生素 A 缺乏时这种平衡被破坏，或由于成骨活动增强而使骨质过度增生，或使已形成的骨质不吸收。

（4）维生素 A 缺乏也可影响动物的生殖功能：机制可能是维生素 A 缺乏引起多种酶活性下降，其中有些是合成类固醇所必需的。另外，也有学者认为维生素 A 与生殖的关系是与其对生殖器官上皮组织的影响有关：缺乏时可以影响雄性动物的精索上皮产生精母细胞和雌性动物的胎盘上皮以至于影响胎儿的形成。维生素 A 缺乏时还会导致男性睾丸萎缩，精子数量减少、活力下降，也可影响胎盘发育。

另外，维生素 A 原胡萝卜素的特殊作用：①作为抗氧化物能使氧自由基失去活性。

②提高抗氧化酶的活性。③保护巨噬细胞，增强巨噬细胞杀伤肿瘤细胞的能力。④抑制脂质过氧化。

4. 维生素 A 的食物来源与参考摄入量　各种动物性食品是维生素 A 最好的来源，动物肝脏中维生素 A 最为丰富，鱼肝油、鱼卵、奶、禽蛋等也是维生素 A 的良好来源。维生素 A 原的良好来源是深色或红黄色的蔬菜和水果。膳食中维生素 A 和维生素 A 原的比例最好为 1 ∶ 2。

维生素 A 在动物性食物中含量丰富（按每 100 g 计算），如动物内脏（猪肝 4972 μg，鸡肝 10 414 μg），蛋类（鸡蛋 310 μg），乳类（牛奶 24 μg）。胡萝卜素在深色蔬菜中含量（按每 100 g 计算）较高，如西兰花（7210 μg），胡萝卜（4010 μg），菠菜（2920 μg），苋菜（2110 μg），生菜（1790 μg），油菜（620 μg），荷兰豆（480 μg）等，水果中以芒果（8050 μg），橘子（1660 μg），枇杷（700 μg）等含量比较丰富。维生素 A 补充剂是另一个重要的来源。

维生素 A 过去以国际单位（IU）表示，现在以视黄醇活性当量（RAE）表示，但不少商品仍以 IU 标示。

1 μg 视黄醇＝ 0.0035 μmol 视黄醇 =1 μg RAE

1 μg β- 胡萝卜素＝ 0.167 μg RAE

1 μg 其他维生素 A 原＝ 0.084μg RAE

1 IU 维生素 A=0.33 μg 视黄醇＝ 0.344 μg 醋酸维生素 A 酯＝ 0.55 μg 棕榈酸维生素 A 酯

DRIs 2013 推荐 18 岁以上维生素 A 的 RNI 为男性 800 μg RAE/d，女性 700 μg RAE/d。由于维生素 A 过量和缺乏对妊娠都有严重的不良影响，故建议妊娠早期 RNI 为 700 μg RAE/d，妊娠中、晚期为 770 μg RAE/d，乳母为 1300 μg RAE/d。18 岁以上成人维生素 A 的 UL 均为 3000 μg RAE/d。

5. 维生素 A 的营养状况评价　个体维生素 A 的营养状况可分为 5 个等级：缺乏、边缘缺乏、充足、过量、中毒。除了缺乏和中毒以外，其余 3 种均无临床症状。在临界状态，机体不显示缺乏体征，但可能有一些下降的生理反应，如免疫反应。膳食中维生素 A 长期缺乏或不足，临床上首先出现暗适应能力降低及夜盲症。然后出现一系列上皮组织异常的症状，如皮肤干燥、形成鳞片、皮肤出现棘状丘疹、异常粗糙等，总称为毛囊角化过度症。这些症状多出现在上下肢的伸肌表面、肩部、背部、下腹部及臀部的皮肤。上皮细胞的角化不仅出现在皮肤，还发生在呼吸道、消化道、泌尿生殖器官的黏膜，以及眼的角膜和结膜上。其中最显著的是眼部，因角膜和结膜上皮组织的退变，泪液分泌减少而引起干眼症。此病进一步发展，则可成为角膜软化及角膜溃疡，还可出现角膜皱褶和毕脱斑。

常用的评价维生素 A 营养状况的指标如下。

（1）血清维生素 A 含量测定：成人血清维生素 A 参考值含量为 30 ～ 90 μg/100 mL。若＜ 12 μg/100 mL，即可出现缺乏维生素 A 的临床症状。但有时膳食中长期缺乏维生素 A，其营养水平已极差，虽肝脏中维生素 A 储存量已大为下降，但血清维生素 A 含量仍可维持正常 1 年以上。肝脏储存维生素 A 能力的个体差异很大，反映在血清维生素 A 的水平，以及缺乏后该水平的持续时间可有很大的不同。血清维生素 A 含量极低，可以确定为维生素 A 营养不良，但血清维生素 A 含量在参考值范围，并不能肯定维生素 A 营养状况一定良好。在高度怀疑时可使用相对剂量反应试验进一步确定。

（2）相对剂量反应试验（relative dose response test，RDR）和改进的相对剂量反应试验（modified relative dose response test，MRDR）：RDR，先口服 450 ～ 1000 g 维生素 A，测定口服前和口服后的血清维生素 A 的含量（A_0、A_1），RDR=（A_1 － A_0）/A_0；大于 20% 提示亚临床缺乏。MRDR：让受试者按 0.35 μmol/kg 或 100 μg/kg 口服 3，4- 二脱氢醋酸视黄酯油剂，服用后 5 小时采血一次，脱氢视黄醇与血清视黄醇的克分子比例大于 0.06 指示维生素 A 缺乏，小于 0.03 指示维生素 A 充足。血清维生素 A、RDR 评价维生素 A 营养状况的标准如表 2-29 所示。

表 2-29 维生素 A 营养状况判断标准

指标	缺乏	边缘	可接受	较好
血清维生素 A（μg/dL）	＜ 10	10 ～ 20	＞ 20	＞ 30
RDR（%）	＞ 50	50 ～ 20	＜ 20	

（3）视觉暗适应功能测定：现场调查时可采用暗适应计现场测定；事先让 10 名健康人 10 000 IU/d × 7 d，测 95% 的上限值作为正常。维生素 A 缺乏者暗适应功能降低，但要排除眼部疾病，如视神经萎缩、色素性视网膜炎、近视性视网膜脉络膜病变、血糖过低和睡眠不足等。

（4）血浆中视黄醇结合蛋白测定：血浆视黄醇结合蛋白（RBP）水平能比较敏感地反映体内维生素 A 的营养状态，正常值为 23.1 mg/L，低于此值有缺乏可能。

（5）眼结膜印迹细胞学法（conjunctival impression cytology，CIC）：维生素 A 缺乏期间眼结膜杯状细胞消失、上皮细胞变大且角化，用醋酸纤维薄膜贴于受检者的球结膜上取样，然后染色、镜检。

（6）眼部症状检查：WHO 将维生素 A 缺乏的眼部症状予以分类：其中角膜干燥、溃疡、角化定为诊断维生素 A 缺乏的有用体征，毕脱斑用于少儿诊断。

6. 维生素 A 的缺乏和过量

（1）维生素 A 缺乏：临床表现：暗适应降低、夜盲、皮肤基底细胞增生、过度角化、毛囊丘疹、腺体萎缩、皮肤干燥、干眼症、毕脱斑、骨骼发育受阻、免疫力下降、生殖功能下降、继发感染、贫血等。

1）临床型维生素 A 缺乏的诊断：与一般个人史、膳食及喂养史、既往病史、临床表现（皮肤与眼部症状为主）、辅助检查相结合，综合判断。血清维生素 A ＜ 0.35 ～ 0.70 μmol/L（10 ～ 20 μg/dL）。亚临床型维生素 A 缺乏病的诊断：夜盲（暗视力下降）；血清视黄醇＜ 0.7 ～ 1.05 μmol/L；RDR；眼结膜印记细胞法；暗适应法。

2）治疗：眼部护理，补充维生素 A（补充剂不要超过 RNI 的 1.5 倍，否则可能引起中毒）。

3）预防：投药预防、健康教育、食品强化。

（2）维生素 A 过量：①维生素 A 吸收后可在体内，特别是在肝脏内大量储存。一次摄入大剂量（成人超过 100 倍 RNI、儿童超过 20 倍 RNI）维生素 A 可引起急性中毒，表

现为恶心、呕吐、头痛、视物模糊等。引起皮肤、骨骼、脑、肝等多种脏器组织病变。脑受损可使颅压增高。骨组织变性引起骨质吸收、变形、骨膜下新骨形成，血钙和尿钙都上升。肝组织受损则引起肝大、肝功能改变。大剂量维生素 A 摄入可引起急性、慢性和致畸毒性。②大量摄入类胡萝卜素可出现高胡萝卜素血症，易出现类似黄疸的皮肤，但停止使用类胡萝卜素，症状会逐渐消失，未发现其他毒性。胡萝卜素血症可在 2 ～ 6 周内逐渐消退，一般没有生命危险，不需特殊治疗。

二、维生素 D

维生素 D 是具有钙化醇生物活性的一类物质，其中维生素 D_2、维生素 D_3 最常见。维生素 D_2 是由酵母菌或麦角中的麦角固醇经日光或紫外光照射后的产物，并且能被人体吸收。维生素 D_3 是由储存于皮下的胆固醇的衍生物（7- 脱氢胆固醇）在紫外光照射下转变而成的。

1. 维生素 D 的理化性质与吸收、代谢　维生素 D 溶于脂肪与脂溶剂，不溶于水，化学性质比较稳定，中性和碱性溶液中耐热，不易被氧化；但在酸性环境下会逐渐破坏。一般烹调加工不易破坏，但是脂肪酸败可引起维生素 D 破坏，过量辐射线照射可形成具有毒性的化合物。

人体可从 2 个途径获得维生素 D_3，即经口摄取和经皮肤内转化形成。吸收后需在肝、肾中分别进行一次羟化才能形成具有活性的维生素 D_2 或维生素 D_3。25-（OH）D_3 和 1，25-（OH）$_2D_3$ 是其在体内的代谢物，其中 25-（OH）D_3 是血液中的运输形式，1，25-(OH)$_2D_3$ 被认为具有类固醇激素的作用。

维生素 D 的储存器官主要是脂肪、肝组织，储存量比维生素 A 少。在肝中首先转化成为活性较强的代谢产物，再与葡萄糖醛酸结合形成葡萄糖醛酸苷（glucuronide）后，随同胆汁排入肠中，通过粪便排出体外。仅占摄入量的 2% ～ 4% 的维生素 D 由尿道排出。

2. 维生素 D 的主要生理功能

（1）调节血钙浓度：维生素 D 对骨骼形成极为重要，促使骨和软骨骨化及正常生长，与甲状旁腺激素一起防止低钙性手足抽搐症和骨质疏松症，保证维持血钙的正常水平。当维生素 D 在体内通过肝脏、肾脏转化为活性形式，并被运输至肠、骨、肾脏时，可通过不同的作用机制，增加钙、磷在肠内的吸收和肾脏对钙的重吸收，增加骨中钙和磷向血液的释放，从而维持血钙正常水平。

（2）对骨细胞呈现多种作用：维生素 D 与甲状旁腺协同，使未成熟的破骨细胞前体，转变为成熟的破骨细胞，促进骨质吸收；使旧骨中的骨盐溶解，钙、磷转运到血内，以提高血钙和血磷的浓度；刺激成骨细胞促进骨样组织成熟和骨盐沉着。

（3）调节基因转录作用、细胞的分化增生和生长：促进干细胞分化为破骨细胞；抑制癌细胞；促进皮肤细胞分化并阻止其增生，对皮肤病有潜在的治疗作用。

3. 维生素 D 的参考摄入量和来源　DRIs 2013 推荐 1 岁以上维生素 D 的 RNI 为 10 μg/d（65 岁以上为 15 μg/d）。11 岁以上各组维生素 D 的 UL 均为 50 μg/d。

由于维生素 D 既可由膳食提供，又可经暴露在日光之下的皮肤合成。而皮肤合成量的多少又受到纬度、暴露面积、阳光照射时间、紫外线强度、皮肤颜色等影响。一般成年人如果不是生活或工作在不易接触日光的地方，则以上维生素 D 的含量很易通过紫外光的照射而获得，不必考虑由膳食供给维生素 D。当妇女在怀孕或哺乳期时，由于对钙、磷的需要量增加，此时必须通过膳食补充维生素 D_3。

维生素 D 无论是维生素 D_2 或维生素 D_3，在天然食物中存在并不广泛。植物性食物如蘑菇、蕈类含有维生素 D_2；动物性食物中则含有维生素 D_3。含维生素 D 较丰富的食物有动物肝脏、鱼肝油、禽蛋类等，以鱼肝和鱼油含量最丰富，其次在鸡蛋、乳牛肉、黄油和咸水鱼（如鲱鱼、鲑鱼和沙丁鱼）中含量相对较高。牛乳和人乳的维生素 D 含量较低（牛乳为 41 IU/100 g），故以奶为主食的 6 岁以下儿童，补充适量的鱼肝油，对其生长发育有利。蔬菜、谷物和水果中几乎不含维生素 D。常见富含维生素 D 的食物如表 2-30 所示。

表 2-30 常见富含维生素 D 的食物（IU/100 g）

食物	含量	食物	含量
鳕鱼肝油	8500	奶油（脂肪含量 31.3%）	50
大马哈鱼和虹鳟鱼罐头	500	鸡蛋（煎、煮、荷包）	49
金枪鱼罐头（油浸）	232	牛奶（脂肪含量 1% ～ 3.7%）	41
奶油（脂肪含量 37.6%）	100	烤羊肝	23
脱脂牛奶（罐装）	88	煎牛肝	19
炖鸡肝	67	熟猪油	2800
牛奶巧克力	167	鲱鱼	900

由于食物中的维生素 D 来源不足，许多国家均在常用的食物中进行维生素 D 的强化，如焙烤食品、奶和奶制品及婴儿食品等，以预防维生素 D 缺乏病和骨软化症。

人体的表皮和真皮内含有 7- 脱氢胆固醇，经阳光或紫外线照射后形成前维生素 D_3，然后再转变为维生素 D_3，产生量的多少与季节、纬度、紫外线强度、年龄、暴露皮肤的面积和时间长短有关。有报道健康个体全身在阳光中晒到最轻的皮肤发红时，维生素 D 在血液循环中的浓度可以与摄入 250 ～ 625 μg 的维生素 D 相等。

按照我国婴儿衣着习惯，仅暴露面部和前手臂，每天户外活动 2 小时即可维持血中 25-（OH）D_3 在正常范围内，可预防维生素 D 缺乏病的发生。

儿童和年轻人每周 2 ～ 3 次的短时户外活动，这样的接触阳光就能满足维生素 D 需要。老年人皮肤产生维生素 D 的能力较低，衣服又常常穿得较多，接触阳光照射较少，使维生素 D_3 的产生减少，加上老年人易有乳糖不耐受，奶制品摄入少，维生素 D 的来源往往较少。有报道在冬末时约 80% 老人处于维生素 D 缺乏边缘，因此对老年人应鼓励在春、夏、秋季的早晨或下午多接触阳光，使维生素 D 满足身体需要。

4. 维生素 D 的营养状况评价　25-（OH）D_3 是血浆中的主要存在形式，测定血浆 25-（OH）D_3 的浓度是评价个体维生素 D 营养状况最有价值的指标，它的半衰期约为 3 周，在血浆中的浓度稳定，是几周甚至是几个月来自膳食和通过紫外线照射产生的总和。低于

25 nmol/L（10 ng/mL）为维生素 D 缺乏。常用高压液相色谱法测定，结果准确可靠。

5. 维生素 D 的缺乏和过量

（1）维生素 D 缺乏：原因是日光照射不足，膳食摄入不足；表现同缺钙的临床表现（佝偻病、骨质软化、骨质疏松、手足痉挛）。①佝偻病（rickets）：维生素 D 缺乏时骨骼不能正常钙化，易引起骨骼变软和弯曲变形。婴儿处于学步期时，身体重量使下肢骨弯曲，形成“O”形、“X”形腿；胸骨外凸形成“鸡胸”，肋骨骨骺端肥大，肋骨与肋软骨交界区呈钝圆形隆起，外观呈串珠状（“串珠肋”），7 ～ 10 肋最显著，向内隆起可压迫肺脏；长骨干骺端肥大呈现“手镯”和“足镯”征。1 岁以内的小儿由于胃肋骨软化，胸廓因膈肌收缩而内陷呈现沿胸骨下缘水平的凹沟，即赫氏沟 / 哈里森沟(Harrison groove)。由于腹部肌肉发育不好，易使腹部肌肉膨出。颅骨软化，囟门闭合迟缓。由于骨膜下骨样组织增生，致使额、顶骨对称性隆起，形成“方颅”“鞍状头”“十字头”等。出牙迟缓可延至 1 岁才出牙，有的到 3 岁才出齐，釉质发育不良。常伴有精神症状：神情呆滞、条件反射建立缓慢不牢固。②骨质软化症（osteomalacia）：成人尤其是孕妇、乳母、老年人缺钙时易发生。骨质软化容易变形，孕妇骨盆变形可致难产。③骨质疏松症（osteoporosis）：老年人缺钙易引起骨质疏松，从而易引起骨折。④手足痉挛症：缺乏维生素 D、钙吸收不足、甲状旁腺功能失调等原因导致血清钙降低时可引起。表现为肌肉痉挛、小腿抽筋、惊厥等。

（2）维生素 D 过量：长期大量摄入维生素 D（尤其是鱼肝油来源）可出现中毒症状。中毒症状包括厌食、呕吐、头痛、嗜睡、腹泻、体重减轻、多尿、关节疼痛和弥漫性骨质脱矿化。血清钙、磷浓度升高，发展成动脉、心肌、肺、肾、气管等软组织转移性钙化和肾结石等。严重的维生素 D 中毒可导致死亡。

三、维生素 E

维生素 E 是所有具有生育酚活性的生育酚和生育三烯酚及其衍生物的总称，又名生育酚，已知有 4 种生育酚，即 α- 生育酚、β- 生育酚、γ- 生育酚、δ- 生育酚。生育三烯酚，即 α- 生育三烯酚、β- 生育三烯酚、γ- 生育三烯酚、δ- 生育三烯酚。它们具有维生素 E 的生物活性。以 α- 生育酚的生理活性为 100，则 β- 生育酚及 γ- 生育酚和 δ- 生育三烯酚的活性分别为 40、8、20；其他形式的活性更小。通常以 α- 生育酚作为维生素 E 的代表进行研究。

1. 维生素 E 理化特点　维生素 E 为油状液体，橙黄色或淡黄色，溶于脂肪及脂溶剂。

各种生育酚都可被氧化而成为氧化生育酚、生育酚氢醌及生育醌。这种氧化可受光的照射、热、碱，以及一些微量元素如铁、铜的存在而加速。但各种生育酚在酸性环境中比在碱性环境中稳定。在无氧的条件下，它们对热与光，以及对碱性环境也相对较为稳定。一般烹调时维生素 E 损失不大，但油炸时维生素 E 活性明显降低。

在有氧条件下，游离酚羟基的酯是稳定的，故市场上的生育酚常以醋酸酯的形式提供。

2. 维生素 E 的吸收、分布、代谢　膳食中维生素 E 主要有 α- 生育酚和 γ- 生育酚，在正常情况下 20% ～ 30% 可被吸收。生育酚酯被吸收之前在肠道中先被水解释出维生素 E

及其同类物，与脂类一起消化吸收。三酰甘油，尤以中链的三酰甘油能帮助吸收；相反，亚油酸却降低维生素E的吸收。食物构成不同，人们每日取得维生素E的数量和种类亦不同。以植物性食物及植物油类为主的膳食，往往以α-生育酚为其摄入的主要来源。

维生素E以非酯化的形式存在于组织内。维生素E在血液中分布于各种脂蛋白中，成年男性维生素E在低密度脂蛋白（LDL）中含量稍多于高密度脂蛋白（HDL），成年女性则相反。孕妇体内的维生素E在极低密度脂蛋白（VLDL）中含量多，而在HDL中的分布却低于非孕妇女。

维生素E主要储存于脂肪（150 μg/g 组织）、肝脏（13 μg/g 组织）及肌肉（19 μg/g 组织）组织中。在各种组织器官中，以肾上腺（132 μg/g 组织）、脑下垂体（40 μg/g 组织）、睾丸（40 μg/g 组织）及血小板（30 μg/g 组织）中的浓度最高。红细胞膜中α-生育酚含量较高，其浓度与血浆水平处于平衡状态，当血浆维生素E低于正常水平，易发生红细胞膜的破裂而导致溶血。

健康成年人血浆维生素E平均浓度为10 mg/L左右，儿童血浆浓度稍低，平均水平为7 mg/L。早产儿血浆水平低于足月婴儿，人工喂养的婴儿低于母乳喂养婴儿。补充维生素E可使其水平提高，但是不管维生素E补充的时间和剂量有多大，血浆浓度的增加不会超过平均水平的2～3倍。如果膳食中维生素E缺乏，血浆浓度会迅速下降。但是，大多数的成人体内维生素E的储存量相对丰富，如果食物中不含维生素E，通常体内的储存量可维持几个月。

维生素E主要通过粪便排出，少量由尿道排出体外。当人体大量摄入维生素E时，先转变成生育醌的内酯，并以葡萄糖醛酸苷的形式从尿中排出。

3. 维生素E的主要生理功能 在体外试验中早已发现维生素E有抗氧化作用。此作用的意义在于：①防止不饱和脂肪酸受到过氧化作用的损伤，从而维持含不饱和脂肪酸较多的细胞膜的完整和正常功能。②由于预防了脂质过氧化，就消除了体内其他成分受到脂质过氧化物（氢过氧化物、各种有机自由基）的伤害。维生素E也能防止维生素A、维生素C的氧化，保证它们在体内的营养功能。以下提到的很多维生素E的功能和缺乏病症状都可用上述机制解释。

（1）维生素E能保持红细胞的完整性：低维生素E膳食可引起红细胞数量减少及缩短红细胞的生存时间，可发生溶血性贫血，患者血液的维生素E含量很低。临床上维生素E可用于治疗溶血性贫血。

（2）维生素E可以调节体内一些物质的合成：维生素E通过调节嘧啶碱基而参与DNA的生物合成过程。维生素E是辅酶Q合成的辅助因子，也与血红蛋白的合成有关。

（3）维生素E与精子的生成和繁殖能力有关：维生素E与精子生成和繁殖能力有关，但与性激素分泌无关。根据对大鼠的实验，当维生素E缺乏时雄鼠睾丸不能生成精子，雌鼠的卵细胞不能植入子宫内，胎儿被吸收。人的生殖功能是否也需要维生素E，目前尚无可信的证据，但临床上常用于治疗不育症、习惯性流产及早产婴儿的异常情况，治疗效果有待观察。目前，尚未找到维生素E对人类生殖作用的证据，但妇女妊娠期间，维生素E的需要量随妊娠月份增加而增加；也发现妊娠异常时，其相应妊娠月份时的血浆α-生育酚浓度比正常孕妇低。因此，孕妇可以补充小剂量（50 mg/d）的维生素E。

（4）抗氧化、防衰老：人的衰老与组织中脂褐质的堆积成直接的比例关系，缺乏维生素E的动物，这种色素的堆积也比正常者高。维生素E等抗氧化剂，可能使衰老过程减慢，但尚未有确切的证据证明维生素E可以延长寿命。例如，有的间歇性跛行可以用大剂量维生素E使之缓解，提示对老年人的健康有用。

（5）维生素E的一些其他功能：充足的维生素E可抑制细胞膜脂质的过氧化反应。维生素E还有抑制血小板在血管表面凝集和保护血管内皮的作用，因而被认为有预防动脉粥样硬化和心血管疾病的作用。

维生素E对维持正常的免疫功能，特别是对T淋巴细胞的功能很重要。高浓度的维生素E可使多种免疫功能增强，包括抗体反应和吞噬细胞活性等。老年人群补充维生素E，可以使迟发型变态反应皮肤试验阳性率提高，淋巴细胞转化试验活性增强。

对神经系统和骨骼肌的保护作用：维生素E有保护神经系统、骨骼肌、视网膜免受氧化损伤的作用。人体神经肌肉系统的正常发育和视网膜的功能维持需要充足的维生素E。维生素E在防止线粒体和神经系统的轴突膜受自由基损伤方面是必需的。大剂量维生素E可以减少高压氧对机体的损害，减轻眼晶体纤维化。早产儿呼吸困难给予吸氧，可能产生晶体后纤维组织，维生素E可以预防。

维生素E还可抑制含硒蛋白、含铁蛋白等的氧化，保护脱氢酶中的巯基不被氧化，或者不与重金属离子发生化学反应而失去作用。许多环境因素可产生自由基，维生素E可减少其毒性。城市空气中二氧化氮及臭氧易使肺损伤，补充维生素E者，肺组织中维生素E水平上升，而缺乏维生素E者则无多余维生素E可输送至肺部，必须依靠其他清除自由基的酶系统。维生素E对半乳糖胺或CCl_4所导致肝损伤的脂质过氧化也有一定的抑制作用，还对甲基汞及铅中毒有一定解毒作用。

维生素E的抗癌作用在动物实验中尚未确定。但维生素E可破坏亚硝基离子，且在胃中阻断亚硝胺生成比维生素C更有效。

4. 维生素E的参考摄入量和食物来源　多不饱和脂肪酸因含有较多易被氧化的双键，故膳食中多不饱和脂肪酸摄入增多，作为抗氧化剂的维生素E的需要量就增加。一般每摄入1 g多不饱和脂肪酸（PUFA），应摄入0.4 mg维生素E。

维生素C与维生素E两者都有抗氧化作用，但维生素E为脂溶性，其防止生物膜的脂类过氧化作用更有效。两者有协同作用，给缺维生素E者补充维生素C可使血浆维生素E水平升高，但不能减少脂类过氧化和红细胞溶血及其氧化型谷胱甘肽（GSSG）水平。维生素C可以节约维生素E，但大剂量维生素C作用与之相反，可以降低维生素E抗氧化能力，相应地提高维生素E需要量。

谷胱甘肽（GSH）是机体内的重要活性物质，可分为还原型谷胱甘肽和氧化型谷胱甘肽，通常所说的谷胱甘肽是还原型谷胱甘肽。GSH参与二硫化物、硫醚和硫酯的形成、清除自由基、解毒和维持DNA的生物合成和细胞的正常生长及细胞免疫等。谷胱甘肽过氧化物酶（GSH-Px）是机体内广泛存在的一种重要的过氧化物分解酶，能催化GSH变为GSSG，使有毒的过氧化物还原成无毒的羟基化合物，同时促进过氧化氢（H_2O_2）的分解，从而保护细胞膜的结构及功能不受过氧化物的干扰及损害。

硒与蛋氨酸可以节约维生素E；女性服用避孕药及长期口服阿司匹林都会增加维生素

E 的需要量。

人乳的维生素 E 含量为 2 ～ 5 IU/kg。新生儿经母乳喂养 2 ～ 3 周后，可达到成人水平。早产儿出生时维生素 E 水平低，由于通过胎盘到达胎儿的维生素 E 量有限，再加上早产儿消化系统不健全，维生素 E 不易吸收，故因缺乏维生素 E 而致贫血。这种贫血使用铁剂反而加重，必须补充维生素 E、铁才有效。早产儿从第 10 天开始补给维生素 E，可给予乳剂状补充以利吸收或注射。

一般认为，1 岁以下婴儿的维生素 E 需要量为 2 ～ 3 mg，而牛乳中的含量仅为母乳的 1/10 ～ 1/2，因此对人工喂养儿必须注意另行补充。婴儿食品中常添加富含多不饱和脂肪酸的植物油，也需适量增加维生素 E。维生素 E 可以遏制脂肪酸的氧化，从而减少脂褐质的形成及保护细胞免受自由基损害，故老年人需要增加维生素 E 的供给量，但每日总摄入量宜在 300 mg 以下。

DRIs 2013 推荐 14 岁以上维生素 E 的 AI 为 14 mg α-TE/d，哺乳期 +3 mg。18 岁以上 UL 均为 700 mg α-TE/d。单位：α- 生育酚当量（α- tocopherol equivalence，α-TE）、国际单位（IU）。天然生育酚为 d-α- 生育酚、人工合成的为 dl-α- 生育酚。

1 mg α-TE=1 mg d -α- 生育酚 =1.1 mg d-α- 生育酚乙酸酯 =1.49 IU 维生素 E

1 IU 维生素 E =0.67 mg d -α- 生育酚

1 IU 维生素 E =0.74 mg d -α- 生育酚乙酸酯

1 mg d-α- 生育酚 =1.1 IU 维生素 E

1 mg d-α- 生育酚 =1.1 mg dl-α- 生育酚乙酸酯

维生素 E 主要存在于各种油料种子及植物油中，含量丰富的有植物油、麦胚、坚果、种子类、豆类及其他谷类。蛋类、鸡（鸭）肫 、绿叶蔬菜中有一定含量。肉类、鱼类、水果及其他蔬菜中含量很少。许多因素可影响食物中的维生素 E 含量，因而每一种食物都有相当大的含量变化或差异。例如，奶中的 α- 生育酚的含量上下波动达到 5 倍，且随着季节的变动而改变。天然的维生素 E 是不稳定的，在储存与烹调加工中可发生明显的破坏，植物油中的维生素 E 含量可因加热而明显降低。

5. 维生素 E 的营养状况的评价 维生素 E 的营养状况评价主要通过血浆或血清含量的生化分析。红细胞中维生素 E 的参考平均值为（230±13）μg/100 mL，血浆中为（784±91）μg/100 mL。若血浆中维生素 E ＜ 500 μg/100 mL 时则为缺乏。这是直接反映机体中维生素 E 储存量是否充足的一个指标。

另一个是用过氧化氢作红细胞的体外溶血试验。由于缺乏维生素 E 对 H_2O_2 引起的溶血比正常人敏感。红细胞与 2% ～ 2.4% H_2O_2 保温后，溶血释放出来的血红蛋白的量与蒸馏水保温所溶出者相比较，用百分数来表示，其值与血浆维生素 E 水平有一定的关系，这是一种显示功能受损的指标，溶血释放血红蛋白的量与蒸馏水所溶出者比值＞ 20% 为缺乏，10% ～ 20% 为低水平，＜ 10% 为可接受的水平。

6. 维生素 E 缺乏和过量 维生素 E 缺乏时，常伴随细胞膜脂质过氧化作用增强，这将导致线粒体的能量产生下降、DNA 氧化与突变，以及质膜正常运转功能的改变。尤其是当细胞膜暴露在氧化剂的应激状态下时，细胞会很快发生损伤和坏死，并释放脂质过氧化的副产物，吸引炎性细胞和吞噬细胞的聚集及细胞胶原蛋白的合成。

早产儿出生时血浆和组织中维生素 E 水平很低，而且消化器官不成熟，多有维生素 E 的吸收障碍，往往容易出现溶血性贫血，肌内注射维生素 E 可以改善症状。流行病学调查显示，维生素 E 和其他抗氧化剂摄入量低及血浆 α-TE 水平低下，患肿瘤、动脉粥样硬化、白内障等疾病的危险性增加。

维生素 E 的毒性相对较小，大多数成人都可以耐受每日口服 100 ～ 800 mg 的维生素 E，而没有明显的毒性症状和生化指标改变。有证据表明，人体长期摄入 1000 mg/d 以上的维生素 E 有可能出现中毒症状，如视物模糊、头痛和极度疲乏等。维生素 E 过量最令人担忧的是凝血机制损害导致某些个体的出血倾向。有学者建议，成人维生素 E 摄入量不应超过 1000 mg/d。使用抗凝药物或有维生素 K 缺乏的人，在没有密切医疗监控情况下不宜使用维生素 E 补充剂，因为有增加出血致命的危险。早产儿对补充维生素 E 的不良反应敏感，因此必须在儿科医师的监控下使用。

四、维生素 B_1

1. 维生素 B_1 的理化性质　维生素 B_1 又称硫胺素（thiamine），有抗神经炎因子或抗脚气病因子的作用。硫胺素溶于水，不溶于脂肪和有机溶剂，在酸性溶液中很稳定，加热至 120 ℃仍不分解，在碱性或中性环境中易被氧化而失去活性。一般烹调温度下破坏不多，但在碱性条件下不耐高热。具有还原性的化学物质，如二氧化硫、亚硫酸盐等在中性及碱性介质中能加速硫胺素的分解破坏，故含硫胺素多的食物，如谷类、豆类及肉类不宜使用二氧化硫或亚硫酸盐等化学物质以防硫胺素破坏。硫胺素在常温下暴露于空气中储藏时损失不大，但在煮粥、煮豆或蒸馒头时，若加入过量的碱，则会造成硫胺素的大量损失。

2. 维生素 B_1 的吸收、代谢　硫胺素在小肠上部可被迅速吸收，但有酒精存在且缺乏叶酸盐时，吸收将受影响。

正常成年人体内维生素 B_1 的含量为 25 ～ 30 mg，其中约 50%在肌肉中。心脏、肝脏、肾脏和脑组织中含量亦较高。体内的维生素 B_1 中 80%以焦磷酸硫胺素（thiamine pyrophosphate，TPP）形式储存，10%为三磷酸硫胺素（thiamine triphosphate，TTP），其他为单磷酸硫胺素（thiamine monophosphate，TMP）。体内维生素 B_1 的生物半衰期为 9 ～ 18 天，如果膳食中缺乏维生素 B_1，在 1 ～ 2 周后人体组织中的维生素 B_1 含量就会降低。因此，为保证维持组织中的正常含量，需要定期供给。

3. 维生素 B_1 的生理功能　吸收后的硫胺素经血液运送至肝脏及其他细胞，经焦磷酸激酶催化成为 TPP，这是它转化为具有生理功能的活性形式。TPP 是羧化酶和转酮醇酶的辅酶。①是调节机体内整个物质代谢和能量代谢的关键步骤。若机体硫胺素不足，不仅丙酮酸不能继续代谢，而且还影响氨基酸、核酸和脂肪酸的合成代谢。②硫胺素尚可抑制胆碱酯酶，因此对于促进食欲、胃肠道的正常蠕动和消化液的分泌等也有重要作用。维生素 B_1 可抑制胆碱酯酶对乙酰胆碱的水解。乙酰胆碱（副交感神经化学递质）有促进胃肠蠕动作用。维生素 B_1 缺乏时胆碱酯酶活性增强，乙酰胆碱水解加速，因而胃肠蠕动缓慢，腺体分泌减少，食欲缺乏。③维持神经、肌肉特别是心肌的正常功能，维护循环系统健康。维生素 B_1 对神经组织的确切作用还不清楚。只是发现在神经组织以 TPP 含量最多，大部分位于线粒体，10%在细胞膜。目前，认为 TPP 可能与膜钠离子通道有关，当 TTP 缺乏时渗透梯度无法维持，引起电解质与水转移。

4. 维生素 B_1 的参考摄入量与食物来源　硫胺素与整个物质和能量代谢关系密切，故它的需要量应与机体热能总摄入量成正比。硫胺素的供给量标准都定为 0.5 mg/1000 kcal。DRIs 2013 推荐 18 岁以上的 RNI 为男性 1.4 mg/d、女性 1.2 mg/d，孕中期 +0.2 mg、孕晚期 +0.3 mg、哺乳期 +0.3 mg；UL 未推荐。硫胺素摄入过量的毒性未见报道，根据美国等国家的研究及国内治疗硫胺素缺乏的经验，硫胺素的 UL 值可参考为 50 mg。

硫胺素广泛存在于天然食物中，但含量随食物种类而异，且受收获、储藏、烹调等条件的影响。含量较丰富的有动物内脏（肝、心、肾）、瘦肉类、豆类、酵母、干果及坚果，以及不过度碾磨的粮谷类。鱼类、蔬菜、水果含量少，蔬菜比水果含有较多的硫胺索，但都不是膳食硫胺素的主要来源。其中，芹菜叶及莴苣叶含量较为丰富，可以利用。有些调味品及干菜中虽然含硫胺素也很高，但在膳食中使用量少。谷类食物中，全粒谷物较富有硫胺素，杂粮的硫胺素也较多。碾成精度很高的谷类，可使其中的硫胺素损失 80% 以上，现在已在面粉食用地区进行强化维生素 B_1 处理，恢复其原有含量是有益的。

一些食物中存在有抗硫胺素因子，如某些生鱼或海产品（鲤鱼、鲱鱼、青蛤和虾）含有的硫胺素酶能分解硫胺素，但这种酶在烹调加热时会被破坏，故不宜生食鱼类和软体动物。茶叶中含有一种对热稳定的硫胺素分解酶，故大量饮茶或咀嚼茶叶时，会影响硫胺素的利用率。

5. 维生素 B_1 的营养状况的评价　评价人体硫胺素营养状况的方法有以下两种。

（1）尿中硫胺素的排出量测定：常用的有负荷试验，即以口服 5 mg（儿童减半）维生素 B_1 后，4 小时内排出维生素 B_1 ＞ 200 μg 者为正常，＜ 100 μg 者为缺乏。

也可测定空腹一次尿中硫胺素与肌酐含量，来反映机体的营养状况。以维生素 B_1（μg/g）肌酐表示。成人评价标准：＜ 27 为缺乏，27 ～ 66 为不足，＞ 66 为正常，≥ 130 为过高。一般大规模调查时可以采用此法。

（2）红细胞转酮酶活力及 TPP 效应：血中维生素 B_1 绝大多数以 TPP 形式存在于红细胞中，并作为转酮醇酶辅酶发挥作用。该酶活力与血中维生素 B_1 浓度密切相关。体外实验测定加与不加 TPP 时 RBC 中该酶的活力变化之差占基础活性的百分率。硫胺素缺乏时，该酶活力降低，TPP 活力系数增高。一般认为 TPP ＞ 15%为不足，＞ 25%为缺乏。由于维生素 B_1 缺乏早期就可见转酮醇酶活力下降，故此法是目前评价维生素 B_1 营养状况的较可靠的方法。

6. 维生素 B_1 缺乏和过量

（1）维生素 B_1 缺乏：碳水化合物代谢受阻，丙酮酸堆积在神经组织中，称为脚气病。原因：维生素 B_1 摄入不足、需要量增加、机体吸收或利用障碍、分解增加等。可出现早期疲乏无力、肌肉酸痛、食欲缺乏、体重减轻的症状。继而出现典型症状：上升性对称性周围神经炎，先发生在下肢，袜套状分布，感觉异常、肌肉无力、心动过速、心前区疼痛，严重者心力衰竭、水肿。

根据典型症状分为湿性、干性和急性暴发性脚气病 3 型。①干性：以周围神经炎为主，腓肠肌压痛痉挛，腿沉重麻木并有蚁行感；后期感觉消失，肌肉萎缩，共济失调。②湿性：以循环系统症状为主，心悸、气促、心动过速、水肿，心电图可见低电压、右心室肥大。

③暴发性，以心力衰竭为主，伴膈神经和喉返神经瘫痪，进展快。

婴儿脚气病以 2 ～ 5 个月婴儿多见，以心血管症状为主，早期食欲缺乏、心跳快、气促、水肿、烦躁不安，晚期心力衰竭，易被误诊为肺炎合并心力衰竭。另外，长期酗酒可出现 Wernicke-Korsakoff 综合征（也称脑型脚气病）：可出现眼肌麻痹、眼球震颤、运动失调、近期记忆丧失、精神错落，可伴有记忆缺失、学习能力下降等（厌食者、老年人也易发）症状。

（2）维生素 B_1 过量：长期口服硫胺素而未引起任何反应发生的事实证明，它的毒性是非常低的。但过量摄入并无必要。已知每日摄入 50 ～ 500 mg 的情况下，未见不良反应。超过 RNI 100 倍以上的剂量可能出现头痛、心悸、心律失常。硫胺素无不良反应水平（NOAEL）及最低不良反应水平（LOAEL）未被确定。

五、维生素 B_2

1. 维生素 B_2 的理化性质　维生素 B_2 又称核黄素（riboflavin），呈黄棕色针状结晶，熔点为 275 ～ 282 ℃，在酸性溶液中稳定，碱性中不稳定，在日光或紫外光照射下降解生成光黄素、光色素等，这些降解产物失去核黄素性质并可促进脂质过氧化，故储存核黄素必须避光。牛奶光下 4 小时分解约 71%。因此，在烹调肉类和各类食物时不宜加碱。

食物中大多数维生素 B_2 与磷酸 、蛋白质以复合化合物存在，一般加工、烹调损失率较低（肉类损失 15% ～ 20%，蔬菜损失 20%）。

2. 维生素 B_2 的吸收、代谢　大多数食物中的维生素 B_2 主要以辅酶形式与蛋白质形成复合物存在，在消化酶作用下水解释出核黄素，由小肠近端吸收。酒精、咖啡因、铜、锌、铁离子可干扰吸收，未吸收的则被肠道细菌分解。核黄素在小肠黏膜、肝等组织细胞内，经核黄素激酶作用下其核醇 5 位磷酸转化成核黄素 5’磷酸（FMP），也称黄素单核苷酸（FMN）。后者可在核黄素腺嘌呤二核苷酸合成酶催化下与三磷腺苷（ATP）作用生成黄素腺嘌呤二核苷酸（FAD）。

体内的核黄素主要以 FAD 存在于组织细胞内，如肝组织中 FAD 约占 74%，骨骼肌中 FAD 约占 85%，游离核黄素只占 3%，其余为 FMP。血液中核黄素含量低，而且主要是游离核黄素。组织中的核黄素辅酶几乎全部与酶蛋白结合。

据估计，成年人体内存在维生素 B_2 可维持机体 2 ～ 6 周的代谢需要。维生素 B_2 亦可通过胎盘转运，人类血液中维生素 B_2 和脐带血中维生素 B_2 的比例为 1 ∶ 4.7。

核黄素及其代谢产物主要经尿排出，60% ～ 70% 以原形排出。

3. 维生素 B_2 的生理功能　核黄素的生理功能主要是以黄素辅酶参与体内多种物质的氧化还原反应，是担负转移电子和氢的载体，也是组成线粒体呼吸链的重要成员。脂肪酰辅酶 A 脱氢酶，L- 氨基酸氧化酶、琥珀酸脱氢酶、黄嘌呤氧化酶、谷胱甘肽还原酶、NADH 脱氢酶、硫氧蛋白还原酶等均属黄素酶。

此外，黄素腺嘌呤二核苷酸是谷胱甘肽还原酶的辅酶，因此也是体内抗氧化防御系统的成员。

维生素 B_2 在氨基酸、脂肪酸和碳水化合物的代谢中均起重要作用，可归纳为以下几方面。

（1）参与体内生物氧化与能量生成。维生素 B_2 在体内以 FAD、FMN 与特定蛋白质结合，形成黄素蛋白，通过三羧酸循环中的一些酶及呼吸链等参与体内氧化还原反应与能量生成。

（2）FAD 和 FMN 分别作为辅酶参与色氨酸转变为烟酸，以及维生素 B_6 转变为磷酸吡哆醛的过程。

（3）FAD 作为谷胱甘肽还原酶的辅酶，参与体内抗氧化防御系统，维持还原性谷胱甘肽的浓度。由维生素 B_2 形成的FAD 被谷胱甘肽还原酶及其辅酶利用，并有利于稳定其结构。烟酰胺腺嘌呤二核苷酸（NADPH）在一磷酸己糖旁路中由葡萄糖 -6- 磷酸脱氢酶产生，谷胱甘肽还原酶在NADPH 消耗时，将氧化型谷胱甘肽（GSSG）转化为还原型谷胱甘肽（GSH），恢复其还原作用，如将过氧化氢转化为水等。

（4）与细胞色素 P450 结合，参与药物代谢，提高机体对环境的应激适应能力。

（5）参与细胞的正常生长。在皮肤黏膜，特别是经常处于活动的弯曲部，损伤后细胞的再生需要核黄素。如果核黄素缺乏，小的损伤也不易愈合，这被视为核黄素缺乏的特殊表现。

与肾上腺皮质激素的产生、骨髓中红细胞生成，以及铁的吸收、储存和动员有关。补充核黄素对防治缺铁性贫血有重要作用。近年有研究认为，核黄素还与视网膜对光的感应有关。

4. 维生素 B_2 的参考摄入量与食物来源　维生素 B_2 是我国人群易缺乏的营养素之一。DRIs 2013 推荐 18 岁以上的 RNI 为男性 1.4 mg/d、女性 1.2 mg/d，孕中期 +0.2 mg、孕晚期 +0.3 mg、哺乳期 +0.3 mg；UL 未推荐。维生素 B_2 需要量也与能量代谢有关：每摄入 1000 kcal 能量需要 0.5 mg 维生素 B_2。

维生素 B_2 广泛存在于食物中，但含量有较大差异。良好来源：动物性食物（内脏、蛋黄、奶类含量丰富）；植物性食物中绿叶蔬菜（尤其是菠菜、韭菜、油菜）及豆类较多。水果中也有一定的含量；粮谷类最低（尤其是碾磨过精的粮谷）。谷类食物的核黄素含量随加工与烹调方法而异。精白米中核黄素的留存量仅为糙米的 59%，小麦标准粉的核黄素仅留下原有量的 39%，精白粉中则更少。麦面制品加工中用碱可使所含的核黄素在加热时被破坏。此外，淘米、煮面去汤均可使食物中的核黄素丢失。

5. 维生素 B_2 的营养状况评价　近年来的营养调查发现核黄素营养状况处于低水平较为普遍，已引起重视。核黄素的营养状况评价目前多采用实验室指标，常用的实验室指标有以下几种。

（1）尿核黄素排出量：合理膳食条件下，24 小时核黄素排出量超过 120 μg（0.32 μmol）或≥ 80 μg/g 肌酐，如肌酐＜ 27 μg/g 表示核黄素缺乏。负氮平衡或服用抗生素及某些治疗精神病的药物等可见尿排出量增高。

负荷试验口服核黄素 5 mg，4 小时尿中排出＜ 400 μg 示缺乏，800 ～ 1300 μg 为正常，400 ～ 800 μg 为不足，＞ 1300 μg 为充裕。

（2）红细胞核黄素含量：红细胞核黄素含量＞ 400 nmol/L 或 150 μg/L 为正常，低于 270 nmol/L 或 100 μg/L 为缺乏。

（3）红细胞 FAD 依赖的 GSH 还原酶活力系数：测定加入与未加入 FAD 的红细胞

GSH 还原酶活力，求出活力系数（activity coefficient，AC）。AC ＜ 1.2 属正常，1.2 ～ 1.4 为低水平，＞ 1.4 示缺乏。此指标不宜用于 6- 磷酸葡萄糖脱氢酶（G6PD）缺陷患者，因该病患者酶活力高于正常人。

6. 维生素 B_2 的缺乏与过量　一般维生素 B_2 缺乏的早期表现为全身疲倦、乏力，眼睛瘙痒继而口腔、阴囊病变。口角炎、舌炎、眼睑炎、角膜血管增生、鼻侧脂溢性皮炎等也认为是维生素 B_2 缺乏的表现，给予维生素 B_2 治疗可以缓解。

（1）缺乏原因：摄入不足，酗酒，长期服用某些药物（如治疗精神病的普吗嗪、丙咪嗪，抗癌药阿霉素，抗疟药阿的平等）可抑制维生素 B_2 转化为活性辅酶形式。

（2）缺乏症状：①口腔生殖系综合征（orogenital syndrome），口部口角裂纹、口腔黏膜溃疡、地图舌等；皮肤丘疹或湿疹性阴囊炎（女性阴唇炎）、鼻唇沟、眉间、眼睑和耳后脂溢性皮炎；眼部睑缘炎、角膜毛细血管增生和失明等。②长期缺乏，儿童生长迟缓，轻至中度缺铁性贫血。③严重缺乏，常伴有其他 B 族维生素缺乏及相应症状。

目前，尚无核黄素毒性的报道。

六、烟酸

1. 烟酸的理化性质　烟酸（nicotinic acid）又称尼克酸、维生素 PP、抗癞皮病因子。烟酸为无色针状晶体，味苦；烟酰胺晶体呈白色粉状，两者均溶于水及酒精，不溶于乙醚。在体内，烟酰胺与磷酸核糖焦磷酸结合成为烟酰胺 - 腺嘌呤二核苷酸（nicotinamide dinucleotide，NAD），并可再被 ATP 磷酸化成为烟酰胺 - 腺嘌呤二核苷酸磷酸（NADP）。NAD 及 NADP 均为体内脱氢酶辅酶。烟酰胺的溶解度大于烟酸，烟酸和烟酰胺性质比较稳定，酸、碱、氧、光或加热条件下均不易破坏；在高压下，120 ℃，20 分钟也不会被破坏。一般加工烹调损失很小，但会随水流失。

2. 烟酸的吸收、代谢　食物中的烟酸主要以辅酶形式存在，经消化酶作用释出烟酰胺，由小肠黏膜主动吸收。口服烟酸或烟酰胺可原形吸收。血浆中的烟酰胺能迅速被肝与红细胞摄取。进入细胞的烟酰胺、烟酸均可转变成辅酶形式，部分与酶蛋白结合，另一部分以游离形式储存。心、肝、肾、肌肉中烟酰胺辅酶含量较高，肝还是储存 NAD 的主要器官。

烟酸主要以辅酶形式广泛存在于体内各组织中，以肝内浓度最高，其次是心脏和肾脏，血中相对较少。血中的烟酸约 90% 以辅酶的形式存在于红细胞，血浆中浓度为 2600 ～ 8300 μg/L，平均 4380 μg/L。哺乳动物的肝、肾等组织存在由色氨酸代谢生成烟酰胺的酶系，体内必需的烟酸中部分来源于此。色氨酸转变成烟酸的效率个体差异较大，平均为 60 mg 色氨酸生成 1 mg 烟酸。由此途径供给烟酸的量受色氨酸摄入量影响，也受辅助因子如维生素 B_2、维生素 B_6 的营养状况影响。

体内过多的烟酸在肝内经 N 甲基转移酶催化转变成 N^1- 甲基烟酰胺自肾排出，此为尿中排出的主要代谢产物。

3. 烟酸的生理功能

（1）以辅酶形式参与物质代谢：已知 200 多种酶需要 NAD 和 NADP 作辅酶，依赖其分子中的烟酰胺作为电子或氢的受体或供体。因此，烟酰胺辅酶的作用广泛，涉及糖、脂类和氨基酸等的合成代谢与分解代谢，并涉及某些激素的代谢。

（2）烟酸是糖耐量因子（GTF）的组成成分：GTF 是由三价铬、烟酸、谷胱甘肽组成的一种复合体，可能是胰岛素的辅助因子，有增加葡萄糖的利用以及促进葡萄糖转化为脂肪的作用。

（3）保护心血管：有报道显示，服用烟酸能降低血胆固醇、三酰甘油和 β- 脂蛋白浓度及扩张血管。大剂量烟酸对复发性非致命的心肌梗死有一定程度的保护作用，但是烟酰胺无此作用，其原因不清。

另外，烟酸参与蛋白质核糖基化过程，与 DNA 复制、修复和细胞分化有关。维持皮肤、神经和消化系统正常功能。

4. 烟酸的参考摄入量与食物来源　人体研究发现，缺烟酸膳食 50 ～ 60 天后，出现癞皮病临床征象。因体内所需的烟酸部分由色氨酸转变生成，因此膳食中烟酸供给量多以烟酸当量（mgNE）表示。烟酸当量（mgNE）= 烟酸（mgNE）+1/60 色氨酸（mg）。一般色氨酸约占 Pro 总量的 1%，若膳食 Pro 达到或接近 100 g/d，一般不会出现烟酸缺乏。烟酸需要量与热能消耗量相关，5 mgNE/1000 kcal。

DRIs 2013 推荐 18 岁以上的 RNI 为男性 15 mg NE/d、女性 12 mgNE/d，哺乳期 +3 mgNE；18 岁以上（80 岁以上 30 mgNE/d）UL 35 mg NE/d。婴幼儿及少年儿童的推荐摄入量按体重计算相对高于成年人。

烟酸广泛存在于动植物性食物中。良好来源：动物内脏、瘦肉、豆类、全谷、种子；乳类、绿叶蔬菜中也含相当数量。动物性蛋白含色氨酸较多，烟酸当量值较高，如鸡肉的烟酸当量为 48.85 mgNE/1000 kcal；植物性蛋白则较低，黄豆的烟酸当量为 23.73 mg/1000 kcal。谷类中存在人体难以利用的结合型烟酸，用碱处理后烟酸测定值增高。玉米中色氨酸含量低，而且结合型烟酸占 69% ～ 73%，因此以玉米为主食又缺少其他副食地区的居民易缺乏烟酸。

5. 烟酸的营养状况的评价　实验室检查如下：①负荷实验，负荷剂量烟酰胺 50 mg 测定 4 小时尿中排出的 N^1- 甲基烟酰胺量，排出量＜ 2.0 mg 为缺乏，2.0 ～ 2.9 mg 为不足，3.0 ～ 3.9 mg 为正常。②尿 2- 吡啶酮：N^1-MN 比值测定：正常成人尿中烟酸的代谢产物 N^1- 甲基烟酰胺占 20%～ 30%，2- 吡啶酮占 40%～ 60%。当烟酸摄入不足时，2- 吡啶酮在缺乏症出现之前就消失，故与 N^1- 甲基烟酰胺的比值可反映机体的营养状况。一般认为，此比值在 1.3 ～ 4.0 为正常，＜ 1.3 为潜在缺乏。此指标受蛋白质摄入水平的影响较大，对边缘性烟酸缺乏不敏感。③红细胞 NAD 及红细胞 NAD/NADP 比值测定：红细胞 NAD/NADP 比值小于 1.0 时表示有烟酸缺乏的危险。

6. 烟酸的缺乏与过量　临床上典型的单一烟酸缺乏症（癞皮病）现已少见，主要损害皮肤、口、舌、胃肠道黏膜及神经系统。典型症状：皮炎（dermatitis）、腹泻（diarrhoea）、神经性痴呆（neuro dementia），即 3“D”症状。

膳食原因引起的烟酸缺乏多伴有其他水溶性维生素或蛋白质摄入不足。

初期症状：体重减轻、失眠、头痛、记忆力减退等。

继而出现皮肤、消化系统、神经系统症状：裸露皮肤及摩擦部位对称性晒斑样损伤；慢性皮炎为皮肤变厚、脱屑、色素沉着；杨梅舌、口腔黏膜溃疡，常伴有疼痛、烧灼感；食欲缺乏、恶心、呕吐、腹痛、腹泻；失眠、乏力、抑郁、痴呆；神经系统出现腱反射敏

感或消失、肌肉震颤、烦躁、焦虑、健忘，少数可有精神失常；女性阴道炎、月经不调；男性排尿烧灼感、性欲减退。

过量摄入极少见，可见皮肤发红、眼部感觉异常、高尿酸血症，偶见高糖血症等。

七、维生素 B_6

1. 维生素 B_6 的理化性质　维生素 B_6 有 3 种形式，即吡哆醇（pyridoxine，PN）、吡哆醛（pyridoxal，PL）和吡哆胺（pyridoxamine，PM）。在动物组织内多以吡哆醛和吡哆胺形式存在，植物中则以吡哆醇为多。磷酸吡哆醛（PLP）与磷酸吡哆胺（PMP）是维生素 B_6 的体内活性辅酶形式。

游离的维生素 B_6 在酸性溶液中对光、热均比较稳定，在碱性中易受光、热破坏。氯化吡哆醇为常用的药剂或食物强化剂。

2. 维生素 B_6 的吸收、代谢　食物中的维生素 B_6 主要以 PLP、PMP 及 PN 的形式存在。PLP 与 PMP 需经消化酶作用水解脱磷酸后才能为小肠被动吸收。

血浆与红细胞均参与维生素 B_6 的运输。血浆中 PLP 和 PL 占 75% ～ 80%，其次为 PN，均与白蛋白结合运输，红细胞中则与血红蛋白结合。肝、脑、肾及红细胞等均可摄取维生素 B_6，并将非磷酸化形式维生素 B_6 经磷酸激酶催化磷酸化，但 PN 和 PMP 只有在肝中才能氧化成 PLP。由肝脏供给其他组织 PLP，肝内并有醛氧化酶将过多的 PL 转变成吡哆酸，然后入血经尿液排出。

3. 维生素 B_6 的生理功能

（1）维生素 B_6 以其活性形式 PLP 作为许多酶的辅酶：维生素 B_6 除参与神经递质、糖原、神经鞘磷脂、血红素、类固醇和核酸的代谢外，还参与所有氨基酸代谢。PLP 为氨基酸代谢中需要的 100 多种酶的辅酶。维生素 B_6 对许多种氨基酸的转氨酶、脱羧酶、脱水酶、消旋酶和异构酶是必需的。神经递质 5- 羟色胺、肾上腺素、去甲肾上腺素及 γ- 氨基丁酸的合成，以及血管扩张剂和胃促分泌素及血红素卟啉前体的合成都需要维生素 B_6 的参与。PLP 也是糖原磷酸化的辅助因子，神经鞘磷脂的合成及类固醇激素受体的调控方面也需要该种维生素参与。在色氨酸转化成烟酸过程中，其中有一步反应需要 PLP 的酶促反应，当肝脏中 PLP 水平降低时会影响烟酸的合成。维生素 B_6 参与一碳单位代谢，PLP 为丝氨酸羟甲基转氨酶的辅酶，该酶通过转移丝氨酸侧链到受体叶酸盐分子参与一碳单位代谢，一碳单位代谢障碍可造成巨幼红细胞贫血。维生素 B_6 是 δ- 氨基 - 酮戊酸合成酶的辅因子，该酶催化血红素生物合成的第一步；维生素 B_6 还是半胱氨酸脱羧酶、胱硫醚酶 β- 合成酶的辅因子，这些酶参与同型半胱氨酸到半胱氨酸的转硫化途径。

（2）免疫功能：给老年人补充足够的维生素 B_6，有利于淋巴细胞的增生。近年来研究提示，PLP 可能通过参与一碳单位代谢而影响到免疫功能，维生素 B_6 缺乏将会损害 DNA 的合成，这个过程对维持适宜的免疫功能也是非常重要的。

（3）维持神经系统功能：许多需要 PLP 参与的酶促反应均使神经递质水平升高。

（4）维生素 B_6 降低同型半胱氨酸的作用：轻度高同型半胱氨酸血症，近年来已被认为是血管疾病的一种可能危险因素，有关 B 族维生素的干预可降低血浆同型半胱氨酸含量。

近年研究发现，维生素 B_6 参与大脑的信息传递受体系统的组成，故缺乏维生素 B_6 可表现学习能力降低及行为改变等。

4. 维生素 B_6 的参考摄入量与食物来源　人体对维生素 B_6 的需要量随体力活动及代谢增强而提高，孕妇、乳母需要量增高。老年人随增龄 PLP 磷酸酶活力增强，但血浆与肝 PLP 降低，故需要量增高。其他情况如服用异烟肼对维生素 B_6 有拮抗作用，需给予补充。

DRIs 2013 推荐 18 岁以上的 RNI 为 1.4 mg/d，50 岁以上为 1.6 mg/d，孕期 +0.8 mg/d，哺乳期 +0.3 mg/d；18 岁以上 UL60 mg/d。

维生素 B_6 在食物中分布较广。肉类、蔬菜、水果、坚果类及谷类食物中都含有一定量。通常食物中维生素 B_6 利用率约为 75%。谷类加工与食物储存、烹调过程均可使维生素 B_6 丢失。过多纤维素也使其利用率降低。

5. 维生素 B_6 的营养状况评价　由于维生素 B_6 的营养状况与人体多种生理功能有关，某些病理又影响维生素 B_6 的代谢，因此维生素 B_6 的营养状况评价日益受到重视。常用评价指标如下。

（1）血浆 PLP 水平：PLP 是肝脏中维生素 B_6 的主要存在形式，反映组织中的储存量，但是血浆PLP 对该种维生素摄入量的反应相当缓慢，需要10 天才能达到一个新的平衡状态。目前，评价维生素 B_6 营养状态是以＞ 20 nmol/L 血浆 PLP 值为标准。

（2）色氨酸负荷试验：给予 2g 色氨酸口服剂量后 24 小时尿排出黄尿酸少于 65 μmol 则反映维生素 B_6 为正常营养状态。

（3）红细胞天门冬氨酸转氨酶（AST）和丙氨酸转氨酶（ALT）的活性系数（AC）：建议 AST 的 AC 值＜ 1.6 和 ALT 的 AC 值＜ 1.25 为适宜的维生素 B_6 营养状况指标。

近年，血浆同型半胱氨酸的含量测定也用作维生素 B_6 营养状况评价指标，两者呈负相关。

6. 维生素 B_6 的缺乏和过量　单纯的维生素 B_6 缺乏症较罕见。一般常伴有多种 B 族维生素的缺乏。临床可见：口炎、口唇干裂、舌炎、易激惹、抑郁及人格改变等；体液和细胞介导的免疫功能受损，迟发过敏反应减弱；可发现高半胱氨酸血症和黄尿酸血症，偶有小细胞贫血。

孕妇缺乏维生素 B_6，可影响胎儿的生长及神经系统发育等。婴儿缺乏维生素 B_6 则出现皮炎、生长停止、尿中无前清蛋白、吡哆醇（PN）很低；贫血、烦躁、脑电图异常、色氨酸转变为烟酸的能力减低。

维生素 B_6 过多摄入也极少见。长期大量摄入（500 mg/d）时可见神经毒性和光敏感反应。

八、叶酸

1. 叶酸的理化性质　叶酸（folic acid）由蝶啶、对氨基苯甲酸和谷氨酸组成。天然存在的叶酸大多为多谷氨酸形式，如三谷氨酸叶酸和七谷氨酸叶酸。叶酸为黄色结晶，不溶于冷水及乙醇，微溶于热水，钠盐易溶于水，但在水溶液中容易被光解破坏。在酸性溶液中对热不稳定，在中性和碱性环境中十分稳定（100 ℃，1 h 也不破坏）。

2. 叶酸的吸收、代谢　食物中的叶酸大多为多谷氨酸形式。在小肠上部经蝶酰多谷氨酸水解酶（pteroylpoly-glutamate hydrolase，PPH）水解成单谷氨酸叶酸后主动吸收。酒精、

抗癫痫、抗惊厥、避孕等药物可抑制 PPH 而影响叶酸吸收。

还原型叶酸易于吸收，因此 GSH、维生素 C 有利于叶酸吸收。肠壁、肝、骨髓等组织存在叶酸还原酶，在维生素 C 及 NADPH 的参与下，催化叶酸转变成四氢叶酸（THFA）。血清中的叶酸大部分与白蛋白非特异结合运输，小部分由一种特异的糖蛋白结合运输。

叶酸由尿与胆汁排出。尿中主要为乙酰氨基苯甲酰谷氨酸，亦有少量活性形式。正常人体内储存的叶酸主要为多谷氨酸形式。储存量为 5 ～ 10 mg（11.3 ～ 22.6 mmol），肝内约占 50%，每天肝肠循环的叶酸约 0.1 mg，对维持血清叶酸水平有重要意义。

3. 叶酸的生理功能

（1）参与嘌呤和胸腺嘧啶的合成，进一步合成 DNA、RNA。

（2）参与氨基酸之间的相互转化，充当一碳单位的载体，如丝氨酸与甘氨酸的互换（亦需维生素 B_6）、组氨酸转化为谷氨酸、同型半胱氨酸与蛋氨酸之间的互换（亦需维生素 B_{12}）等。

（3）参与血红蛋白及重要的甲基化合物合成，如肾上腺素、胆碱、肌酸等。

4. 叶酸的参考摄入量和食物来源　生长发育期，细胞增生合成代谢旺盛，因此小儿、孕妇及乳母的需要量增高。某些病理状况如溶血性贫血、恶性肿瘤及某些药物会干扰叶酸吸收。饮酒使叶酸利用率显著降低，应注意补充。

叶酸的摄入量以膳食叶酸当量（dietary folate equivalence，DFE）表示。

DFE（μg）= 膳食叶酸（μg）+1.7 × 叶酸补充剂（μg）

DRIs 2013 推荐 DFE 14 岁以上的 RNI 为 400 μg/d，孕期 +200 μg/d，哺乳期 +150μg/d；18 岁以上 UL 为 1000 μg/d。

叶酸广泛存在于动、植物性食物中。肝、肾、绿叶及黄叶蔬菜、酵母等含量丰富，如肝脏含叶酸约 300 μg/100 g。肉类、蛋、豆类、麦胚、谷类及水果等食物含叶酸均较多。食物经长时间储存及烹调可损失较多。以非配方奶人工喂养的婴儿需注意添加。

5. 叶酸的营养状况评价

（1）血清叶酸含量：可反映近期膳食叶酸摄入情况。血清叶酸＜ 6.8 nmol/L（3 ng/mL）表明缺乏。正常值为 11.3 ～ 36.3 nmol/L（5 ～ 16 ng/mL）。

（2）红细胞叶酸含量：反映体内组织叶酸的储存状况。红细胞叶酸＜ 318 nmol/L（140 ng/mL）表明缺乏。

（3）血浆同型半胱氨酸含量：当受试者维生素 B_6 及维生素 B_{12} 营养状况适宜时，血浆同型半胱氨酸可作为反映叶酸状况的敏感和特异性指标。叶酸缺乏者血中叶酸水平降低，而血浆同型半胱氨酸含量增高，一般以同型半胱氨酸含量＜ 16 μmol/L 为正常。

（4）组氨酸负荷试验：口服负荷 2 ～ 5 g 的组氨酸，测定 6 小时尿中亚胺甲基谷氨酸排出量，正常排出量是 5 ～ 20 mg，叶酸缺乏时（缺乏一碳单位载体不能转化为谷氨酸）是正常的 5 ～ 10 倍。但此指标特异性差，应用不普遍。

6. 叶酸的缺乏与过量　由于叶酸的食物来源丰富及人类肠道细菌能合成叶酸，故一般不易发生缺乏症，但吸收不良量或组织需要增多，以及长期服用抗生素等情况下，可能发生缺乏。

叶酸缺乏多见于婴儿，可因母亲膳食来源不足、吸收不良、乳汁中叶酸含量低、未及

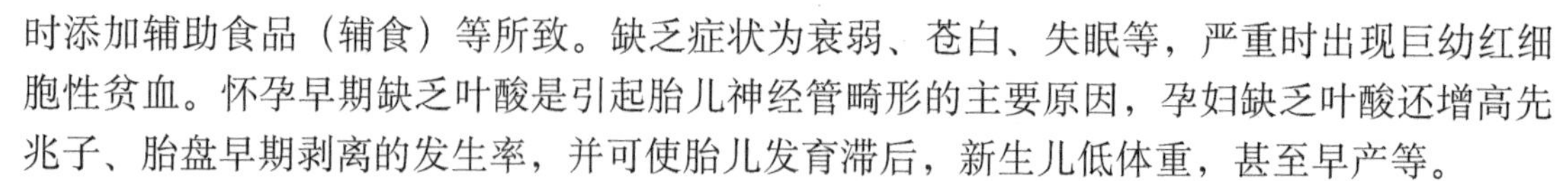

时添加辅助食品（辅食）等所致。缺乏症状为衰弱、苍白、失眠等，严重时出现巨幼红细胞性贫血。怀孕早期缺乏叶酸是引起胎儿神经管畸形的主要原因，孕妇缺乏叶酸还增高先兆子、胎盘早期剥离的发生率，并可使胎儿发育滞后，新生儿低体重，甚至早产等。

叶酸参与多种重要生物合成反应，其缺乏的危害广泛而深远。

（1）缺乏时DNA合成受阻，细胞周期停止在S期（即停留在巨幼红细胞，而成熟受阻），细胞核变形增大。造血系统常首先出现异常（因更新速率快），发生巨幼红细胞性贫血（严重缺乏叶酸的典型表现）。类似细胞形态变化也见于胃肠道、呼吸道黏膜细胞和宫颈上皮细胞的癌前病变。

以上的形态变化补充叶酸后可发生逆转。叶酸可调节致癌过程，降低癌症危险性。

（2）同型半胱氨酸转化为蛋氨酸出现障碍，导致同型半胱氨酸血症，同型半胱氨酸对血管内皮有毒害作用，增加动脉粥样硬化及心血管疾病发生危险。同型半胱氨酸还有胚胎毒性，可引起胎儿神经管畸形。

（3）其他症状：衰弱、精神萎靡、健忘、失眠、阵发性欣快症、胃肠道功能紊乱和舌炎等；孕妇先兆子痫、胎盘早剥；儿童可有生长发育不良，胎儿宫内发育迟缓、低出生体重。

叶酸过量会影响锌的吸收，使胎儿生长发育迟缓、低出生体重增加；干扰抗惊厥药物的作用，引起患者惊厥；干扰维生素B_{12}缺乏的诊断与治疗，使叶酸合并维生素B_{12}缺乏的巨幼红细胞性贫血患者产生严重的、不可逆转的神经损伤。

九、维生素C

1. 维生素C理化特点　维生素C又名抗坏血酸（ascorbic acid）。在组织中以2种形式存在，即还原型抗坏血酸与脱氢型抗坏血酸。这2种形式可以通过氧化还原互变，因而都具有生理活性。一般所测的总维生素C只是指还原型抗坏血酸及脱氢型抗坏血酸。

抗坏血酸极易溶于水，稍溶于丙酮与低级醇类，水溶液易氧化，遇空气、热、光、碱性物质，特别是在有氧化酶及微量铜、铁等重金属离子存在下，可促进其氧化破坏进程。蒸煮蔬菜，尤其是在碱性条件下蒸煮时，抗坏血酸可被明显破坏。采取酸性处理、冷藏、隔氧等措施，则可使食品中维生素C的破坏延缓。

2. 维生素C的吸收、代谢　从食物中进入人体的抗坏血酸在小肠内被吸收，吸收量与其摄入量有关。摄入< 100 mg，全部被吸收；而若增加至180 mg则仅吸收其中的70%；剂量大至1500 mg时，吸收量只有一半。抗坏血酸主要经泌尿系统排出，汗、粪便中也排出少量。尿中排出量常受摄入量、体内储存量及肾功能的制约。草酸也是抗坏血酸的代谢产物，摄入的维生素C到底有多少转变成为草酸而排出是一个有争论的问题。一般认为，大量进食维生素C是没有必要的。

3. 维生素C的生理功能

（1）参与羟化反应：羟化反应是体内许多重要物质合成或分解的必要步骤，如胶原和神经递质的合成，各种有机药物或毒物的转化等，都需要通过羟化作用才能完成。在羟化过程中，维生素C必须参与。①促进胶原合成：维生素C是活化脯氨酸羟化酶和赖氨酸羟化酶的重要成分，羟脯氨酸与羟赖氨酸是胶原蛋白的重要成分。②促进神经递质合成。③促进类固醇羟化：促进肝内胆固醇转变为能溶于水的胆酸盐而增加排出，降低血胆固醇

的含量；促进肾上腺皮质激素的合成与释放。④促进有机药物或毒物羟化解毒：升高微粒体酶的活性；影响组胺的分解代谢，有去除组胺的作用；防止联苯胺、萘胺及亚硝酸盐的致癌作用；与芳香族氨基酸代谢有关；可使环磷腺苷（cAMP）的量增高。

（2）还原作用：维生素 C 可以氧化型，又可以还原型存在于体内，所以既可作为供氢体，又可作为受氢体，在体内氧化还原反应过程中发挥重要作用。①促进抗体形成。②促进铁的吸收。③促进四氢叶酸形成。④维持巯基酶的活性：重金属导致巯基酶失去活性发生中毒，维生素 C 使氧化型谷胱甘肽转化为还原型而解毒。⑤清除自由基。

4. 维生素 C 的参考摄入量与食物来源　DRIs 2013 推荐 14 岁以上的 RNI 为 100 mg/d，孕中晚期 +15 mg/d，哺乳期 +50 mg/d；18 岁以上 UL 为 2000 mg/d。18 岁以上预防非传染性慢性病的建议摄入量 PI 为 200 mg/d。

在寒冷条件与高温、急性应激状态下，如外科手术者，其维生素 C 的需要量增加；服用避孕药会使血浆维生素 C 的浓度下降；采用高营养浓度的全静脉营养也需增加维生素 C 的供给量，因为在这种情况下尿中的损失增加；老年人血浆的维生素 C 水平往往低于正常，也需要适当增加。

不适当地大量使用维生素 C 可以造成维生素 C 依赖症。如骤然停服大剂量，体内代谢仍停留在高水平，便会较快地将储存量用光。所以若停服维生素 C 或降低剂量时，应当逐渐地减少，使机体有个适应过程。大剂量服用维生素 C，如每日剂量达 2 ～ 8 g 时，将会产生危害健康的作用，如恶心、腹部不适，甚至出现痉挛、腹泻、铁吸收过度、削弱粒细胞杀菌能力、破坏红细胞，以及形成肾、膀胱结石等。

维生素 C 的主要来源为新鲜蔬菜与水果。青菜、韭菜、菠菜、柿子椒等深色蔬菜和花椰菜，以及柑橘、红果、柚子和枣等的抗坏血酸含量较高。野生的苋菜、刺梨、沙棘、猕猴桃、酸枣等维生素 C 含量尤其丰富。人体内不能合成维生素 C，因此人体所需要的维生素 C 要靠食物提供。气候、日照量、植物的成熟程度、部位、储藏条件和储存时间等因素，均可影响食物中抗坏血酸的含量。植物中存在的氧化物可加速抗坏血酸的破坏，如菠菜储存 2 天后，维生素 C 损失约 2/3。烹调加工也可增加维生素 C 损失，中国的烹调方法，维生素 C 保存率在 50% ～ 70%。

5. 维生素 C 的营养状况的评价

（1）测定血浆中维生素 C 含量：此指标只能显示近期摄入情况，不能反映机体储备水平。血浆维生素 C 浓度低于 2 mg/L 时认为缺乏，2 ～ 3.9 mg/L 示不足，≥ 4 mg/L 为正常。

（2）白细胞维生素 C 浓度：它能反映组织中维生素 C 的储备水平，而不受维生素 C 暂时摄入量的影响。一般认为，< 2 μg/10^8 个白细胞为维生素 C 缺乏。

（3）负荷试验：口服 500 mg 维生素 C 收集 4 小时后尿液，> 13 mg 为充裕，5 ～ 13 mg 为正常，< 5 mg 为不足。在大规模人群调查中，也有人主张用任意一次尿样中维生素 C 排出量对肌酐比值作为评价标准。

6. 维生素 C 的缺乏和过量　维生素 C 缺乏病起病缓慢，自饮食缺乏维生素 C 至发展成维生素 C 缺乏病，一般历时 4 ～ 7 个月。患者多有体重缺乏、四肢无力、衰弱、肌肉关节等疼痛、牙龈红肿、牙龈炎，或有感染发炎。婴儿常有激动、软弱、倦怠、食欲减退、四肢疼痛、肋软骨接头处扩大、四肢长骨端肿胀及有出血倾向等症状。全身任何部位可出现大小不等和程度不同的出血、血肿或瘀斑。维生素 C 缺乏还会引起胶原合成障碍，故可致骨有机质形成不良而导致骨质疏松。

坏血病（scurvy）临床表现为毛细血管脆性增加，牙龈肿胀与出血，牙齿松动、脱落，皮肤出现瘀点、瘀斑，关节出血可形成血肿，鼻出血，便血，月经过多。早期有疲劳、倦怠、皮肤瘀点或瘀斑、毛囊过度角化，其中毛囊周围轮状出血具有特异性，继而牙龈肿胀出血，重者皮下、肌肉、关节出血。

坏血病患者若得不到及时治疗，可发展到晚期，此时可因发热、水肿、麻痹或肠坏疽而死亡。

其他症状：抵抗力下降，伤口愈合迟缓，关节疼痛、关节腔积液等。

维生素 C 毒性很低，日常膳食极少过量。一次口服量＞ 2 g 时可能出现高渗性腹泻、腹胀；摄入量 4 g/d，可能使尿中草酸盐排泄量增加 1 倍，增加尿路结石危险；摄入量 2 ～ 8 g/d，可出现恶心、腹部痉挛、铁吸收过度、红细胞破坏、泌尿道结石；患葡萄糖 -6- 磷酸脱氢酶缺乏的患者大量维生素 C 静脉注射或一次口服≥ 6 g 时，可能发生溶血。

综上所述，水溶性和脂溶性维生素的功能、缺乏症、食物来源如表 2-31 和表 2-32 所示。

表 2-31　水溶性维生素的功能、缺乏症状和食物来源

维生素	生理功能	缺乏症状	良好食物来源
B_1（硫胺素）	参与 α- 酮酸和 2- 酮糖氧化脱羧	脚气病，肌肉无力，厌食，心悸，心脏变大，水肿	酵母，猪肉豆类，葵花籽油
B_2（核黄素）	电子（氢）传递	唇干裂，口角炎，畏光，舌炎，口咽部黏膜充血水肿	动物肝脏，香肠，瘦肉，蘑菇，奶酪，奶油，无脂牛奶，牡蛎
B_3（烟酸）	电子（氢）传递	癞皮病：腹泻，皮炎，痴呆或精神压抑	金枪鱼，动物肝脏，鸡胸脯肉，牛肉，比目鱼，蘑菇
泛酸	酰基转移反应	缺乏很少见：呕吐，疲乏，手足麻木、刺痛	在食物中广泛分布，尤其在蛋黄、肝脏、肾脏、酵母含量高
生物素	CO_2 转移反应羧化反应	缺乏很少见：常由摄入含大量抗生物素蛋白的生鸡蛋所致；厌食，恶心	消化道微生物合成；酵母，肝脏，肾脏
B_6（吡哆醇，吡哆醛，吡哆胺）	氨基转移反应 脱羧反应	皮炎，舌炎，抽搐	牛排，豆类，土豆，鲑鱼，香蕉
叶酸	一碳单位转移	巨幼红细胞性贫血，腹泻，疲乏，抑郁，抽搐	布鲁氏酵母，菠菜，龙须菜，萝卜，大头菜，绿叶菜类，豆类，动物肝脏
B_{12}（钴胺素）	甲基化高半胱氨酸为蛋氨酸转化甲基丙二酰 -CoA 为琥珀酰 -CoA	巨幼红细胞性贫血，外周神经退化，皮肤过敏，舌炎	肉类，鱼类，贝壳类，家禽，奶类

续表

维生素	生理功能	缺乏症状	良好食物来源
C（抗坏血酸）	抗氧化，胶原合成中羟化酶的辅因子	坏血病，胃口差，疲乏无力，伤口愈合延迟，牙龈出血，毛细血管自发破裂	木瓜，橙汁，甜瓜，草莓，花椰菜，辣椒，柚子汁

表 2-32　脂溶性维生素的功能、缺乏症状和食物来源

维生素	生理功能	缺乏症状	良好食物来源
A	视紫红质合成，上皮，神经，骨骼生长，发育，免疫功能	儿童：暗适应能力下降干眼病，角膜软化 成人：夜盲症，干皮病	动物肝脏，红心甜薯，菠菜，胡萝卜，胡桃，蒲公英，南瓜，绿色菜类
D	调节骨代谢 主要调节钙代谢	儿童：佝偻病 成人：骨软化症	在皮肤经紫外线照射合成，强化奶
E	抗氧化	婴儿：贫血 儿童和成人：神经病变，肌病	在食物中分布广泛，菜籽油是主要来源
K	通过γ羧基谷氨酸残基激活凝血因子Ⅱ、Ⅶ、Ⅸ、Ⅹ	儿童：新生儿出血性疾病 成人：凝血障碍	肠道细菌合成，绿叶蔬菜，大豆，动物肝脏

第七节　水

水在体内不仅构成身体成分，而且还具有调节生理功能的作用。人在断水时比在断食时死的更快。例如，人如断食而只饮水时可生存数周；但如断水，则只能生存数日，一般断水 5 ～ 10 天即可危及生命。断食至所有体脂和组织蛋白质耗尽 50%时，才会死亡；而断水至失去全身水分 10%就可能死亡。可见水对于生命的重要性。由于水在自然界广泛分布，一般无缺乏的危险。

身体内适当的液体平衡，对于体温调节、将营养素或激素输送到各个细胞、将废物由细胞中带出，以及润滑和催化许多生理化学反应很重要，水的存在是维持人类生命的必要条件。

人体体重有 2/3 是来自水的重量，但依性别、年龄和不同组织，其含水的比例有所不同。

(1) 性别：男性体内含水分较女性多。一个女性即使不肥胖，其体内脂肪量也较男性多。女性体重平均 50% ～ 55% 是水的重量，男性则为 60%。

(2) 年龄：年轻人体内所含水分较年长的人多。新生婴儿体内含水量为体重的 70% ～ 75%，而后，随着年龄增加而减少。

(3) 组织分布：肌肉组织含 70% 水分，脂肪组织含 20% ～ 35% 水分，而骨骼及软骨部分，仅含 10% 水分。换言之，肥胖的人其体内所含水分比标准体重者少。

体内液体的进出交换，远大于任何营养素。对一个婴儿而言，每天平均 15% 的水在做交换。而成年人，平均每天有 6% 的水在进出。由于水参与所有的生理反应，维持适当平衡的水分是必需的。换言之，每天水分的摄取量，必须和流失量相等。当水分摄取量不足时，人体内有非常敏锐和精密的调节机构，以确定体内的水分是否平衡。事实上，水分的平衡，由代谢、心跳及来自脑的神经活动和激素所控制。

一、水的生理功能

（1）构成细胞和体液的重要组成部分：成人体内水分含量约占体重的65%，血液中含水量占80%以上，水广泛分布在组织细胞内外，构成人体的内环境。

（2）参与人体内物质代谢：是一切生理过程的生化变化必不可少的介质。水的溶解力很强，并有较大的电解力，可使水溶物质以溶解状态和电解质离子状态存在；水具有较大的流动性，在消化、吸收循环、排泄过程中，可加速协助营养物质的运送和废物的排泄。使人体内新陈代谢和生理化学反应得以顺利进行。

（3）维持体温的恒定：体内的水分对体温的调节，扮演着一个很重要的角色。饮食中所摄取的食物，在体内当作原料加以分解、代谢，在整个过程中同时会产生热能。某一部分热量被用来维持体温在37 ℃，37 ℃是最适合体内酶发挥功能的温度。体内水分是一个很好的、帮助热均匀分布在全身的传递物质。而皮下脂肪会阻碍散热，不让体内的热轻易由皮肤散发出去，大部分的热量是由代谢过程产生，必须很快地将一部分释放到体外，否则会使体温上升，当高到某一程度时，会使得细胞内的某些酶失去作用。体内一部分过多的热量会经由散热途径排出体外，而将体温冷却下来，最主要的途径是经由皮肤以出汗的方式使热散发出去，尤其是激烈运动之后。

水的蒸发热量大，在37 ℃体温的条件下，蒸发1 g 水可带走2.4 kJ 的热量。因此在高温下，体热可随水分经皮肤蒸发散热，以维持人体体温的恒定。

（4）消化：每天肠胃道在进行消化的过程中，需要7.5 ～ 9.8 L 的水，食物被分解成能够被运送和利用的小分子，这些简单营养素，必须经过以水为介质的水解作用。而其所需的水分，有一部分来自食物本身、饮料和饮水，但主要是来自肠胃道的分泌液。

（5）润滑：对于身体某些活动部位，如眼球和关节的润滑组织，口腔、食管和唾液，帮助食物进入胃部。在关节、胸腔、腹腔和胃肠道等部位，都存在一定量的水分，对器官、关节、肌肉、组织能起到缓冲、润滑、保护的功效。

（6）运输功能：将营养运到各组织，将细胞代谢废物运到肺和肾，经呼吸和尿液排出。

二、水平衡

体液平衡即水分的摄取量 = 水分的流失量。水分的摄取，主要来自饮食中食物本身、饮料和饮水。许多食物虽然呈固体状态，但仍含有许多水分，如蔬菜、水果，即使肉类也含有相当量的水分。生菜和芦笋含水约90%，鸡肉含水60%，橘子、马铃薯也含80%以上的水。若是一份具有2000 kcal 热量的饮食，其中至少含有500 ～ 700 mL 的水。代谢过程中，食物被转换成热量，同时也会产生水。若机体摄入含2000 kcal 热量的饮食（50%来自糖类，15% 来自蛋白质，35% 来自脂类），在代谢之后，可以产生264 mL 的水。

水分的摄取最主要来自饮料及饮用水，液体摄取的总量，个体差异很大，基本上水分流失较多的人其摄取量大。水分流失时，会刺激丘脑下部，而产生口渴的感觉，进而发出

想喝水的信息。除此之外，影响喝水的因素尚有如下几点。

（1）年龄：每单位体重需要量，依年龄而异，婴儿较成年人需要更多水分，婴儿每千克体重约需 110 mL 水。

（2）运动：激烈运动会增加体内热的生成。因此，增加流汗量，可达降低体内温度的效果。

（3）体形：体形大的人其暴露在空气中的身体表面积较大，水分的蒸发也相对较多。因此，所需摄取的水分也相对较多。

（4）气候：所处环境的温度愈高，需要摄取的水分就愈多，当温度由 22 ℃上升到 38 ℃时，一个成年人所需的水分则要加倍。

水分的流失，可经由多种途径如尿液、呼吸、流汗、粪便、血液和眼泪。其中最主要的是由尿液流失，其次是经由皮肤出汗，以及由肺部借着呼吸蒸发出去。一个成年人，平均一天流失 2 ～ 3 L 的水。甚至，有些人一天可流失 3.8 L 左右的水分。

（1）尿液流失：在调节体内水分平衡上，肾脏扮演着非常重要的角色。平均一分钟可以过滤 120 mL（或一天 190 L）的水，其中只有 5% ～ 7% 用来制造尿液，用来溶解代谢废物，将其排出体外。因此，肾脏的主要功能是将水分再吸收回体内，以维持血液总量的恒定。当水分摄取量过多，尿液量会增加，其尿液浓度当然会相对的稀释。反之，当水分摄取太少，肾脏会制造较少尿液量，以保存适量水分在体内。此种情况下，尿液含代谢废物的浓度，相对就会提高。

人体每天至少需要 300 ～ 480 mL 的液体，以溶解代谢废物。事实上，这个量有很大的差异，完全依代谢废物的多寡而异。饮食中含高量的蛋白质和盐，则代谢负担增加。若没有足够水分制造尿液，则某些代谢废物，如酮体会积留在组织内，甚至会累积造成伤害的程度。若是饮食中含较少蛋白质和盐分，且含较多糖时，则产生的代谢废物会较少，将代谢废物排出体外所需的水分也相对减少。

（2）蒸发流失：体液蒸发，包括由出汗及肺的呼吸作用。在正常的温度和湿度下，由皮肤流失的水分为 0.3 ～ 0.6 L。若在一个湿度低、温度高的环境下，排汗会增加，每小时约 0.5 L；在激烈运动下，一小时内可能达 1 L 左右。每天由呼吸所流失的水分，大约 0.3 L，当温度高、湿度低时，其流失量当然也会明显增加。

（3）消化液：每天需要 7.5 ～ 10 L 的水来制造消化液（包括唾液、胃液、胆汁、小肠液、胰液及淋巴液）。这些消化液和饮用的水分，有帮助吞咽食物和刺激消化酶的作用。一个正常成年人，在一天当中，平均会制造 1.4 L 唾液，6 L 胃液，0.5 L 胆汁，0.4 L 胰液，3 L 以上的小肠液。其中 2 L 水，在消化过程中被用掉。因此，这全部需 9.5 L 以上的水。事实上，水分经过小肠时，大部分会被再吸收回来，只有非常小的一部分，会随着粪便排出。因此，一个正常成年人一天当中，需要由食物、饮料和饮水中，至少摄取 2000 mL 的水（相当 6 罐铝罐饮料的体积量），以维持人体内液体平衡。因为，在一天中平均水分流失约 2000 mL。

三、水平衡紊乱

脱水指的是体内水分流失量达到体重的 1%。脱水对人体所造成的影响，曾用运动员来测试，当水分流失为体重的2%时，其运动成绩会受到严重影响；当脱水现象发生而没有立即补充水分，且任其继续流失时，体内为了保留水分，就会自动关闭流汗的机制。然而，热量的散发靠流汗，此时体内的热若无法散发出去，而使得体温快速上升，这会造成体温过高或热伤害，即所谓的中暑，其症状有肌肉痉挛、疲惫、头晕、意识不清及肌肉无法适度协调。严重的体温过高，甚至会致死。

在出汗的同时，最主要的电解质流失是钠和氯，以及少许钾。每流失1 L的汗水，其中就有1 g是钠。在某些特殊情况下，有些人长时间在高热的环境下让肌肉做功，如铸造工人、矿工、马拉松和田径选手，明显大量水分流失（3 L或更多），会使得血浆内钠浓度下降，以致出现肌肉痉挛、腹泻、疲惫和其他不适。所以，有关人员在补充所流失水分的同时，需补充矿物质（如钠等）。

反之，当细胞吸收太多水分，可导致过量的水分滞留，小肠吸收不良，或者改变水分在体内不同区域的分布；还会引起细胞肿大而稀释细胞内物质浓度，若发生在脑部会导致惊厥、昏迷和死亡。

水中毒多见于病理情况：肝肾疾病、心力衰竭等或甘油保水。可引起脑细胞肿胀、脑组织水肿和颅内压升高，从而导致头痛、恶心、呕吐、记忆力减退，重者精神恍惚、迟钝、昏迷、惊厥，严重的可引起死亡（脱水治疗）。

人体内水分供给的自我调节，其可接受的变动范围并不大。当体内水分流失为体重的10%，即为严重脱水。反之，若水分积留过多，超过体重的10%，即为水肿。

脱水根据水与电解质丧失比例不同，分为3种类型。

（1）高渗性脱水：其特点是以水的丢失为主，电解质丢失相对较少。当失水量占体重的2%～4%时，为轻度脱水，表现为口渴、尿少、尿比重增高及工作效率降低等。失水量占体重的4%～8%时，为中度脱水，除上述症状外，可见皮肤干燥、口舌干裂、声音嘶哑及全身软弱等表现。如果失水量超过体重的8%，为重度脱水，可见皮肤黏膜干燥、高热、烦躁、精神恍惚等。若达10%以上，可危及生命。

（2）低渗性脱水：以电解质丢失为主，水的丢失较少。此种脱水特点是循环血量下降，血浆蛋白质浓度增高，细胞外液低渗，可引起脑细胞水肿，肌肉细胞内水过多并导致肌肉痉挛。早期多尿，晚期尿少甚至尿闭，尿比重低，尿Na^+、Cl^-降低或缺乏。

（3）等渗性脱水：此类脱水是水和电解质按比例丢失，体液渗透压不变，临床上较为常见。其特点是细胞外液减少，细胞内液一般不减少，血浆Na^+浓度正常，兼有上述两型脱水的特点，有口渴和尿少表现。

四、水的需要量与来源

水的需要量主要受代谢情况、年龄、体力活动、温度、膳食等因素的影响，故水的需要量变化很大。DRIs 2013建议18岁以上各组饮水AI男性1.7 L/d，女性1.5 L/d，孕期+0.2 L/d，哺乳期+0.6 L/d；总摄入量（包括食物水和饮用水）AI男性3 L/d，女性2.7 L/d，孕期+0.3 L/d，哺乳期+1.1 L/d。

2007年版《中国居民膳食指南》推荐饮水原则：水是膳食的重要组成部分，是一切生命必需的物质，其需要量主要受年龄、环境温度、身体活动等因素影响。在温和气候条

件下生活的轻体力活动成年人每日至少饮水 1200 ml（约 6 杯）；在高温或强体力劳动条件下应适当增加。2016、2022 年版膳食指南推荐成人每天饮水 1500 ~ 1700 mL。饮水不足或过多都会对人体健康带来危害。饮水应少量多次，要主动，不应感到口渴时再喝水。

（1）饮水方法：①饮用优质水，不喝生水。②饭后大量饮水不好，稀释胃液。③防止越喝越渴，适当补充盐分。

（2）注意事项：①定时饮水。②最解渴的饮品是煮沸后自然冷却 25 ℃的凉开水。③餐前餐后不宜大量饮水。④餐中不宜大量喝汤及饮料。⑤水温不宜过热或过冷。⑥讲究饮水卫生。

（3）常见水的种类：①普通饮用水。②矿泉水，经地层过滤的地下水，含较多的矿物质，应符合国家标准才能饮用。③人工矿泉水或人工矿化水，天然地下水流经人为的矿石层或加入元素级的矿物质，使其达到天然矿泉水的饮用标准。④纯净水，普通饮用水经过滤，去掉细菌大分子物质。⑤运动饮料，添加氨基酸、维生素、矿物质等的强化水。⑥软硬水：硬水钙镁盐含量高。软水是不含或含较少可溶性钙、镁化合物的水。⑦活性水：负离子水，活性提高，即渗透力和溶解能力增强、含氧量提高，更易被机体利用。

（张胜利）

第三章
食品营养学

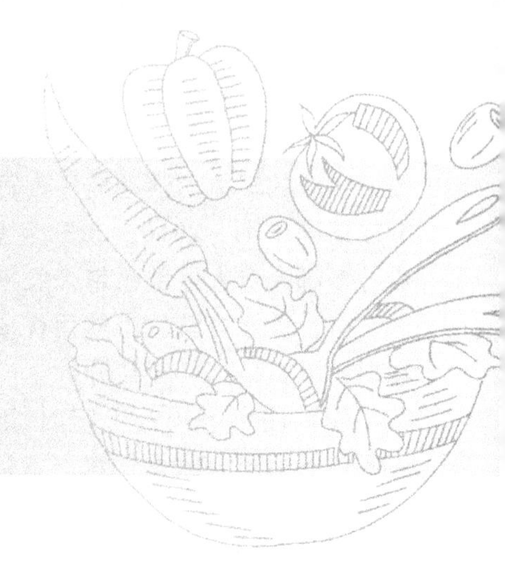

第一节　食品营养价值的评定及意义

人体所需要的能量和营养素主要从食物中获得。自然界供人类食用的食物有数百种，根据其来源可分为植物性食物和动物性食物两大类。前者包括谷类、豆类、蔬菜、水果等，主要提供能量、蛋白质、碳水化合物、脂类、大部分维生素和矿物质；后者包括肉类、蛋类、乳类等，主要提供优质蛋白质、脂类、脂溶性维生素、矿物质等。

各种食物由于所含营养素的种类和数量能满足人体营养需要的程度不同，故营养价值有高低之分。所含营养素种类齐全、数量及其相互比例适宜、易被人体消化吸收利用的食物，营养价值相对较高；所含营养素种类不全，或数量欠缺，或相互比例不适当，不易被机体消化、吸收、利用的食物，其营养价值相对较低。自然界的食物都各具特色，其营养价值各不相同。如谷类食物蛋白质中赖氨酸较少，其蛋白质营养价值较低，但谷类食物含有较多的矿物质、维生素、膳食纤维等，有利于预防一些慢性病；肉类中蛋白质的组成适合人体的需要，其营养价值较高，但脂肪组成中饱和脂肪酸比例较高，对患有心血管疾病、血脂过高的人不利。营养素的种类和含量可因食物的种类、品系、部位、产地和成熟程度等不同而存在差异；而在食品加工过程中对其理化性质和营养成分也可能发生一定程度的影响。因此，了解各种食物的营养价值及食品加工对营养价值的影响的基础知识，对保障人体健康具有十分重要的意义。

一、食品营养价值

食品营养价值（nutritional value）是指某种食品所含的营养素和热能满足人体营养需要的程度。

（一）营养素的种类及含量

食品所含的营养素种类、含量越接近人体，营养价值越高。

测定方法：化学分析法、仪器分析法、微生物法、酶分析法等。

（二）食品或营养素质量

营养质量指数（index of nutrition quality，INQ），即营养素密度　（该食物所含某营养

素占供给量的比）与热能密度（该食物所含热能占供给量的比）之比。其计算公式如下。

$$能量密度=\frac{一定量食物提供的能量值}{能量推荐摄入量}$$

$$营养素密度=\frac{一定量食物提供的营养素含量}{相应营养素推荐摄入量}$$

INQ = 1 时，该食物提供营养素能力与提供能量能力相当；为“营养质量合格食物”。

INQ > 1 时，该食物提供营养素的能力大于提供能量的能力；为“营养质量合格食物”，并特别适合超重和肥胖者。

INQ < 1 时，该食物提供营养素的供给少于提供能量的能力。为“营养质量不合格食物”。

鸡蛋、大米、大豆中几种营养素的 INQ 值如表 3-1 所示。

表 3-1　鸡蛋、大米、大豆中几种营养素的 INQ 值

	热能（kcal）	蛋白质（g）	视黄醇（μg）	硫胺素（mg）	核黄素（mg）
成年轻体力男性营养素标准	2400	75	800	1.40	1.40
100 g 鸡蛋		12.8	194	0.13	0.32
INQ	156	2.62	3.73	1.43	3.52
100 g 大米（晚籼，标一）		7.9	—	0.17	0.05
INQ	345	0.74	—	1.08	0.25
100 g 大豆		35.1	37	0.41	0.20
INQ	359	3.13	0.31	1.96	0.96
100 g 小麦粉，标准		11.2	—	0.28	0.08
INQ	344	1.04	—	1.40	0.40

二、评定食品营养价值的意义

（1）全面了解各种食物的天然组成成分：了解食品中营养素、非营养素类物质、抗营养因素的含量、主要缺陷，提出改进意见或创制新食品的方向、解决抗营养素因素问题，充分利用食物资源。

（2）了解加工烹调过程中营养素的变化和损失：目的是采取相应措施，最大限度地保存营养素含量，提高营养价值。

（3）指导科学地选取食品和合理搭配营养平衡膳食：增进健康、增强体质、预防疾病。

第二节　谷类食品的营养价值

谷类包括细粮：水稻（大米）、小麦，主要的主食；粗粮 / 杂粮：玉米、小米、高粱、薯类（包括马铃薯、红薯、木薯等）等，是人体能量的主要来源。

特点：①我国人群的主食（占膳食重量百分比多在 50% 以上），能提供热能的 50% ～ 70%，蛋白质的 55%。②可提供一些无机盐、B 族维生素、部分膳食纤维。③加工烹调方法对营养素含量影响大。

一、谷类的结构和营养素分布

谷类种子除形态大小不一外，其结构基本相似，均由谷皮、胚乳、胚芽3个主要部分构成（图3-1）。分别占谷粒重量的13%～15%、83%～87%、2%～3%。

（1）谷皮（bran）：主要由纤维素、半纤维素等组成，含较高灰分和脂肪（fat）。

（2）糊粉层（aleurone layer）：介于谷皮与胚乳之间，含较多磷和丰富的B族维生素及无机盐，有重要营养意义。在碾磨时易与谷皮同时脱落而混入糠麸中。

（3）胚乳（endosperm）：是谷类的主要部分，含大量淀粉和一定量的蛋白质（在胚乳周围较高，越向胚乳中心含量越低）。

（4）胚芽（embryo）：位于谷粒的一端，富含脂类、蛋白质、无机盐、B族维生素和维生素E，胚芽在加工时因易与胚乳分离而损失。

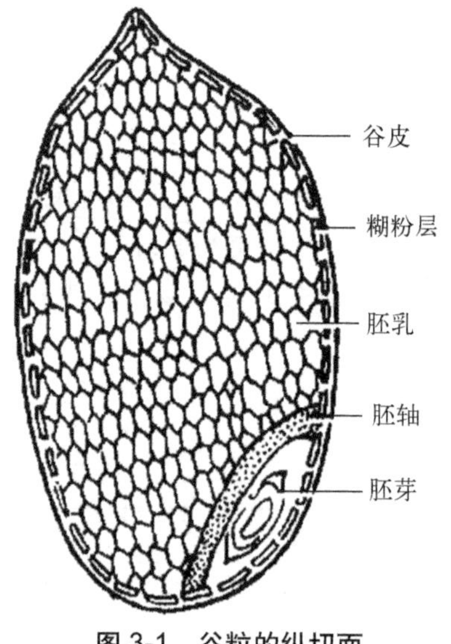

图3-1　谷粒的纵切面

二、谷类的营养价值

谷类中蛋白质含量为8%～10%，约占膳食蛋白质来源的50%，谷类也是无机盐及B族维生素的良好来源。大部分谷类蛋白质所含的必需氨基酸中赖氨酸、苏氨酸、玉米色氨酸含量较低；小米色氨酸和蛋氨酸含量较多。一般谷类蛋白质的生物学价值为60%～70%。

谷类中脂肪含量为1%～2%，其中小米和玉米含脂肪量稍高，在4%左右。

谷类中碳水化合物含量达70%～80%，主要为淀粉。

无机盐含量为1.5%～3%，含丰富的维生素B_1及烟酸，但玉米中的烟酸为结合型的；谷类不含维生素A、维生素C，谷胚含有较多的维生素E。

三、加工烹调对谷类营养价值的影响

加工与烹调方法对粮谷类营养素含量影响较大，不同出米率的大米和不同出粉率的小麦粉的营养组成如表3-2所示。粗加工的粮食留下纤维素、半纤维素较多，妨碍消化吸收；碾磨加工过细则连谷胚都被去掉，将损失较多营养素。“八五面”与“九五米”的精度较适当。

小麦制粉时，如采取合适工艺，可得到小麦胚芽。麦胚芽是各种营养素最集中的部位，蛋白质、维生素和矿物质的含量明显高于小麦粉，尤其富含维生素E、维生素B_1、维生素B_2、钙、锌、硒等，其中硒的含量约为小麦粉的10倍，且脂肪酸多为不饱和脂肪酸。研究表明，麦胚芽具有增强细胞活力，改善人脑细胞功能、增强记忆、抗衰老和预防心血管疾病的作用。

小麦麸皮中也含有丰富的营养素，且膳食纤维含量最为丰富，钙、铁、烟酸、锌的

含量也很高，还含有较多的类胡萝卜素。但是，由于受膳食纤维和植酸的影响，吸收率较低。

表 3-2 不同出米率的大米和不同出粉率的小麦粉的营养组成（%）

营养组成	大米出米率			小麦出粉率		
	92%	94%	96%	72%	80%	85%
水分	15.5	15.5	15.5	14.5	14.5	14.5
粗蛋白	6.2	6.6	6.9	8 ～ 13	9 ～ 14	9 ～ 14
粗脂肪	0.8	1.1	1.5	0.8 ～ 1.5	1.0 ～ 1.6	1.5 ～ 2.0
糖	0.3	0.4	0.6	1.5 ～ 2.0	1.5 ～ 2.0	2.0 ～ 2.5
无机盐	0.6	0.8	1.0	0.3 ～ 0.6	0.6 ～ 0.8	0.7 ～ 0.9
纤维素	0.3	0.4	0.6	微～ 0.2	0.2 ～ 0.4	0.4 ～ 0.9

做米饭时用捞、蒸、去汤的方法可损失很多 B 族维生素，水煮或油炸也会造成 B 族维生素的损失。不合理储存可造成谷类霉烂变质，失去食用价值，故粮谷类应储存于避光、通风、干燥、阴凉的环境。

第三节 豆类及其制品的营养价值

豆类可分为大豆类和其他豆类。大豆类按种皮的颜色可分为黄、青、黑、褐和双色大豆五种。其他豆类包括蚕豆、豌豆、绿豆、小豆等。豆制品是由大豆或绿豆等原料制作的半成品食物，如豆浆、豆腐、豆腐干、绿豆芽等。

豆类含蛋白质较多，如黑豆含 50%，黄豆含 35% ～ 40%，绿豆、赤豆含 20% 左右。豆类蛋白含蛋氨酸不足而赖氨酸较高，与粮谷类混合食用可起蛋白质互补作用。

豆类脂肪含量以黄豆、黑豆最高，可达 18%，赤豆、绿豆仅为 1% 左右。大豆中多不饱和脂肪酸含量较多，如豆油中亚油酸（C18 ： 2）占 51.7%，大豆的卵磷脂在 β 位上带有不饱和脂肪酸，在卵磷脂胆固醇酰基转移酶作用下，可使游离胆固醇酯化，从而使胆固醇不易在血管壁沉积或使血管壁上胆固醇经酯化后又移入血浆。故大豆卵磷脂有利于防止动脉粥样斑块的发生。

大豆含碳水化合物 20% ～ 30%，其组成比较复杂，多为纤维素和可溶性糖，几乎完全不含淀粉或含量极微，在体内较难消化，其中的低聚糖如木苏糖、棉籽糖等在大肠内被细菌发酵产气，而引起肠胀气。绿豆、赤豆含碳水化合物 55% ～ 65%，还含有丰富的维生素和矿物质，其中 B 族维生素和铁的含量较高。

豆类制成豆制品可提高蛋白质消化率，如整粒熟大豆蛋白质消化率为 65.3%，豆腐蛋白质消化率为 92% ～ 96%、豆浆为 85%，大豆经脱脂后可制成浓缩蛋白、分离蛋白及豆粕粉。生大豆中有抗胰蛋白酶因子可影响蛋白质消化，必须充分湿加热使其破坏后食用。干豆类几乎不含维生素 C，但经发芽成豆芽后，其含量明显提高（表 3-3）。

表 3-3 几种豆制品每 100 g 中主要营养素含量

名称	蛋白质(g)	脂肪(g)	碳水化合物(g)	视黄醇当量(μg)	硫胺素(mg)	核黄素(mg)	抗坏血酸(mg)
豆浆	1.8	0.7	1.1	15	0.02	0.02	0
豆腐	8.1	3.7	4.2	—	0.04	0.03	0
豆豉	24.1	—	36.8	—	0.02	0.09	0
黄豆芽	4.5	1.6	4.5	5	0.04	0.07	8
绿豆芽	2.1	0.1	2.9	3	0.05	0.06	6

第四节 蔬菜、水果的营养价值

蔬菜、水果是我国居民膳食的重要组成部分，分别占食物构成的 33.7%、8.4%。蔬菜、水果中富含维生素、矿物质、膳食纤维、生物活性物质，还含有有机酸、色素、芳香物质等。

蔬菜按其结构及可食部分不同，可分为叶菜类、根茎类、瓜茄类和鲜豆类，所含的营养成分按其种类不同，差异较大。水果可分为鲜果、干果、坚果和野果。菌藻类食物包括食用菌和藻类食物。前者有蘑菇、香菇、银耳、木耳等品种；后者有海带、紫菜、发菜等。它们都是维生素和矿物质的主要来源，还含有较多的纤维素、果胶和有机酸，能刺激胃肠蠕动和消化液的分泌，促进食欲，帮助消化。

绿叶菜中核黄素与胡萝卜素含量较高。胡萝卜与红薯中胡萝卜素含量较高。黄瓜、萝卜、苤蓝及莴苣等抗坏血酸含量虽不高，但可生吃，故为抗坏血酸的良好来源。新鲜豆荚类蛋白质含量较一般蔬菜多。一般瓜茄类营养素含量低，但辣椒中有丰富的胡萝卜素、抗坏血酸与维生素 P。

叶菜类的主要营养成分：胡萝卜素、维生素 B_2、维生素 C 和矿物质及膳食纤维丰富，蛋白质含量较低 1% ～ 2%，脂肪含量不足 1%，碳水化合物含量为 2% ～ 4%，膳食纤维约 1.5%。根茎类的主要营养成分：蛋白质含量 1% ～ 2%，脂肪含量不足 0.5%，碳水化合物低者 5%，高者 20% 以上，膳食纤维 1%。瓜茄类的主要营养成分：蛋白质含量 0.4% ～ 1.3%，脂肪微量，碳水化合物含量为 0.5% ～ 3.0%，膳食纤维 1% 左右。鲜豆类的主要营养成分：蛋白质含量 2% ～ 14%，平均 4% 左右，脂肪含量不高，碳水化合物含量为 4%，膳食纤维 1% ～ 3%。

值得提出的是，某些野菜如苜蓿、刺儿菜、灰菜、荠菜中胡萝卜素、抗坏血酸、核黄素、钙和铁含量高于普通蔬菜数倍。某些野果，如刺梨、酸枣、猕猴桃中含抗坏血酸含量比柑橘高数十倍。有些水果是抗坏血酸的良好来源，如红果、鲜枣等。

鲜果及干果类的主要营养成分：新鲜水果的水分含量较高，营养素含量相对较低，蛋白质、脂肪含量均不超过 1%，碳水化合物含量差异较大，矿物质相差不大，维生素 C 和胡萝卜素含量因品种不同而异；干果由于加工影响，维生素损失较多，尤其是维生素 C。坚果类的主要营养成分：蛋白质、脂肪、碳水化合物、维生素及矿物质。常见野果的主要营养成分：含有丰富的维生素 C、有机酸和生物类黄酮。水果的合理利用：水果除含有丰富的维生素和矿物外，还含有大量的非营养素的生物活性物质，可以防病、治病，但也可

致病，使用时应予注意。

高温和日光暴晒可使食物中的维生素遭破坏，如小白菜和菠菜在 0 ～ 2 ℃储存 1 个月时胡萝卜素可保存 93%，在 26 ℃存放 3 天则仅保存 73%。烹调方法不当可使水溶性维生素损失较多，如加碱可破坏 B 族维生素和维生素 C；炒菜时如温度在 0 ～ 70 ℃长时间不盖锅盖，菜中氧化酶可使抗坏血酸氧化；如急火快炒，使温度骤升到 80 ℃以上，可先将氧化酶破坏，从而减少抗坏血酸氧化。

菌藻类中的蘑菇含较多的核黄素，木耳、海带中有较多的铁和钙。

菌藻类食物除了提供丰富的营养素外，还具有明显的保健作用。研究发现，蘑菇、香菇和银耳中含有多糖物质，具有提高人体免疫功能和抗肿瘤作用。香菇中所含的香菇嘌呤，可抑制体内胆固醇形成和吸收，促进胆固醇分解和排泄，有降血脂作用。黑木耳能抗血小板聚集和降低血凝，防止血栓形成，有助于防治动脉粥样硬化。海带因含有大量的碘，临床上常用来治疗缺碘性甲状腺肿。

第五节 动物性食品的营养价值

动物性食物包括畜禽肉、禽蛋类、水产类和奶类，是人体优质蛋白、脂肪、脂溶性维生素、B 族维生素和矿物质的主要来源（常见动物性食物主要营养素含量见表 3-4、表 3-5、表 3-6）。

鸡蛋蛋白质中必需氨基酸含量丰富，且其比值符合人体需要。蛋中脂肪绝大部分存在于蛋黄内，且分散成小颗粒易于吸收。蛋黄又为维生素 A、维生素 D 和核黄素的良好来源，并富含钙、磷、铁，但铁主要与卵黄高磷蛋白结合，故吸收率在 3% 左右。蛋黄中胆固醇含量较高（1510 mg/100 g）。

生蛋中有抗生物素蛋白，能妨碍生物素的吸收；又有抗胰蛋白酶因子，可抑制胰蛋白酶活力，故必须熟食。

肉类食品包括牲畜的肌肉、内脏及制品，消化吸收率高，味美、饱腹作用强。肉类蛋白质含量为 10% ～ 20%，其赖氨酸、苏氨酸、蛋氨酸高于粮谷类。肉类脂肪含量因品种、年龄、肥瘦程度及部位而异，一般在 10% ～ 30%，以饱和脂肪酸为主。肉类无机盐含量为 0.8% ～ 1.2%，为铁、磷的良好来源，其中铁主要为卟啉铁，消化吸收率高。肝中 B 族维生素含量较多，还富含维生素 A、维生素 D。

肉类烹调后味道鲜美，鲜味主要来自含氮浸出物，包括肌凝蛋白原、肌肽、肌酸、肌酐、嘌呤碱、氨基酸等。成年动物肌肉中含氮浸出物较幼小动物多，因此成年动物肉汤味浓厚。

禽、鱼、虾、蟹蛋白质含量为 12% ～ 22%，必需氨基酸比值接近肉蛋。

一般鱼类脂肪含量为 1% ～ 5%，个别品种含量较高，如鳗鱼 10.8%，鱼贝类脂肪含多不饱和脂肪酸较多，尤其是二十碳五烯酸（EPA）及二十二碳六烯酸（DHA）。近年来，国内外用鱼油的多不饱和脂肪酸防治心血管疾病收到一定疗效。海鱼含碘较多，鱼肝中含大量维生素 A。

奶类所含营养成分齐全，组成比例合适，易于消化吸收，能满足婴幼儿生长发育的需要。

鲜奶含蛋白质3%左右，消化率为92%。牛奶脂肪含量为2.5%～7%，其颗粒小，易于消化吸收。乳中乳糖含量为4.6%～6.8%，乳糖有调节胃酸，促进胃肠蠕动和消化腺的分泌，并可促使乳酸杆菌繁殖，有助于胃肠道功能。但有人缺乏乳糖酶，不能消化乳糖，从而发生腹泻称为乳糖不耐症（lactose intolerance）。

鲜奶中含钙、磷较多，但含铁量很少，属贫铁食品。

鲜奶中维生素 B_2 和维生素 A 含量较多，维生素 D 含量不高。

表 3-4 猪肉及内脏主要营养素含量（每 100 g 可食部）

食物名称	蛋白质(g)	脂肪(g)	钙(mg)	铁(mg)	视黄醇当量(μg)	维生素 B_1(mg)	维生素 B_2(mg)	胆固醇(mg)
瘦猪肉	20.3	6.2	6	3.0	44	0.54	0.10	79
猪心	16.6	5.3	12	4.3	13	0.19	0.48	151
猪肝	19.3	3.8	6	22.6	4972	0.21	2.08	288
猪肾	15.4	3.2	12	6.1	41	0.31	1.14	354
猪脑	10.8	9.8	30	1.9	—	0.11	0.19	2571

表 3-5 鸡、鸭、鹅主要营养素的含量（每 100 g 可食部）

食物名称	蛋白质(g)	脂肪(g)	视黄醇当量(μg)	硫胺素(mg)	核黄素(mg)	钙(mg)	铁(mg)	胆固醇(mg)
鸡	19.3	9.4	48	0.05	0.09	9	1.4	106
鸡肝	16.6	4.8	10 410	0.33	1.10	7	12.0	356
鸡肫	19.2	2.8	36	0.04	0.09	7	4.4	174
鸭	15.5	19.7	52	0.08	0.22	6	2.2	94
鸭肝	14.5	7.5	1040	0.26	1.05	18	23.1	341
鸭肫	17.9	1.3	6	0.04	0.15	12	4.3	135
鹅	17.9	19.9	42	0.07	0.23	4	3.8	74

表 3-6 常见蛋类的主要营养成分（每 100 g 可食部）

食物名称	蛋白质(g)	脂肪(g)	碳水化合物(g)	视黄醇当量(μg)	硫胺素(mg)	核黄素(mg)	钙(mg)	铁(mg)	胆固醇(mg)
全鸡蛋	12.8	11.1	1.3	194	0.13	0.32	44	2.3	585
鸡蛋白	11.6	6.1	3.1	–	0.04	0.31	9	1.6	–
鸡蛋黄	15.2	28.2	3.4	438	0.33	0.29	112	6.5	1510
鸭蛋	12.6	13.0	3.1	261	0.17	0.35	62	2.9	565
咸鸭蛋	12.7	12.7	6.3	134	0.16	0.33	118	3.6	647
松花蛋	14.2	10.7	4.5	215	0.06	0.18	63	3.3	608
鹌鹑蛋	12.8	11.1	2.1	337	0.11	0.49	47	3.2	531

（董 琛 王林枝）

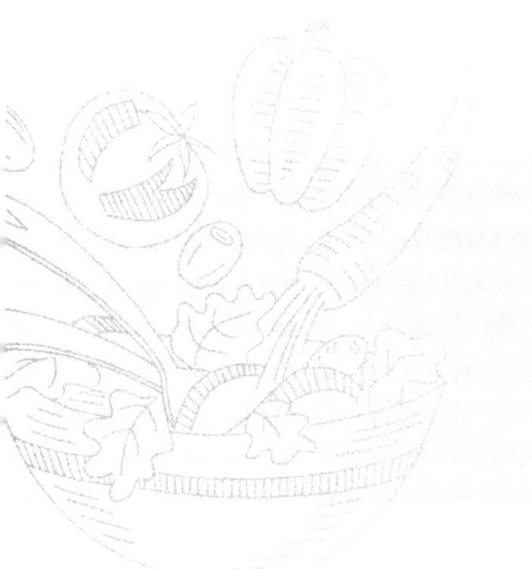

第四章 人群营养学

人体生理状况随着性别的差异和年龄的变化而有所不同，因此对于膳食中营养素的需求也不尽一致。人的一生按照年龄可分为以下几个阶段。

婴儿期：出生 1 ～ 12 个月，包括新生儿期（断脐至出生后 28 天）。

幼儿期：1 周岁到 3 周岁前儿童。

学龄前期：3 ～ 6 岁儿童。

学龄期：6 ～ 12 岁儿童。

少年期：12 ～ 18 岁，或称青春期。

成年期：18 ～ 60 岁。

老年期：60 岁以上。

第一节 孕妇营养

孕妇是处于妊娠特定生理状态下的人群，孕期妇女通过胎盘转运供给胎儿生长发育所需营养，经过 280 天，可将一个肉眼看不见的受精卵孕育成体重约 3.2 kg 的新生儿。孕妇合理营养是胎儿正常生长发育的保证，营养不良对妊娠结局和母体健康都可产生不利影响。对胎儿的影响主要包括胎儿在母体内生长停滞，宫内发育迟缓，其结局包括：早产、新生儿低出生体重、胎儿畸形，影响婴儿的体格和智力发育，婴儿多病，以及感冒、支气管炎、肺炎、贫血和发育不良率增加 3 ～ 5 倍，围产期儿死亡率增高。

一、孕期生理特点及代谢的改变

与非孕妇女不同，孕期妇女生理状态及代谢有较大的改变，以适应妊娠期孕育胎儿的需要。随妊娠时间的增加，这些改变通常越来越明显，至产后又逐步恢复至孕前水平。

（一）孕期内分泌的改变

母体内分泌发生改变的目的之一是对营养素代谢进行调节，增加营养素的吸收或利用，以支持胎儿的发育，保证妊娠的成功。

（1）母体卵巢及胎盘激素分泌增加：胎盘催乳激素（human placental lactogen，HPL）

可增加蛋白质的合成，促进胎盘和胎儿的生长；与类固醇激素协同促进腺泡发育，刺激乳腺上皮细胞合成乳白蛋白、乳酪蛋白、乳球蛋白，为产后泌乳做准备；HPL 刺激母体脂肪分解，提高非酯化脂肪酸、甘油的浓度，使母体以非酯化脂肪酸作为能源；阻止母体对外周葡萄糖的利用，使更多的葡萄糖运送至胎儿。

雌二醇调节碳水化合物和脂类代谢，增加母体骨骼更新率。有研究发现，钙的吸收、钙的储存与孕期雌激素水平呈正相关。

（2）孕期甲状腺素及其他激素水平的改变。孕期血浆甲状腺素 T_3、T_4 水平升高，但游离甲状腺素升高不多，体内合成代谢增加，基础代谢率至孕晚期升高 15%～20%，孕晚期基础代谢耗能约增加 0.63 MJ/d（150 kcal/d）。孕妇的甲状腺素不能通过胎盘，故胎儿需依赖自身合成的甲状腺素。妊娠期胰岛素分泌增多，循环血中胰岛素水平增加，使孕妇空腹血糖值低于非孕妇，但糖耐量试验时血糖增高幅度大且回复延迟，致糖耐量异常及妊娠糖尿病发生率升高。

（二）孕期消化功能改变

受黄体酮分泌增加的影响，胃肠道平滑肌细胞松弛、张力减弱、蠕动减慢、胃排空及食物肠道停留时间延长，孕妇易出现饱胀感及便秘；孕期消化液和消化酶（如胃酸和胃蛋白酶）分泌减少，易出现消化不良；由于贲门括约肌松弛，胃内容物可逆流入食管下部，引起反胃等早孕反应。消化系统功能的上述改变，延长了食物在肠道的停留时间，使一些营养素，如钙、铁、维生素 B_{12} 及叶酸等的肠道吸收量增加，与孕妇、胎儿对营养素的需要增加相适应。

（三）孕期血液容积及血液成分的改变

血浆容积随孕期进展逐渐增加，至孕 28～32 周时达峰值，最大增加量为 50%，为 1.3～1.5 L；红细胞和血红蛋白的量也增加，至分娩时达最大值，增加量约 20%。血浆容积和红细胞增加程度的不一致性，导致血红蛋白浓度下降 20% 以上，红细胞比容（hematocrit）下降约 15%，为 0.31～0.34（非孕为 0.38～0.47）；红细胞计数下降为 3.6×10^{12}/L（非孕为 4.2×10^{12}/L），形成血液的相对稀释，称为孕期生理性贫血。世界卫生组织建议，孕早期和孕末期贫血的界定值是血红蛋白（Hb）$\leqslant$ 110 g/L，孕中期是 Hb $\leqslant$ 105 g/L。血浆总蛋白浓度由平均 70 g/L 降至 40 g/L，血浆白蛋白浓度由 40 g/L 下降至 25 g/L。孕期血浆葡萄糖、氨基酸、铁及水溶性维生素，如维生素 C、叶酸、维生素 B_6、维生素 B_{12}、生物素含量均降低。但某些脂溶性维生素如胡萝卜素、维生素 E 的血浆水平在孕期上升，如维生素 E 血浆浓度上升约 50%，而维生素 A 变化不大。

血流动力学特征：胎盘生化阀（biochemical valve）可保证营养物质由母体到胎儿单向运输。

（四）孕期肾功能改变

有效肾血浆流量及肾小球滤过率增加，但肾小管再吸收能力未有相应增加，尿中葡萄糖、氨基酸和水溶性维生素如维生素 B_1、叶酸、烟酸、吡哆醛的代谢终产物排出量增加。其中葡萄糖的尿排出量可增加 10 倍以上，尤其是在餐后 15 分钟可出现糖尿，尿中葡萄糖排出量的增加与血糖浓度无关，应与真性糖尿病鉴别。尿氨基酸日平均排出量约 2 g，尿中氨基酸的构成与血浆氨基酸谱也无关。叶酸的排出比非孕时高出 1 倍，为 10～15 μg/d。

但是，尿中钙的排出量不增加。

（五）孕期体重增加

（1）孕期体重的增加及其构成：不限制进食的健康初孕妇女体重增长的平均值为12.5 kg，经产妇可能比该平均值低0.9 kg。胎儿、胎盘、羊水、增加的血浆容量及增大的乳腺和子宫被称为必要性体重增加，发达国家妇女孕期必要性体重增加约7.5 kg，发展中国家约6 kg。

（2）按孕前体质指数（BMI）推荐孕期增重：根据孕前BMI推荐孕期增重值被认为适合于胎儿和母体双方（表4-1）。

表4-1　据孕前BMI推荐的孕期体重增长范围

孕前体重/身高类别	孕期体重增长值（kg）
低（BMI ＜ 19.8）	12.5 ～ 18.0
正常（BMI 19.8 ～ 26.0）	11.5 ～ 16.0
高（BMI 26.0 ～ 29.0）	7.5 ～ 11.5
肥胖（BMI ＞ 29.0）	6.0 ～ 6.8

（3）按孕前体重、受孕年龄、是否哺乳或双胎推荐孕期增重：①孕前体重超过标准体重120%的女性，孕期体重增加以7 ～ 8 kg为宜，因其孕前体重超过正常，孕期只需考虑必要性体重增加，孕后20周，每周体重增加不得超过300 g。②孕前体重正常，不计划哺乳的女性，其适宜的孕期增重为10 kg，孕后20周，每周增加体重约350 g。③妊娠时体重正常，计划哺乳的女性，孕期增重的适宜值为12 kg，在孕后20周，每周增重值为400 g。④青春期怀孕或体重低于标准体重10%的女性，孕期体重增加的目标值为14 ～ 15 kg，在孕后20周，每周增重为500 g。⑤双胎妊娠女性，孕期体重增加目标为18 kg，在孕后20周，每周增重为650 g。

二、孕期营养需要及膳食参考摄入量

（一）能量

与非孕相比，孕期的能量消耗还包括母体及胎儿生殖器官的生长发育及母体用于产后泌乳的脂肪储备。2013年《中国居民膳食营养素参考摄入量》推荐孕中期能量需要量（EER）在非孕基础上+300 kcal/d，孕晚期+450kcal/d。由于孕期对营养素需要的增加大于对能量需要的增加，但通过增加食物摄入量以增加营养素摄入极易引起体重的过多增长。而保证适宜能量摄入的最佳方法是密切监测和控制孕期每周体重的增长。

（二）营养素

（1）蛋白质：妊娠期间，胎儿、胎盘、羊水、血容量增加及母体子宫、乳房等组织的生长发育约需925 g蛋白质（protein），其中胎儿体内约440 g，胎盘100 g，羊水3 g，子宫166 g，乳腺81 g，血液135 g。分布在孕早、中、晚期的日增加量分别为1 g、4 g、6 g；由于胎儿早期肝脏尚未发育成熟而缺乏合成氨基酸的酶，所有氨基酸均是胎儿的必需氨基酸，需母体提供。

以蛋白质的利用率为70%估计，孕末期每日需增加蛋白质8.5 g，再考虑个体差异蛋白质增加的变异系数约15%，孕期蛋白质供给增加的推荐值为10 g/d。2013 年 DRIs 建议孕中、晚期膳食蛋白质增加值分别为15 g/d、30 g/d。

（2）脂类：脂类（lipids）是人类膳食能量的重要来源，孕期需3～4 kg 的脂肪积累以备产后泌乳，此外膳食脂肪中的磷脂（phospholipids）及其中的长链多不饱和脂肪酸对人类生命早期脑和视网膜的发育有重要的作用，这也决定了孕期对脂肪及特殊脂肪酸的需要。

孕20 周开始，胎儿脑细胞分裂加速，作为脑细胞结构和功能成分的磷脂增加是脑细胞分裂加速的前提，而长链多不饱和脂肪酸如花生四烯酸（arachidonic acid，ARA，C20 ：4，n-6）、二十二碳六烯酸（docosahexaenoic acid，DHA，C22 ：6，n-3）为脑磷脂合成所必需。

2013年DRIs推荐孕妇膳食脂肪供能百分比(%E)为20%～30%，其中饱和脂肪酸(%E)占＜10%，n-6多不饱和脂肪酸(%E)占2.5%～9%，n-3多不饱和脂肪酸(%E)占0.5%～2%。n-3系多不饱和脂肪酸DHA的母体是α-亚麻酸，n-6系多不饱和脂肪酸ARA的母体是亚油酸，两者均不能在人体内合成，必须从食物中摄取。亚油酸几乎存在于所有植物油中，而α-亚麻酸仅存于大豆油、亚麻籽油、低芥酸菜籽油等少数油种。但α-亚麻酸的重要代谢产物DHA和EPA也可来源于鱼、鱼油及鸡蛋黄中。

（3）矿物质：与非孕相比，在雌激素作用下，妊娠期间钙吸收率增加，以保障胎儿获得充足的钙。胎盘对钙的转运是主动的逆浓度差进行，其过程涉及维生素D及其依赖的钙结合蛋白的作用。孕期钙的补充可降低妊高征和先兆子痫的发病率。而孕期钙供给不足，还可影响母体的骨密度。一个成熟胎儿体内含钙约30 g，在孕早、中、晚期日均积累量分别为7 mg、110 mg和350 mg，加上母体钙代谢平衡对钙的需要量约300 mg/d，再考虑到食物中钙的吸收率约30%。2013 年 DRIs 推荐非孕期妇女钙 RNI 为 800 mg/d，孕中、晚期为1000 mg/d，UL 值为2000 mg/d。过多钙摄入可能导致孕妇便秘，也可能影响其他营养素的吸收。

孕妇贫血仍然是一个常见的疾病。美国疾病控制中心对低收入妇女孕期营养调查显示，在孕早、中、晚期缺铁性贫血患病率分别为10%、14%和33%。已有大量的证据表明，孕早期的铁缺乏与新生儿早产和低出生体重有关。估计孕期体内铁的储存量为1 g，其中胎儿体内约300 mg，红细胞增加约需450 mg，其余储存在胎盘中。随着胎儿娩出、胎盘娩出及出血，孕期储存铁的80%被永久性丢失，仅200 mg的铁保留到母体内。孕期妇女每日平均需储备铁3.57 mg。孕30～34周，铁的需要达到高峰，即每天需要7 mg铁。在孕后期小肠对铁的吸收从10%增加至50%。2013 年 DRIs 推荐非孕期铁 RNI 为 20 mg/d，孕中期 +4 mg/d、孕晚期 +9 mg/d，UL 值为 42 mg/d。

碘缺乏使母体甲状腺素合成减少，从而导致母亲甲状腺功能减退，降低了母亲的新陈代谢，并因此减少了胎儿的营养。孕妇碘缺乏也可致胎儿甲状腺功能低下，从而引起以生长发育迟缓、认知能力降低为标志的不可逆转的克汀病。孕早期碘缺乏引起的甲状腺功能低下导致的胎儿神经损害更为严重。2013 年 DRIs 推荐非孕期妇女碘 RNI 为 120 μg/d，孕期230 μg/d，UL 值为600 μg/d。孕期建议每周进食一次富碘的海产品。

据估计，妊娠期间储存在母体和胎儿组织中的总锌量为 100 mg，其中约 53 mg 储存在胎儿体中。血浆锌的 75%与白蛋白结合。孕妇血浆锌通常在孕早期开始持续下降，致产前达低点，约下降 35%。胎儿与母体血浆锌的比值约为 1.5，母体和胎儿之间锌的转运是逆浓度差的主动运载，在孕末期母体经胎盘转运至胎儿的锌为 0.6 ～ 0.8 mg/d。食物锌的吸收率约 20%。母体摄入充足的锌可促进胎儿的生长发育和预防先天性畸形。出生后数月迅速积累在胎儿和婴儿脑及其他组织中的，毫无疑问，妊娠母体是胎儿期锌的唯一提供者。2013 年 DRIs 推荐非孕期妇女膳食锌 RNI 为 7.5 mg/d，孕期为 9.5 mg/d，UL 值为 40 mg/d。有专家建议对素食、高纤维素膳食人群，大量吸烟者，多次妊娠者，大量摄入钙剂、铁剂者，应额外补锌 15 mg/d。铁剂补充＞ 30 mg/d 可能干扰锌的吸收，故建议妊娠期间治疗缺铁性贫血的孕妇同时补充锌 15 mg/d。

（4）维生素：有文献报道，母体维生素 A 营养状况低下与贫困人群中的早产、宫内发育迟缓及新生儿低出生体重有关。受孕前每周补充维生素 A 可降低母亲死亡率。而孕早期过量摄入用于治疗严重囊性痤疮的异维甲酸，可导致自发性流产和新生儿先天性缺陷，包括中枢神经系统畸形、颅面部和心血管畸形。6000 ～ 15 000 μg 大剂量维生素 A 也导致类似的缺陷。相应剂量的类胡萝卜素则没有毒性。2013 年 DRIs 推荐非孕期妇女维生素 A 的 RNI 为 700 μg RAE/d，孕中、晚期 +70 μg RAE/d。UL 值为 3000 μg RAE/d。目前，市场上销售的孕妇奶粉绝大多数都强化了维生素 A，摄入时应注意补充的总量。

孕期维生素 D 缺乏可导致母体和出生的子代钙代谢紊乱，包括新生儿低钙血症、手足搐搦、婴儿牙釉质发育不良及母体骨质软化症。维生素 D 主要来源于紫外光照下皮内的合成，在高纬度、缺乏日光的北方地区，尤其在冬季几乎不能合成维生素 D，导致母体和胎儿血中 25-OH-D_3 浓度降低，由于含维生素 D 的食物有限，维生素 D 补充极为重要。2013 年 DRIs 推荐非孕期妇女维生素 D 的 RNI 为 10 μg/d，孕期不增加，UL 值为 50 μg/d。

由于维生素 E 对细胞膜，尤其是对红细胞膜上长链多不饱和脂肪酸稳定性的保护作用，孕期维生素 E 的补充可能对预防新生儿溶血产生有益的影响。2013 年 DRIs 推荐非孕期妇女维生素 E 的 AI 为 14 mg/d，孕期不增加，UL 值为 700 mg/d。维生素 E 广泛存在于各种食物，加上脂溶性并能在体内储存，较少出现缺乏症。未见维生素 E 过量摄入致中毒的报道。

维生素 K 是与凝血有关的维生素，凝血过程中至少有 4 种因子依赖维生素 K 在肝脏内合成，因此缺乏维生素 K 的动物凝血酶原下降，凝血过程受阻。常见的维生素 K 缺乏性出血症见于：孕期服用维生素 K 抑制药者，如阿司匹林、抗癫痫药；早产儿，维生素 K 不易通过胎盘，胎儿肝内储存量少，早产儿体内更少；新生儿，初乳中维生素 K 的含量低，加上新生儿开奶迟，肠道细菌少，不能有效合成维生素 K 等。产前补充维生素 K 或新生儿补充维生素 K 均可以有效地预防维生素 K 缺乏性出血症。2013 年 DRIs 推荐非孕期妇女维生素 K 的 AI 为 80 μg/d，孕期不增加，UL 值未制定。

孕期缺乏或亚临床缺乏维生素 B_1 可致新生儿维生素 B_1 缺乏症，尤其在以米食为主的长江中下游农村地区。维生素 B_1 缺乏也影响胃肠道功能，这在孕早期特别重要，因为早孕反应使食物摄入减少，极易引起维生素 B_1 缺乏，并因此导致胃肠道功能下降，进一步加重早孕反应，引起营养不良。2013 年 DRIs 推荐非孕期妇女维生素 B_1 的 RNI 为 1.2 mg/d，

孕中期 +0.2 mg/d，孕晚期 +0.3 mg/d，UL 值未制定。

孕期维生素 B_2 缺乏，胎儿可出现生长发育迟缓。缺铁性贫血也与维生素 B_2 缺乏有关。2013 年 DRIs 推荐非孕期妇女维生素 B_2 的 RNI 为 1.2 mg/d，孕中期 +0.2 mg/d，孕晚期 +0.3 mg/d，UL 值未制定。

在临床上，有使用维生素 B_6 辅助治疗早孕反应，也使用维生素 B_6、叶酸和维生素 B_{12} 预防妊高征。2013 年 DRIs 推荐非孕期妇女维生素 B_6 的 RNI 为 1.4 mg/d，孕期 +0.8 mg/d，UL 值为 60 mg/d。

叶酸摄入不足对妊娠结局的影响：包括出生低体重、胎盘早剥和神经管畸形，在发展中国家还有常见的孕妇巨细胞性贫血。此外，血清、红细胞叶酸水平降低也与血浆总同型半胱氨酸浓度升高与妊娠并发症有关。由于血容量增加致血浆稀释及尿中叶酸排出量增加，母体血浆及红细胞中叶酸水平通常下降，胎盘富含与叶酸结合的蛋白质，可逆浓度梯度主动将母体的叶酸转运至胎儿体内。我国每年有 8 万～ 10 万神经管畸形儿出生，其中北方高于南方，农村高于城市，夏秋季高于冬春季。按胚胎组织分化，受精卵植入子宫的第 16 天脊索管形成，18 天脊索管、神经板发育，19 ～ 20 天神经沟、神经褶形成，21 ～ 22 天神经沟闭合成神经管。因此，叶酸的补充需从计划怀孕或可能怀孕前开始。2013 年 DRIs 推荐非孕期妇女维生素叶酸的 RNI 为 400 μg/d，孕期 +200 μg/d，UL 值为 1000 μg/d 。

如果膳食正常，额外补充维生素 C 可能没有必要。2013 年 DRIs 推荐非孕期妇女维生素 C 的 RNI 为 100 mg/d，孕中晚期 +15 mg/d，UL 值为 2000 mg/d。

三、膳食指南

《中国居民膳食指南》对孕前期，孕早期、中期、晚期的膳食做了专门的说明，其核心建议从 2007 版到 2022 版没有本质改变。

（一）孕前期妇女膳食指南

（1）多摄入富含叶酸的食物或补充叶酸：妊娠的头 4 周是胎儿神经管分化和形成的重要时期，此期叶酸缺乏可增加胎儿发生神经管畸形及早产的危险。育龄妇女应从计划妊娠开始尽可能早地多摄取富含叶酸的食物及从孕前 3 个月开始每日补充叶酸 400 μg，并持续至整个孕期。

（2）常吃含铁丰富的食物：孕前缺铁易导致早产、孕期母体体重增长不足及新生儿低出生体重，故孕前女性应储备足够的铁为孕期利用。建议孕前期妇女适当多摄入含铁丰富的食物，缺铁或贫血的育龄妇女可适量摄入铁强化食物或在医生指导下补充小剂量的铁剂。

（3）保证摄入加碘食盐，适当增加海产品的摄入：妇女围孕期和孕早期碘缺乏均可增加新生儿发生克汀病的危险性。由于孕前和孕早期除摄入碘盐外，还建议至少每周摄入一次富含碘的海产食品。

（4）戒烟、禁酒：夫妻一方或双方经常吸烟或饮酒，不仅影响精子或卵子的发育，造成精子或卵子的畸形，而且影响受精卵在子宫的顺利着床和胚胎发育，易导致流产。酒精可以通过胎盘进入胎儿血液，造成胎儿宫内发育不良、中枢神经系统发育异常、智力低下等。

（二）孕早期妇女膳食指南

（1）膳食清淡、适口：清淡、适口的膳食有利于降低怀孕早期的妊娠反应，使孕妇尽可能多地摄取食物，满足其对营养的需要。

（2）少食多餐：怀孕早期反应较重的孕妇，不必像常人那样强调饮食的规律性，应根据孕妇的食欲和反应的轻重及时进行调整，采取少食多餐的办法，保证进食量。

（3）保证摄入足量富含碳水化合物的食物：怀孕早期应尽量多摄入富含碳水化合物的谷类或水果，保证每天至少摄入 150 g 碳水化合物（约合谷类 200 g）。

（4）多摄入富含叶酸的食物并补充叶酸：怀孕早期叶酸缺乏可增加胎儿发生神经管畸形及早产的危险。妇女应从计划妊娠开始尽可能早地多摄取富含叶酸的食物。受孕后每日应继续补充叶酸 400 μg，至整个孕期。

（5）戒烟、禁酒：孕妇吸烟或经常被动吸烟可能导致胎儿缺氧和营养不良、发育迟缓。孕妇饮酒，酒精可以通过胎盘进入胎儿血液，造成胎儿宫内发育不良、中枢神经系统发育异常、智力低下等，称为酒精中毒综合征。

（三）孕中晚期妇女膳食指南

（1）适当增加鱼、禽、蛋、瘦肉、海产品的摄入量：鱼、禽、蛋、瘦肉是优质蛋白质的良好来源，其中鱼类还可提供 n-3 多不饱和脂肪酸，蛋类尤其是蛋黄是卵磷脂、维生素 A 和维生素 B_2 的良好来源。

（2）适当增加奶类的摄入：奶或奶制品富含蛋白质，对孕期蛋白质的补充具有重要意义，同时也是钙的良好来源。

（3）常吃含铁丰富的食物：从孕中期开始孕妇血容量和血红蛋白增加，同时胎儿需要铁储备，宜从孕中期开始增加铁的摄入量，必要时可在医生指导下补充小剂量的铁剂。

（4）适量身体活动，维持体重的适宜增长：孕妇应适时监测自身的体重，并根据体重增长的速率适当调节食物摄入量。也应根据自身的体能每天进行不少于 30 分钟的低强度身体活动，最好是每天进行 1 ～ 2 小时的户外活动，如散步、做体操等。

（5）禁烟戒酒，少吃刺激性食物：烟草、酒精对胚胎发育的各个阶段都有明显的毒性作用，如容易引起早产、流产、胎儿畸形等。有吸烟、饮酒习惯的妇女，孕期必须禁烟戒酒，并要远离吸烟环境。

四、孕期营养不良对孕妇和胎儿的影响

（一）对胎儿的影响

（1）低出生体重（新生儿体重＜ 2500 g）：影响因素：母亲孕前体重或孕期体重增长低者，孕期血浆总蛋白和白蛋白低者，贫血患者，热能摄入低者，维生素 B_1、维生素 B_2、维生素 A 缺乏者，早产。其他：吸烟（≥ 20 支 /d）者、酗酒者。

（2）早产儿及小于胎龄儿：早产儿：妊娠期＜ 37 周；小于胎龄儿：胎儿大小与妊娠月份不符；新生儿体重在该孕周应有体重的第 10 百分位数以下 / 低于平均体重 2SD 者。营养不良尤其是热能、蛋白质缺乏是造成宫内发育迟缓（IUGR）的主要原因；孕前体重＜ 40 kg，孕期增重＜ 12 kg 时 IUGR 危险性增加。

（3）围产期新生儿死亡率增高：低出生体重儿死亡率＞正常体重儿。

（4）先天畸形：营养素缺乏 / 过多都可以导致先天畸形，已知的有：锌、碘、叶酸缺乏；维生素 A 过多、过少等。

（5）脑发育受损：胎儿细胞数的快速增长期：孕 30 周至出生后 1 年，脑细胞数量不增加、体积增大，直至 2 岁左右。

（二）对孕妇的影响

（1）引起营养缺乏病：营养性贫血（IDA；缺叶酸和维生素 B_{12} 引起的巨幼红细胞性贫血）、骨软化症（缺钙和维生素 D）、营养不良性水肿（蛋白质摄入不足、维生素 B_{12} 缺乏）。

（2）发生妊娠并发症：流产、早产、婴儿死亡率升高。

（3）发生妊娠高血压综合征：母体肥胖；钠摄入过多；蛋白质、钙、锌、镁、维生素 B_6 摄入不足；多不饱和脂肪酸缺乏等可导致前兆子痫、子痫。

第二节　乳母营养

由于要分泌乳汁哺育婴儿，乳母需要的能量及各种营养素较多。孕前营养不良而孕期和哺乳期摄入的营养素又不足的情况下，乳汁分泌量就会下降。当乳母的各种营养素摄入量不足，体内的分解代谢将增加，以尽量维持泌乳量，此时泌乳量下降可能不明显，但已存在母体内营养的不平衡，最常见的指征是乳母的体重减轻或可出现营养缺乏病的症状。

乳汁分泌是一个十分复杂的神经内分泌调节过程。除精神方面的刺激影响到乳汁分泌的质和量外，乳母的饮食、营养状况是影响乳汁分泌量的重要因素，患营养不良的乳母将会影响到乳汁的分泌量和泌乳期的长短。一般营养较差的乳母在产后前 6 个月每日泌乳量为 500 ～ 700 mL，后 6 个月每日为 400 ～ 600 mL；当乳母能量摄入很低时，可使泌乳量减少到正常的 40%～ 50%；严重营养不良乳母的泌乳量可降低到每日 100 ～ 200 mL；饥荒时营养不良的乳母甚至可能完全终止泌乳。

乳母营养需要用来保证自身需求和乳汁正常分泌、量的维持。乳母营养不良首先动用体内贮备，维持乳汁成分恒定；如果长期营养不良，泌乳量减少（除蛋白质可下降外，其余成分基本保持恒定）。

一、生理特点

胎儿娩出后，产妇即进入产后期或哺乳期。一般来说，开奶时间越早，越有利于母乳的分泌。产后 8 周以内是母体生理变化最明显的时期，子宫缩小，恶露排出，乳腺开始分泌。产后皮肤排泄功能旺盛，出汗量较多，尤其在睡眠时更为明显，又由于产后卧床较多，腹肌和盆底肌松弛，易发生便秘。还因为活动较少，进食高蛋白、高脂肪的食物较多，故易发生产后肥胖。

二、营养生理需要

（一）能量

产后 1 个月内乳汁分泌每日约 500 mL，乳母的膳食能量适当供给即可，至 3 个

月后每日泌乳量增加到 750 ～ 850 mL，对能量的需求增高。人乳的能量平均为 290 kJ（70 kcal）/100 mL。每升乳汁含能量为 2900 kJ（700 kcal），机体转化乳汁的效率约为 80%，故共约需 3661 kJ（875 kcal）才能合成 1 L 的乳汁。虽然孕期的脂肪储备可为泌乳提供约 1/3 的能量，但是另外的 2/3 就需要由膳食提供。

2013 年 DRIs 推荐哺乳期女性能量需要量 EER 为在非孕期基础上 +500 kcal/d。

（二）宏量营养素

（1）蛋白质：人乳蛋白质平均含量为 1.2 g/100 mL，正常情况下每日泌乳量约为 750 mL，所含蛋白质为 9 g 左右，但是母体内膳食蛋白质转变为乳汁蛋白质的有效率为 70%，故分泌 750 mL 的乳汁需要消耗膳食蛋白质 13 g。如果膳食蛋白质的生物学价值不高，则转变成乳汁蛋白质的效率更低。2013 年 DRIs 推荐哺乳期妇女蛋白质 RNI 为非孕期基础上 +25 g/d。某些富含蛋白质的食品，如牛肉、鸡蛋、肝和肾等，有促进泌乳的作用。

（2）脂肪：一般而言，每次哺乳过程中后段乳中脂肪含量比前段乳的含量高，这样有利于控制婴儿的食欲。乳母能量的摄入和消耗相等时，乳汁中脂肪酸与膳食脂肪酸的组成相似，乳中脂肪含量与乳母膳食脂肪的摄入量有关。脂类与婴儿的脑发育有密切关系，尤其是其中的不饱和脂肪酸，如二十二碳六烯酸（DHA），对中枢神经的发育特别重要。目前，我国乳母脂肪推荐与成人相同，膳食脂肪供给为 20%～ 30%。

（三）微量营养素

（1）矿物质：为了保证乳汁中钙含量的稳定及母体钙平衡，应增加乳母钙的摄入量。2013 年 DRIs 推荐哺乳期妇女钙 RNI 为非孕期 800 mg/d 基础上 +200 mg/d，UL 为 2000 mg/d。此外，还要注意补充维生素 D（多晒太阳或服用鱼肝油等），以促进钙的吸收与利用。

为恢复孕期铁状况，应多供给膳食中富含铁的食物。2013 年 DRIs 推荐哺乳期妇女铁 RNI 为非孕期 20 mg/d 基础上 +4 mg/d，UL 为 42 mg/d。由于食物中铁的利用率低，可考虑补充小剂量的铁以纠正和预防缺铁性贫血。

（2）维生素：由于维生素 A 可以通过乳腺进入乳汁，乳母膳食维生素 A 的摄入量可以影响乳汁中维生素 A 的含量。2013 年 DRIs 推荐哺乳期妇女维生素 A 的 RNI 为非孕期 700 μg RAE/d 基础上 +600 μg RAE /d，UL 为 3000 μg RAE /d。

维生素 D 几乎不能通过乳腺，母乳中维生素 D 的含量很低。2013 年 DRIs 推荐哺乳期妇女维生素 D 的 RNI 与非孕期 10 μg/d 一致，UL 为 50 μg /d。由于膳食中富含维生素 D 的食物很少，建议多进行户外活动来改善维生素 D 的营养状况以促进膳食钙的吸收，必要时可补充维生素 D 制剂。

母乳中维生素 B_1 含量平均为 0.02 mg/100 mL。已证明维生素 B_1 能够改善乳母的食欲和促进乳汁分泌，预防婴儿维生素 B_1 缺乏病。膳食中硫胺素被转运到乳汁的效率仅为 50%，2013 年 DRIs 推荐哺乳期妇女维生素 B_1 的 RNI 为非孕期 1.2 mg/d 基础上 +0.3 mg/d，UL 未制定。母乳中维生素 B_2 的含量平均为 0.03 mg/100 mL。2013 年 DRIs 推荐哺乳期妇女维生素 B_2 的 RNI 为非孕期 1.2 mg/d 基础上 +0.3 mg/d，UL 未制定，多吃肝、奶、蛋及蘑菇、紫菜等食物可改善维生素 B_2 的营养状况。据 WHO 报告全球平均母乳中维生素 C 含量为 5.2 mg/100 mL，我国报告的北京市城乡母乳中维生素 C 平均含量为 4.7 mg/100 mL。乳汁中维生素 C 与乳母的膳食有密切关系。2013 年 DRIs 推荐哺乳期妇女维生素 C 的 RNI

为非孕期 100 mg/d 基础上 +50 mg/d，UL 为 2000 mg/d。只要经常吃新鲜蔬菜与水果，特别是鲜枣与柑橘类，容易满足需要。

（四）水

哺乳期，为了保证充足的泌乳量，乳母每天应增加 1000 mL 以上的水。多吃汤汁类食物，适当加餐。2013 年 DRIs 推荐哺乳期妇女饮用水的 AI 为非孕期 1.5 L/d 基础上 +0.6 L/d，总摄入量（饮用水 + 食物水）AI 为非孕期 2.7 L/d 基础上 +1.1 L/d。

三、膳食指南

2007 年《中国居民膳食指南》指出，中国哺乳期妇女膳食应遵循以下原则。新版主旨不变。

（1）增加鱼、禽、蛋、瘦肉及海产品的摄入。动物性食品如鱼、禽、蛋、瘦肉等可提供丰富的优质蛋白质，乳母每天应增加总量 100 ～ 150 g 的鱼、禽、蛋、瘦肉，其提供的蛋白质应占总蛋白质的 1/3 以上。

（2）适当增饮奶类，多喝汤水。奶类含钙量高，易于吸收利用，是钙的最好食物来源。乳母每日若能饮用牛奶 500 mL，则可从中得到约 600 mg 优质钙。必要时可在保健医生的指导下适当补充钙制剂。

（3）产褥期食物多样，不过量。产褥期的膳食同样应是多样化的平衡膳食，以满足营养需要为原则，无须特别禁忌。要注意保持产褥期食物多样充足而不过量。

（4）忌烟酒，避免喝浓茶和咖啡。乳母吸烟（包括间接吸烟）、饮酒对婴儿健康有害，哺乳期应继续忌烟酒、避免饮用浓茶和咖啡。

（5）科学活动和锻炼，保持健康体重。哺乳期妇女除注意合理膳食外，还应适当运动及做产后健身操，这样可促使产妇机体复原，保持健康体重。哺乳期妇女进行一定强度的、规律性的身体活动和锻炼不会影响母乳喂养的效果。

四、哺乳期膳食原则

（一）产褥期膳食

产褥期是指胎盘娩出至产妇全身各器官除乳腺外恢复至或接近于正常未孕状态的一段时间，一般为 6 周。

正常分娩后产妇可进食适量、易消化的半流质食物。例如，红糖水、藕粉、蒸蛋羹、蛋花汤等。分娩时若会阴撕伤Ⅲ度缝合，应给无渣膳食 1 周左右，以保证肛门括约肌不会因排便再次撕裂。做剖宫手术的产妇术后 24 小时给予术后流食 1 天，但忌用牛奶、豆浆、大量蔗糖等胀气食品，以后再转为普通膳食。

母体在分娩过程中失血很多，需要补充造血的重要物质，如蛋白质和铁等。鸡蛋的蛋白质含量很高，但每日进食鸡蛋的量不要多于 6 个，以免增加肾脏负担。此外，我国的习惯往往只强调动物性食物的摄入，如鸡、肉、鱼、蛋，而忽视蔬菜与水果的摄入，容易造成维生素 C 与膳食纤维的不足。

中医学中，也很重视妇女在哺乳期的营养，并有很多民间流传的偏方等，如将食品与药物相结合的通乳汤，可增进乳汁分泌。各地区还有不少简易配方，如猪蹄 2 只或蹄膀 1

只（或鲫鱼、草鸡等）、通草 2 g 加水充分煮熟，食肉喝汤。或王不留行和穿山甲各 6 g，用猪蹄 1 对炖汤食用，也可用赤小豆煮粥加红糖。此外，多喝鲫鱼汤、排骨汤、鸡汤、猪蹄汤等，也可促进乳汁的分泌。

（二）哺乳期的膳食

（1）食物种类齐全、多样化：一日以 4 ～ 5 餐为宜，如主食不能只吃精白米、面，应该粗细粮搭配，每天食用一定量粗粮，并适当调配些杂粮如燕麦、小米、赤小豆、绿豆等，每日 400 ～ 500 g。

（2）供给充足的优质蛋白质：动物性食品如鱼类、禽、肉等可提供优质的蛋白质，每日 175 ～ 250 g。在受经济条件限制的地区，充分利用大豆类食品提供蛋白质和钙质。每日补充蛋类 50 ～ 300 g，参照其他优质蛋白类食物的量予以调整。

（3）多食含钙丰富的食品：乳及乳制品（如牛奶、酸奶、奶粉、奶酪等）含钙量最高，并且易于吸收利用，每天至少摄入 300 g。此外，小鱼、小虾米（皮）含钙丰富，可以连骨带壳食用。深绿色蔬菜、豆类也可提供一定量的钙。

（4）多食含铁丰富的食品：如动物的肝脏、肉类、鱼类、某些蔬菜（如油菜、菠菜等）、大豆及其制品等。

（5）摄入足够的新鲜蔬菜、水果和海产品：每天要保证供应 500 g 以上。乳母还要多选用绿叶蔬菜。有的地区孕妇产后有禁吃蔬菜和水果的习惯，应予以纠正。

（6）注意烹调方法：对于动物性食品，如畜、禽、鱼类的烹调方法以蒸、煮、煨、炖为最好，多汤水。烹调蔬菜时，注意尽量减少维生素 C 等水溶性维生素的损失。

（三）其他

研究者们提示，在整个妊娠期与哺乳期的妇女应少喝酒，因多喝酒会抑制泌乳反射而减少乳汁分泌，建议禁酒。乳母服用多量阿司匹林（如每天 2 片以上，每片 0.5 g）则可能导致婴儿肠道出血，建议停用或遵医嘱。乳母也不宜食用含咖啡因较多的食物。

第三节　婴幼儿营养

出生 1 ～ 12 个月为婴儿期，包括新生儿期（断脐至出生后 28 天）；1 ～ 3 岁为幼儿期。前一时期是一生中生长发育最快的时期，也是婴儿完成从子宫内生活到子宫外生活的过渡期；后一时期是养成良好饮食习惯的关键时期，也是完成从以母乳为营养来源到以其他食物为营养来源的过渡期。婴幼儿期良好的营养，是一生体格和智力发育的基础，亦是预防成年慢性疾病如动脉粥样硬化、冠心病等的保证。由于婴幼儿期的生长极为迅速，对营养素的需要极高，而各器官的发育尚未成熟，对食物的消化吸收能力有限，因此，如何科学喂养以确保婴幼儿的生长发育就显得极为重要。2022 年版膳食指南幼儿期为 13 ～ 24 月龄，学龄前期为 2 ～ 5 周岁。

一、婴儿生理特点

（1）母体喂养到母体外喂养的过渡期：从完全依赖母乳营养到依赖母乳外食物营养过渡期。

（2）体格发育：一生中生长发育的第一个高峰期。12 月龄时，体重为出生时的 3 倍（9 kg），身高为 1.5 倍（75 cm）。头围从 34 cm 增至 46 cm（平均每月 1 cm），6 个月至 1 岁时，胸围和头围基本相等，称为头胸围交叉（此时为交叉年龄）。上臂围从 11 cm 增至 16 cm。

（3）神经系统发育迅速：出生后前 6 个月，脑细胞数目持续增加；至 6 月龄时，脑重为出生时的 2 倍（600 ～ 700 g）。后 6 个月，脑细胞体积增大、树突增多和延长，神经髓鞘形成并进一步发育，至 1 岁时，脑重（900 ～ 1000 g）接近成人的 2/3。脑细胞增生和大脑发育可一直延续到 2 岁。

（4）婴儿消化器官幼稚：胃出生时 25 ～ 50 mL，第 10 天 100 mL，6 个月时 200 mL，1 岁时 300 ～ 500 mL；胃呈水平位，消化酶的分泌及胃肠道蠕动力弱，功能不完善，不适当的喂养易致消化功能紊乱、营养不良。

婴儿口腔黏膜柔软，舌短而宽，有助于吸吮奶头。新生儿唾液腺分化不全，出生后 3 ～ 4 个月，唾液腺才逐渐发育完全，唾液量分泌增加，淀粉酶含量增多，消化淀粉的能力增强。婴儿胃呈水平位，贲门括约肌发育不完善，而幽门肌肉发育良好，喂奶后略受震动或吞咽较多空气后，容易溢奶。婴儿胃液成分与成人基本相同，有胃酸、胃蛋白酶、胃凝乳酶和脂肪酶，有利于乳汁凝固消化。婴儿肠管总长度约为身长的 6 倍（成人为 4.5 倍），但肠壁腺体发育差，消化酶功能弱，消化道蠕动调节不稳定，易受气候变化、食物性质改变及肠道感染的影响而出现腹泻、呕吐等胃肠功能紊乱现象。婴儿在营养需求和胃肠消化吸收能力方面存在一定矛盾，在安排饮食喂养时有一定难度，必须根据婴儿生理特点精心安排，以有利于食物的消化吸收满足其营养需求，预防疾病。

二、婴儿的营养需要

为了使婴儿的体重正常增长，能量及营养素摄入必须满足消耗及正常生长所需，正常母乳的营养构成及营养素含量是最适宜婴儿营养需要的食品。

（一）能量需要

婴儿的能量需要包括基础代谢、体力活动、食物的特殊动力作用、能量储存、排泄耗能，以及生长发育所需。依据年龄、体重及发育速度来估计总能量的需要。2013 年 DRIs 建议的 0 ～ 6 个月的婴儿的能量需要量为 90 kcal/（kg · d），6 ～ 12 个月为 80 kcal/（kg · d）。

（二）宏量营养素

（1）蛋白质：婴儿生长迅速，不仅蛋白质的量按每单位体重计大于成人，而且需要更多优质蛋白质。婴儿比成人所需必需氨基酸的比例大，6 个月的婴儿对必需氨基酸的需要量比成人多 5 ～ 10 倍。除成人的 8 种必需氨基酸外，婴儿早期肝脏功能还不成熟，还需要由食物提供组氨酸、半胱氨酸、酪氨酸及牛磺酸。人乳中必需氨基酸的比例最适合婴儿生长的需要。2013 年 DRIs 建议的 0 ～ 6 个月的婴儿的蛋白质 AI 为 9 g/d，6 ～ 12 个月 RNI 为 20 g/d。

蛋白质代谢产物尿素构成肾溶质。婴儿的肾功能发育尚未完善，蛋白质摄入量过高，使肾溶质增加，肾负荷增加，使肾脏发育和功能受到损害。成熟母乳中蛋白质密度为 1.5 ～ 1.6 g/100 kcal，婴儿配方奶和牛奶中蛋白质密度应控制在 1.8 g/100 kcal 为宜，以避

免加重婴儿肾脏负荷。

婴幼儿喂养不当，可发生蛋白质缺乏症，影响生长发育，特别是影响大脑的发育，还可使婴儿体重增长缓慢、肌肉松弛、贫血、免疫功能降低，甚至发生营养不良性水肿。

（2）脂肪：0 ～ 6 月龄的婴儿按每日摄入人乳 800 mL 计，则可获得脂肪 27.7 g，占总能量的 47%。6 个月后虽然添加一些辅助食品，但还是以奶类食品为主，脂肪提供的能量比仍然较高。2013 年 DRIs 建议 0 ～ 6 个月的婴儿的 AI 为 48%，6 ～ 12 个月 AI 为 40%。n-6 系列亚油酸及其代谢产物 γ- 亚麻酸及花生四烯酸（ARA）、n-3 多不饱和脂肪酸 α- 亚麻酸及其代谢产物二十碳五烯酸（EPA）和二十二碳六烯酸 （DHA），这些脂肪酸对婴儿神经、智力及认知功能发育有促进作用。参照母乳中的含量，FAO/WHO 于 1994 年推荐婴儿亚油酸提供的能量不低于膳食总能量的 3%。

（3）碳水化合物：2013 年 DRIs 建议 0 ～ 6 个月的婴儿的 AI 为 60 g/d，6 ～ 12 个月 AI 为 85 g/d。4 个月以下的婴儿消化淀粉的能力尚未成熟，但乳糖酶的活性比成人高。4 个月以后的婴儿，能较好地消化淀粉食品。若婴儿食物中含碳水化合物过多，则碳水化合物在肠内经细菌发酵，产酸、产气并刺激肠蠕动而引起腹泻。如果蛋白质供给不足，则引起虚胖和水肿，导致营养不良。

（三）微量营养素

（1）矿物质：婴儿必需而又容易缺乏的矿物质和微量元素主要有钙、铁、锌。此外，内陆地区甚至部分沿海地区碘缺乏病也较为常见。

人乳中含钙量约为 350 mg/L。以 1 天 800 mL 人乳计，能提供 300 mg 左右的钙。由于人乳中钙吸收率高，出生后前 6 个月的全母乳喂养的婴儿并无明显的钙缺乏。尽管牛乳中含钙量是母乳的 3 倍，但其钙磷比例不适合婴儿需要，而且吸收率低。2013 年 DRIs 建议 0 ～ 6 个月的婴儿钙的 AI 为 200 mg/d，UL 为 1000 mg/d；6 ～ 12 个月 AI 为 250 mg/d，UL 为 1500 mg/d。

足月新生儿体内约有 300 mg 的铁储备，通常可防止出生后 4 个月内的铁缺乏。早产儿及低出生体重儿的铁储备相对不足，在婴儿期容易出现铁缺乏。母乳 1 ～ 3 个月时的铁含量为 0.6 ～ 0.8 mg/L，4 ～ 6 个月时为 0.5 ～ 0.7 mg/L。牛乳中铁含量约为 0.45 mg/L，低于母乳，且吸收率亦远低于人乳。婴儿在 4 ～ 5 个月后急需从膳食中补充铁，如强化铁的配方奶、米粉、肝泥及蛋黄等。2013 年 DRIs 建议 0 ～ 6 个月的婴儿铁的 AI 为 0.3 mg/d，UL 未制定；6 ～ 12 个月 RNI 为 10 mg/d，UL 未制定。

足月新生儿体内也有较好的锌储备。人乳中锌含量相对不足，成熟乳约为 1.18 mg/L。母乳喂养的婴儿在前几个月内因可以利用体内储存的锌而不会缺乏，但在 4 ～ 5 个月后也需要从膳食中补充。2013 年 DRIs 建议 0 ～ 6 个月的婴儿锌的 AI 为 2.0 mg/d，UL 未制定；6 ～ 12 个月 RNI 为 3.5 mg/d，UL 未制定。

婴儿期碘缺乏可引起以智力低下、体格发育迟缓为主要特征的不可逆性智力损害。我国大部分地区天然食品及水中含碘较低，如孕妇和乳母不使用碘强化食品，则新生儿及婴儿较容易出现碘缺乏病。2013 年 DRIs 建议 0 ～ 6 个月的婴儿铁的 AI 为 85 μg/d，UL 未制定；6 ～ 12 个月 RNI 为 115 μg/d，UL 未制定。

（2）维生素：母乳中的维生素尤其是水溶性维生素含量受乳母的膳食和营养状态的

影响。膳食均衡的乳母，其乳汁中的维生素一般能满足婴儿的需要。用非婴儿配方奶喂养婴儿时，则应注意补充各种维生素。

母乳中含有较丰富的维生素 A，用母乳喂养的婴儿一般不需额外补充。牛乳中的维生素 A 仅为母乳含量的一半。用牛乳喂养的婴儿需要额外补充 150 ～ 200 μg/d 维生素 A。用浓缩鱼肝油补充维生素 A 时应适量，过量补充会导致维生素 A、维生素 D 中毒，出现呕吐、昏睡、头痛、骨痛、皮疹等症状。2013 年 DRIs 建议 0 ～ 6 个月的婴儿维生素 A 的 AI 为 300 μg RAE/d，6 ～ 12 个月 AI 为 350 μg RAE/d，UL 为 600 μg RAE/d。

人乳及牛乳中的维生素 D 含量均较低，从出生 2 周到 1 岁半之内都应添加维生素 D。2013 年 DRIs 建议 0 ～ 12 个月婴儿维生素 D 的 AI 为 10 μg/d，UL 为 20 μg/d。富含维生素 D 的食物较少，肝、乳类及蛋含量亦不高。因此，给婴儿适量补充富含维生素 A、维生素 D 的鱼肝油或维生素 A、维生素 D 制剂及适当晒太阳，可以预防维生素 D 缺乏所致的佝偻病。

早产儿和低出生体重儿容易发生维生素 E 缺乏，引起溶血性贫血、血小板增加、硬肿症。2013 年 DRIs 建议 0 ～ 6 个月的婴儿维生素 E 的 AI 为 3 mg α-TE/d，6 ～ 12 个月 AI 为 4 mg α-TE/d，UL 未制定。膳食中不饱和脂肪酸增加时，维生素 E 的需要量也增加。人乳初乳维生素 E 含量为 14.8 mg/L，过渡乳和成熟乳分别含 8.9 mg/L 和 2.6 mg/L。牛乳中维生素 E 含量远低于人乳，约为 0.6 mg/L。

新生儿肠道内正常菌群尚未建立，肠道细菌合成维生素 K 较少，容易发生维生素 K 缺乏症（出血）。母乳约含维生素 K 15 μg/L，牛乳及婴儿配方奶的维生素 K 含量约为母乳的 4 倍，母乳喂养的新生儿较牛乳或配方食品喂养者更易出现出血性疾病。因此，对新生儿尤其是早产儿出生初期要注射补充维生素 K。出生 1 个月以后，一般不容易出现维生素 K 缺乏。但长期使用抗生素时，则应注意补充维生素 K。2013 年 DRIs 建议 0 ～ 6 个月的婴儿维生素 K 的 AI 为 2 μg/d，6 ～ 12 个月 AI 为 10 μg/d，UL 未制定。

母乳喂养的婴儿可从乳汁中获得足量的维生素 C。牛乳中维生素 C 的含量仅为母乳的 1/4（约 11 mg/L），又在煮沸过程中有所损失，因此纯牛乳喂养儿应及时补充富含维生素 C 的果汁、深颜色叶菜汁或维生素 C 制剂等。2013 年 DRIs 建议 0 ～ 12 个月的婴儿维生素 C 的 AI 为 40 mg/d，UL 未制定。婴儿坏血病多见于在出生后的半年或 1 年中以单纯牛奶喂养的婴儿，所以要特别注意维生素 C 的补充。婴儿 4 周后即可喂给菜汤和果汁等。

（四）水

水的需要量与婴儿的代谢率和饮食的质和量有关。蛋白质和电解质摄入多时，水的需要量也应增加，否则血浆将处于高渗状态，导致负水平衡。母乳的肾溶质负荷低，适合喂养小婴儿和早产儿。牛奶因蛋白质和钠、钾、氯等电解质的含量高，肾溶质高。因此，人工喂养婴儿，应多喂些水，或对牛奶进行适当稀释。

三、婴儿喂养

婴儿喂养可分为 3 种方式：母乳喂养（breast feeding）、人工喂养（bottle feeding）、混合喂养（mixture feeding）。

（一）母乳喂养

母乳是 4 ～ 6 个月以内婴儿最适宜最良好的天然食物。全社会都要关心、支持、鼓励母乳喂养。乳汁分期：母乳可分为初乳（出生后 5 ～ 7 天内），过渡乳（7 ～ 15 天），成熟乳（15 天以后分泌的乳汁）。在分娩后的 5 天内所分泌的乳汁呈淡黄色，质地黏稠，称之为“初乳”。之后第 6 ～ 10 天的乳汁称为过渡乳，大约 2 周后为成熟乳。初乳具有以下特点：①蛋白质含量约 10%，成熟乳仅 1%。②含丰富的抗体，尤以分泌性免疫球蛋白 A（SIgA）为多，此外还含有乳铁蛋白，亦含有较多的白细胞、溶菌酶及抗菌因子。③为婴儿提供较多特殊的营养素，如锌，长链的多不饱和脂肪酸在初乳也比成熟乳多。④初乳中的脂肪及乳糖都比成熟乳少，以适应新生儿脂肪和糖消化能力较差的特点。

母乳喂养的优点：营养丰富；免疫物质丰富；不容易发生过敏；增进母子情感交流、促进婴儿智力；卫生又无菌，经济、方便、温度适宜，而且新鲜不变质；促进母体恢复。

（1）营养物质丰富：尽管人乳所含蛋白质比牛奶少，约为 1.1 g/100 mL，但人乳中蛋白质以易于消化吸收的乳清蛋白为主。乳清蛋白与酪蛋白之比为 70 ∶ 30，而牛乳为 18 ∶ 82。在乳清蛋白中，人乳以 α- 清蛋白为主。乳清蛋白易于消化吸收，而 α- 乳清蛋白又可促进乳糖的合成。与牛乳不同，人乳在婴儿的胃中被胃酸作用后，能形成柔软絮状的凝块，以便被胃酸及肠道蛋白酶充分分解。人乳中胱氨酸含量为 240 mg/L，高于牛乳的 130 mg/L。因新生儿及早产儿肝及脑组织中催化生成胱氨酸所需的酶较低，不能利用其他含硫氨基酸合成胱氨酸，故有学者认为胱氨酸是新生儿及早产儿的必需氨基酸。此外，人乳中的牛磺酸（氨基乙磺酸，taurine）的含量也较多（425 mg/L），为成人血清的 10 倍。由于婴儿的肝脏尚未成熟，半胱氨酸脱羧酶的活性低，不能将半胱氨酸合成牛磺酸，必须由食物提供，而牛磺酸为婴儿大脑及视网膜发育所必需。

人乳的脂肪数量和种类都比牛乳多，在能量上也高于牛乳。人乳脂肪酸构成包括短链、中链及长链脂肪酸，尤其是必需脂肪酸亚油酸和 α- 亚麻酸及其衍生物二十二碳六烯酸（DHA）等。这是因为婴儿从亚麻酸合成二十二碳六烯酸的能力有限，必须由母乳提供。人乳含有丰富的脂酶，它能在 4 ℃或更低的温度下将三酰甘油分解为游离的脂肪酸，使人乳中的脂肪比牛乳中的脂肪更易于消化与吸收。人乳三酰甘油的第 2 位上含有更多比例的棕榈酸，它在肠道中作为 2- 甘油单酯而被吸收，相反，脂酶从牛乳脂肪分解游离出的 1 及 3 位的棕榈酸，这种游离的脂肪酸在肠腔可被钙沉淀，形成棕榈酸钙，导致脂肪及钙的吸收不良、便秘，甚至可能引起婴儿的低钙血症。

人乳中的乳糖含量约为 7%，高于牛乳，且以乙型乳糖为主。乳糖不仅提供婴儿相当一部分的能量，而且它在肠道中被乳酸菌利用后产生乳酸。乳酸在肠道内可抑制大肠杆菌的生长，同时亦可促进钙的吸收。

由于婴儿肾脏的排泄和浓缩能力较弱，食物中的矿物质过多或过少都不适于婴儿的肾脏及肠道对渗透压的耐受能力，会导致腹泻或肾的过高负荷。人乳的渗透压比牛乳低，更符合婴儿的生理需要。牛乳的肾溶质负荷比人乳大，喂以牛乳的婴儿血浆尿素的水平较高，也较易出现钠潴留。临床上高尿素血症和高钠血症引起婴儿的脱水也多见于以牛乳喂养的婴儿。人乳中的钙含量比牛乳低，但钙磷比例恰当，为 2 ∶ 1，有利于钙的吸收。铁的含量人乳与牛乳接近，但人乳中铁的吸收率达 50%，而牛乳仅为 10%。另外，人乳中的锌、铜含量远高于牛乳，有利于婴儿的生长发育。

人乳中维生素的含量易受乳母的营养状态的影响，尤其是水溶性维生素和脂溶性的维生素 A。营养良好乳母的乳汁中维生素能满足 1 ～ 6 个月婴儿的需要，而不需要额外补充维生素。但维生素 D 例外，尤其是日照较少的地区。

（2）免疫物质丰富：人乳中的白细胞主要是嗜中性粒细胞和巨噬细胞，存在于前 3 ～ 4 个月的母乳中。

母乳中的抗体主要存在于初乳中，以 SIgA 为主，占初乳中免疫球蛋白的 89.8%。产后 1 ～ 2 天的初乳中也含有较高水平的免疫球蛋白 M（IgM），其含量达到甚至超过正常人血清水平，但持续时间较短，至产后 7 天下降至微量。母乳中也含有少量的免疫球蛋白 G（IgG），其浓度不到血液浓度的 1%，但持续时间较长，能维持到产后 6 个月。人类初乳含乳铁蛋白丰富，可达 5 ～ 6 mg/mL，4 周后下降至 2 mg/mL，以后一直维持 1 mg/mL。

在喂哺第 1 个月时溶菌酶约为 20 μg/mL，第 6 个月为 250 μg/mL，人乳溶菌酶的含量约为牛乳制品的 8 倍。

初乳中有较高含量的补体 C3 和补体 C4，但随后迅速下降。补体不能直接杀灭细菌，但能辅助 SIgA 和溶菌酶降解细菌。

低聚糖和共轭糖原是母乳中一类能抵抗细菌的碳水化合物，其中单唾液酸神经节苷脂可以中和大肠杆菌及霍乱弧菌的不耐热毒素的受体；含低聚糖的岩藻能阻断霍乱弧菌与黏膜蛋白结合；含甘露糖的糖蛋白能阻断霍乱弧菌的结合点。另外，人乳中的低聚糖还可与流感和肺炎病原体黏附，促进直肠中乳酸杆菌的生长与乙酸的产生，从而抑制致病性革兰阴性菌的生长。

初乳中含量较高的纤维结合素能促进吞噬细胞的吞噬作用；双歧因子可助乳酸杆菌在肠道中生长并产生乙酸和乳酸，降低肠道 pH；维生素 B_{12} 和叶酸结合蛋白能抑制细菌利用这些维生素；蛋白酶抑制剂能抑制母乳中生物活性蛋白被消化；抗炎因子如前列腺素 E 和前列腺素 F，糜蛋白酶，抗氧化物质如 β- 胡萝卜素、α- 生育酚、过氧化物酶、自由基清除剂等具有抗炎症反应和抗氧化作用；此外，母乳中干扰素具有抗病毒等作用。

（3）母乳中的激素和生长因子：母乳含有表皮生长因子（EGF）、神经生长因子（NGF）、胰岛素样生长因子 I 和 II，转移生长因子（TGF）等。这些生长因子可以调节婴儿的生长发育，参与中枢神经系统及其他组织的生长分化。母乳中还含有甲状腺素 T_3、甲状腺素 T_4、胸腺刺激素（TSH）、前列腺素、促甲状腺素释放激素（TRH）、皮质激素和促肾上腺皮质激素（ACTH）、胰岛素、生长激素抑制素、垂体激素、泌乳刺激素、催乳素、胃抑素、胃肠肽、胃泌素、促红细胞生成素、降血钙素等。这些激素对于维持、调节和促进婴儿各器官的生长、发育与成熟有重要作用。

（二）人工喂养

因各种原因母亲不能以母乳喂养婴儿时，则可采用牛奶或其他代乳品喂养婴儿。过去常用鲜牛奶或全脂奶粉喂养婴儿，但现在认为婴幼儿不适合饮用新鲜牛奶或全脂奶粉。因为，它们含蛋白质、钙、钠、钾成分较高，肾溶质负荷大；铁、维生素 C、维生素 D 等含量不足，不能完全满足婴儿的营养需要和生理特点。

脱脂奶粉也不宜喂养婴儿，因为其脂肪缺乏，能量供给不足，可影响婴儿生长发育；脱脂奶蛋白质密度过高，肾溶质高，可加重婴儿肾脏负担；脂肪缺乏，可造成必需脂肪酸供给不足，并影响脂溶性维生素的吸收利用。

婴儿配方奶粉的营养成分与母乳比较接近，较易消化吸收，是人工喂养婴儿良好的营养来源。但配方奶粉中缺乏母乳中特有的免疫因子和生物活性物质。

(1) 配方奶粉：绝大多数婴儿配方奶是在牛奶的基础上，降低蛋白质的总量，以减轻肾负荷；调整蛋白质的构成以满足婴儿的需要，如将乳清蛋白的比例增加至 60%，同时减少酪蛋白至 40%，以利于消化吸收；并模拟母乳增加婴儿需要的牛磺酸和肉碱。在脂肪方面，脱去部分或全部富含饱和脂肪酸的奶油，代之以富含多不饱和脂肪酸的植物油，并调配其脂肪酸的构成和比例，使之接近母乳，以满足婴儿对脂肪酸的需要，如调整 n-3 与 n-6 系列脂肪酸的比例，并添加有助于大脑发育的长链多不饱和脂肪酸，如二十二碳六烯酸（DHA），使脂肪成分更接近于母乳。在矿物质和维生素上，减少矿物质总量，调整钙 / 磷比例至（1.3 ～ 1.5）：1，增加铁、锌等矿物质及维生素 A 和维生素 D。强化维生素 A、维生素 D、适量添加其他维生素；促进生长发育、预防佝偻病。强化其他生长必需而体内合成有限的牛磺酸、核酸、肉碱等。添加大豆蛋白，避免对牛奶过敏。添加低聚糖类促进益生菌生长。人乳和牛乳营养成分的比较如表 4-2 所示。

婴儿配方奶粉一般按容积 1 ∶ 4（即 1 平匙奶粉加 4 平匙水）或按质量 1 ∶ 8 配制。

婴儿配方奶粉主要分为两类：①起始婴儿配方（starting infant formulas）主要适用于 1 ～ 6 个月的婴儿。②后继配方或较大婴儿配方（follow-up formula）适用于 6 个月以后的婴儿，作为他们混合食物中的组成部分。③医学配方（medical formulas）用于特殊生理上的异常所需，如为早产儿、先天性代谢缺陷儿（如苯丙酮酸尿症）设计的配方，为牛乳过敏儿设计的豆基配方粉等。

参照国际婴儿配方食品标准并结合我国国情于 1989 年制定了我国婴幼儿食品的国家标准，1997 年和 1999 年进行了修订，2010 年 3 月根据《食品安全法》第二十一条的规定重新修改，经食品安全国家标准审评委员会审查，颁布了 66 个食品安全标准，其中有 GB 10765-2010《婴儿配方食品》、GB 10767-2010《较大婴儿和幼儿配方食品》、GB 10769-2010《婴幼儿谷类辅助食品》、GB 10770-2010《婴幼儿罐装辅助食品》、GB 12693-2010《乳制品良好生产规范》、GB 23790-2010《粉状婴幼儿配方食品良好生产规范》等。

表 4-2 人乳与牛乳营养成分的比较（每 100 g 可食部）

成分		母乳	牛乳
水（g）		87.6	89.8
能量（kJ）		274	226
蛋白质（g）		1.3	3.0
脂肪（g）		3.4	3.2
碳水化合物（g）	主要为乳糖	7.4	3.4
灰分（g）		0.3	0.6

续表

成分		母乳	牛乳
氨基酸（mg）			
必需氨基酸	组氨酸	29	62
	异亮氨酸	52	115
	亮氨酸	112	245
	赖氨酸	70	207
	蛋氨酸	17	65
	苯丙氨酸	36	113
	苏氨酸	45	101
	色氨酸	17	39
	缬氨酸	57	134
非必需氨基酸	精氨酸	38	84
	丙氨酸	39	83
	天门冬氨酸	89	179
	胱氨酸	21	28
	丝氨酸	46	143
	酪氨酸	39	118
	谷氨酸	189	528
	甘氨酸	23	45
	脯氨酸	97	295
常量元素和微量元素（mg）	钙	30	104
	磷	13	73
	镁	32	11
	铜	0.03	0.02
	锌	0.28	0.42
	铁	0.1	0.3
维生素	维生素 A（gRE）	11	24
	维生素 E（mg）	0.04*	0.18*
	维生素 D（IU）	22*	14*
	硫胺素（mg）	0.01	0.03
	核黄素（mg）	0.05	0.14
	烟酸（mg）	0.2	0.1
	维生素 C（mg）	5	1

注：摘自《食物成分表》；* 摘自 *Neonatology*，1981 年第 2 版。

（2）鲜牛乳：鲜牛乳是比较常用的母乳代乳品。由于牛乳营养成分与人乳有较大差异，需要适当配制后才适宜给婴儿喂养。

①牛乳的配制：牛奶稀释方法为新生儿期采用 2 份牛奶加 1 份水稀释（牛奶：水 = 2 ：1，v/v），以后过渡到 3 份奶加 1 份水、4 份奶加 1 份水。由于牛乳中的乳糖仅为人乳的 60%，牛乳稀释后还需加 5%～ 8%的葡萄糖或蔗糖。

②消毒：配好的牛乳在喂给婴儿之前应煮沸 3 ～ 4 分钟以杀灭细菌，另外，亦可使牛乳的蛋白质变性从而有助于婴儿消化。但煮沸的时间过长亦会破坏牛乳中的维生素，使短链脂肪酸挥发。

③奶量：0 ～ 1 岁的婴儿平均每千克体重需 95 kcal/d 能量。牛乳能量约为 55 kcal/100 mL。平均每千克体重需（2 ：1）+5%糖的牛奶 170 mL，或（3 ：1）+5%糖的牛奶 155 mL，或（4 ：1）+5%糖的牛奶 150 mL。每天分 6 ～ 8 次喂养。

（3）全脂奶粉：是用鲜乳制成的干粉，含蛋白质 20%～ 28%，脂肪 20%～ 28%。将水按体积比 1（奶粉）：4（水）或重量比 1（奶粉）：8（水）溶解后其成分同鲜牛奶。再按上述鲜牛奶的方法配置进一步稀释、加糖、煮沸，冷却后即可喂养婴儿。

（4）豆制代乳粉：以大豆为主体蛋白的代乳品。是用加热处理的大豆粉，添加蛋黄粉以增补植物蛋白的不足，添加米粉、蔗糖、骨粉、矿物质和维生素等。另外也可在大豆蛋白提取物的基础上，加入甲硫氨酸和 L- 肉碱，以及矿物质和维生素等组成配方粉。其特点为不含乳糖，适用于对牛乳过敏或乳糖酶活性低下的婴儿。

（三）混合喂养

母乳不足或其他原因不能按时足量给婴儿哺乳，而采用代乳品作为补充或部分替代的喂养方式称为混合喂养。其原则是先喂母乳，再喂其他乳品；每天必须喂乳 3 次以上。让婴儿按时吮吸乳头，刺激乳汁分泌。尽量采用补授法，优先采用母乳，不足时再补充代乳品；特殊原因可用代授法，用代乳品代替一次母乳，母乳喂养最好每天不少于 3 次。

四、断奶过渡期喂养

（一）添加辅助食品的科学依据

满足婴儿的营养需求；让婴儿学习吃食物，为断奶做准备；适应婴儿消化系统及心理发育的需要；培养良好的饮食习惯。

（二）添加辅助食品的时间与原则

（1）适宜时间：在通常情况下，4 ～ 6 个月时应逐步添加辅助食品，但因婴儿个体差异，开始添加辅食并没有一个严格时间规定。一般有下列情形时可以开始添加辅食：婴儿体重增长已达到出生时的 2 倍；婴儿在吃完约 250 mL 奶后不到 4 小时又饿了；婴儿可以坐起来了；婴儿在 24 小时内能吃完 1000 mL 或以上的奶；婴儿月龄达 6 个月。

（2）添加辅助食品的原则：①逐步适应。一种辅食应经过 5 ～ 7 天的适应期，再添加另一种食物，然后逐步扩大添加的辅食的品种。第一个添加的辅食是米粉类，因为婴儿对大米蛋白质很少过敏。每种新的食物可能尝试多次才会被婴儿接受。②由稀到稠。如刚开始添加米粉时可冲稀一些，使之更容易吞咽；当婴儿习惯后就可以逐步变稠。③量由少到多，质地由细到粗。开始的食物量可能仅 1 勺，逐渐增多。食物的质地开始要制成泥或汁，以利吞咽；当乳牙萌出后可以适当粗一些和硬一点，以训练婴儿的咀嚼功能，由液体到半固体再到固体。④因人而异。婴儿的生长发育有较大的个体差异，这也决定了婴儿对食物摄入量的差异。⑤夏天少加，生病不加。⑥铁丰富 / 强化食物作为第一个断奶食物。配方奶（含蛋白质、钙及其他丰富营养素）作为补充。⑦可咀嚼食物可以喂养 6 ～ 8 个月龄以上婴儿，以促进牙齿萌出。⑧ 1 岁前避免添加含盐量高 / 调味品多的食物以适应肾溶质负荷。

五、婴儿期膳食指南

（一）0 ～ 6 月龄婴儿喂养指南

（1）纯母乳喂养：母乳是 6 个月龄之内婴儿最理想的天然食品，非常适合于身体快速生长发育、生理功能尚未完全发育成熟的婴儿。纯母乳喂养能满足 6 个月龄以内婴儿所需要的全部液体、能量和营养素。

（2）产后尽早开奶，初乳营养最好：初乳对婴儿十分珍贵，对婴儿防御感染及初级免疫系统的建立十分重要。尽早开奶可减轻婴儿生理性黄疸、生理性体重下降和低糖血症的发生。产后 30 分钟即可喂奶。

（3）尽早抱婴儿到户外活动或适当补充维生素 D：母乳中维生素 D 含量较低，家长应尽早抱婴儿到户外活动，适宜的阳光会促进皮肤维生素 D 的合成；也可适当补充富含维生素 D 的制剂。

（4）给新生儿和 1 ～ 6 个月龄婴儿及时补充适量维生素 K：由于母乳中维生素 K 含量低，为了预防维生素 K 缺乏相关的出血性疾病，应及时给新生儿和 1 ～ 6 个月龄婴儿补充维生素 K。

（5）不能用纯母乳喂养时，宜首选婴儿配方食品喂养：婴儿配方食品是除了母乳外，适合 0 ～ 6 个月龄婴儿生长发育需要的食品，其营养成分及含量基本接近母乳。

（6）定期监测生长发育状况：身长和体重等生长发育指标反映了婴儿的营养状况，父母可以在家里对婴儿进行定期的测量，了解婴儿的生长发育是否正常。

（二）6 ～ 12 月龄婴儿喂养指南

（1）奶类优先，继续母乳喂养：奶类应是 6 ～ 12 个月龄营养需要的主要来源。建议每天首先保证 600 ～ 800 mL 的奶量，以保证婴儿正常的体格和智力发育。母乳仍然是婴儿首选食品，建议 6 ～ 12 个月龄的婴儿继续母乳喂养，如母乳不能满足婴儿需要时，可使用较大婴儿配方奶粉予以补充。对于不能用母乳喂养的 6 ～ 12 个月龄婴儿，建议选择较大婴儿配方奶粉。

（2）及时合理添加辅食：从 6 月龄起，需要逐渐给婴儿补充一些非乳类食物，包括果汁、菜汁的液体食物，米粉、果泥、菜泥等泥糊状食物及软米饭、软面食，切成小块的水果、蔬菜等固体类食物，这一类食物被称为辅助食品，简称“辅食”。添加辅食的顺序应为：首先添加谷类食物（如婴儿营养米粉），其次添加蔬菜汁（蔬菜泥）和水果汁（水果泥）、动物性食物（如蛋羹、鱼禽畜肉泥/松等）。建议动物性食物添加的顺序为：蛋黄泥、鱼泥（剔净骨和刺）、全蛋（如蒸蛋羹）、肉末。

辅食添加的原则：每次添加一种，由少到多、由稀到稠、循序渐进；逐渐增加辅食种类，由泥糊状食物逐渐过渡到固体食物。建议从 6 个月龄开始添加泥糊状食物（如米糊、菜泥、果泥、蛋黄泥、鱼泥等），7 ～ 9 个月龄时可以由泥糊状逐渐过渡到可咀嚼的软固体食物（烂面、碎菜、全蛋、肉末等），10 ～ 12 个月龄时，大多数婴儿可逐渐转为以进食固体食物为主的膳食。

（3）尝试多种多样的食物，膳食少糖、无盐、不加调味品：婴儿 6 个月龄时每餐的安排可逐渐开始尝试搭配谷类、蔬菜、动物性食物，每天应安排有水果。应让婴儿逐渐开始

尝试和熟悉多种多样的食物，特别是蔬菜类，可逐渐过渡到除奶类外由其他食物组成的单独餐。随着月龄的增加，应根据婴儿的需要，增加食物种类和数量，调整进餐次数，可逐渐增加到每天三餐（不包括乳类进餐次数）。限制果汁的摄入量或避免提供低营养价值的饮料，以免影响进食量。制作辅食时应尽量少糖、不放盐、不加调味品，但可以添加少量食用油。

（4）逐渐让婴儿自己进食，培养良好的进食习惯：建议用小勺给婴儿喂食物，对于 7 ～ 8 个月龄的婴儿，应允许其自己用手握或抓食物吃，到 10 ～ 12 个月龄时鼓励婴儿自己用勺进食，这样可以锻炼婴儿手眼协调功能，促进精细动作的发育。

（5）定期监测生长发育情况：身长和体重等生长发育指标反映了婴儿的营养状况，对于 6 ～ 12 个月龄的婴儿仍应每个月进行定期的测量。

六、幼儿期生理特点

1 周岁到满 3 周岁之前为幼儿期。幼儿生长发育虽不及婴儿迅速，但亦非常旺盛。尽管幼儿胃的容量已从婴儿时的 200 mL 增加至 300 mL，但牙齿的数目有限，胃肠道消化酶的分泌及胃肠道蠕动能力也远不如成人。此外，营养物质的获得需从以母乳为主过渡到以谷类等食物为主，这些矛盾的出现提示我们不可过早地让幼儿进食一般家庭膳食。

幼儿期也是处于生长发育的重要阶段，大脑皮质的功能进一步完善，语言表达能力也逐渐丰富，模仿性增强，智能发育快，要求增多，能独立行走、活动，见识范围迅速扩大，接触事物增多，但仍缺乏自我识别能力。

（一）体格发育

（1）体重：1 岁后增长速度减慢，全年增加 2.5 ～ 3.0 kg，平均每月增长约 0.25 kg，至 2 岁时体重约为 12 kg，为出生时的 4 倍。2 岁以后的体重增长变慢，每年增长 2.3 kg 左右。

（2）身长：幼儿期身长增长的速度减慢，1 ～ 2 岁全年增加约 10 cm，2 ～ 3 岁平均增加约 5 cm，在整个幼儿期共增长 25 cm，因此 3 岁时身长约为 100 cm，为出生时身长的 2 倍。

（3）头围、胸围、上臂围：1 岁时儿童的头围增至 46 cm，而第 2 年头围只增长 2 cm，第 3 年与第 4 年共增加 1.5 cm，5 岁时达 50 cm，头围的大小与脑的发育有关。出生时胸围比头围小 1 ～ 2 cm，1 岁时与头围基本相等，2 岁以后胸围超过头围，反映出胸廓和胸背肌肉的发育。上臂围在出生后第 1 年内由 11 cm 增至 16 cm，随后维持到 5 岁左右。上臂围可用以反映皮下脂肪厚度和营养状况，早期发现营养不良。

（二）脑和神经系统的发育

所有哺乳动物脑组织都有一个生长发育的关键时期。人类自孕中期开始，持续到出生后的第二年甚至第三年。人脑的神经细胞分裂增生至 140 亿个，脑组织的重量也增至成人的 2/3 以上。出生时脑重量约为 370 g，6 个月时脑重为 600 ～ 700 g，2 岁时达 900 ～ 1000 g，为成人脑重的 75%，至 3 岁时脑重超过出生时的 3 倍。6 个月后，脑细胞增生速度开始减慢，但细胞的体积开始增大。到出生后 12 ～ 15 个月时，脑细胞一次性分裂完成。进入幼儿期后，大脑发育速度已显著减慢，但并未结束。出生时连接大脑内部与躯体各部分的神经传导纤维还为数很少，婴儿期迅速增加，在幼儿期，神经细胞间的联系也逐渐复杂起来。而在神经纤维外层起绝缘作用的髓鞘，则在出生后4年才完全发育成熟。婴幼儿期，由于神经髓鞘形成不全，外界的刺激信号因无髓鞘的隔离，被传至大脑多处，难以在大脑特定的区域形成兴奋灶，同时信号传导在无髓鞘隔离的神经纤维上也较慢，因此对外来刺激反应慢且易于泛化。

（三）消化系统发育

1岁萌出上下左右第一乳磨牙，1.5岁时出尖牙，2岁时出第二乳磨牙，2岁时共出18～20颗牙，全部20颗乳牙出齐应不迟于2.5岁（表4-3）。到2岁半时乳牙仍未出齐属于异常，如克汀病、佝偻病、营养不良等患儿出牙较晚。2岁内乳牙数的计算：乳牙数=月龄－（4～6）。由于幼儿的牙齿还处于生长过程，故咀嚼功能尚未发育完善，这个时期的幼儿容易发生消化不良及某些营养缺乏病。儿童的咀嚼效率随年龄增长而逐渐增强，6岁时达到成人的40%，10岁时达到75%。幼儿18月龄时胃蛋白酶的分泌已达到成人水平；1岁后胰蛋白酶、糜蛋白酶、羧肽酶和脂酶的活性接近成人水平。

表4-3 乳牙萌出的一般顺序

种类	数目	出牙时间	总数
下中门齿	2	6～10个月	2
上中门齿	2	8～10个月	4
上侧门齿	2	10～13个月	6
下侧门齿	2	10～14个月	8
第一乳磨齿	4	13～17个月	12
尖齿	4	18～24个月	16
第二乳磨齿	4	20～28个月	20

七、幼儿期营养需要

由于幼儿仍处于生长发育的旺盛时期，对蛋白质、脂肪、碳水化合物及其他各营养素的需要量相对高于成人。

（一）能量

幼儿对能量的需要通常包括基础代谢、生长发育、体力活动及食物的特殊动力作用的需要。婴幼儿时期基础代谢的需要约占总能量需要量的60%。由于幼儿的体表面积相对较大，基础代谢率高于成年人，但男孩女孩之间的差别不大。生长发育所需能量为小儿所特有，每增加1 g的体内新组织，需要18.4～23.8 kJ（4.4～5.7 kcal）的能量。

好动多哭的幼儿比年龄相仿的安静幼儿，需要的能量可高达3～4倍。不同食物的生热效应不同，蛋白质约占其产生能量的30%，脂肪和碳水化合物占其产生能量的4%～6%，混合食物在幼儿期一般占总能量摄入的5%～6%。2013年DRIs建议能量需要量（EER）：1～2岁、2～3岁、3～4岁分别为男孩900 kcal、1100 kcal、1250 kcal；女孩800 kcal、1000 kcal、1200 kcal。

（二）宏量营养素

（1）蛋白质：幼儿对蛋白质的需要不仅量相对比成人多，而且质量要求也比成人高。一般要求蛋白质所供能量应占膳食总能量的12%～15%，其中有一半应是优质蛋白质。2013年DRIs建议能量需要量：1～2岁、2～3岁、3～4岁蛋白质RNI分别为25 g、25 g、30 g。

（2）脂肪：对于1～3岁的幼儿，2013年DRIs建议由脂肪提供的能量在35%为宜，幼儿膳食中含有适量的脂肪也有助于增加食欲。幼儿膳食脂肪中必需脂肪酸应占总能量的1%，才能保证正常生长，预防发生脱屑性皮炎。必需脂肪酸中，亚油酸富含于所有植物油，较少出现缺乏，而含α-亚麻酸的油仅限于大豆油、低芥酸菜籽油等少数油，应注意补充。补充时还应注意两者的适宜比例。

（3）碳水化合物：活动量大的幼儿，因身体消耗的能量多，对碳水化合物的需要量也多，所以提供的量也较多。尽管幼儿已能产生消化各种碳水化合物的消化酶，但对于2岁以下的幼儿，较多的能量来自淀粉和糖是不合适的，因为富含碳水化合物的食物占体积较大，可能不适当地降低了食物的营养密度及总能量的摄入。同时相应地减少来自脂肪的能量。美国对于2岁以上幼儿，推荐每天膳食纤维最低摄入量应该是其年龄加5 g。例如，一个3岁的幼儿，每天应该摄入8 g，4岁的儿童应该是9 g。由于过高膳食纤维和植酸盐对营养素吸收利用的影响，应该尽量避免选择含有太多膳食纤维和植酸盐的食物，特别是2岁以下的幼儿。DRIs 2013建议1～4岁（不含4岁）摄入的总碳水化合物占总能量的50%～65%，平均摄入量（EAR）为120 g/d。

（三）微量营养素

1. 矿物质

（1）钙：DRIs 2013建议1～4岁（不含4岁）钙RNI为600 mg/d，UL为1500 mg/d。

（2）铁：幼儿期每天从各种途径损失的铁不超过lmg，加上生长需要，每天平均需要1.0 mg的铁。因我国儿童（尤其是农村）膳食铁主要以植物性铁为主，吸收率低，幼儿期缺铁性贫血成为常见病和多发病。DRIs 2013建议1～4岁（不含4岁）铁的RNI为9 mg/d，UL为25 mg/d。

（3）锌：婴幼儿缺锌时会出现生长发育缓慢、味觉减退、食欲缺乏、贫血、创伤愈合不良、免疫功能低下等表现。DRIs 2013建议1～4岁（不含4岁）锌的RNI为4 mg/d，UL为8 mg/d。

（4）碘：碘对婴幼儿的生长发育影响很大，幼儿期缺碘会影响生长发育，DRIs 2013建议1～4岁（不含4岁）锌的RNI为90 μg/d，UL未制定。

2. 维生素

（1）维生素A：维生素A与机体的生长、骨骼发育、生殖、视觉及抗感染有关。由于维生素A可在肝内蓄积，过量时可出现中毒，不可盲目给小儿服用。DRIs 2013建议1～4岁（不含4岁）的RNI为310 μg RAE/d，UL为700 μg RAE/d。

（2）维生素D：幼儿是维生素D缺乏的易感人群，维生素D缺乏可引起佝偻病。维生素D的膳食来源较少，主要来源是户外活动时由紫外线照射皮肤，使7-脱氢胆固醇转变成维生素D；也可适量补充含维生素D的鱼肝油。DRIs 2013建议1～4岁（不含4岁）

的 RNI 为 10 μg/d，UL 为 20 μg/d。

（3）其他维生素：维生素 B_1 为水溶性维生素，在体内储存极少，需每日从膳食中补充。DRIs 2013 建议 1 ～ 4 岁（不含 4 岁）的幼儿维生素 B_1 的 RNI 为 0.6 mg/d，UL 未制定；维生素 B_2 的 RNI 为 0.6 mg/d，UL 未制定；维生素 C 的 RNI 为 40 mg/d，UL 为 400 mg/d。

八、幼儿的膳食

（一）幼儿食物选择的基本原则

（1）粮谷类及薯类食品：进入幼儿期后，粮谷类应逐渐成为小儿的主食。谷类食物是碳水化合物和某些 B 族维生素的主要来源，同时因食用量大，也是蛋白质及其他营养素的重要来源。在选择这类食品时应以大米、面制品为主，同时加入适量的杂粮和薯类。

在食物的加工上，应粗细合理。加工过精时，B 族维生素、蛋白质和无机盐损失较大；加工过粗、存在大量的植酸盐及纤维素，可影响钙、铁、锌等营养素的吸收利用。一般以标准米、面为宜。

（2）乳类食品：乳类食物是幼儿优质蛋白、钙、维生素 B_2、维生素 A 等营养素的重要来源。奶类钙含量高、吸收好，可促进幼儿骨骼的健康生长。同时奶类富含赖氨酸，是粮谷类蛋白的极好补充。但奶类铁、维生素 C 含量很低，脂肪以饱和脂肪酸为主，需要注意适量供给。过量的奶类也会影响幼儿对谷类和其他食物的摄入，不利于良好饮食习惯的培养。

（3）鱼、肉、禽、蛋及豆类食品：这类食物不仅为幼儿提供丰富的优质蛋白，同时也是维生素 A、维生素 D 及 B 族维生素和大多数微量元素的主要来源。豆类蛋白含量高，质量也接近肉类，价格低，是动物蛋白的较好的替代品，但微量元素（如铁、锌、铜、硒等）低于动物类食物，所以在经济条件允许时，幼儿还是应进食适量动物性食品。

（4）蔬菜、水果类：这类食物是维生素 C、β- 胡萝卜素的唯一来源，也是维生素 B_2、无机盐（钙、钾、钠、镁等）和膳食纤维的重要来源。在这类食物中，一般深绿色叶菜及深红、黄色果蔬，柑橘类等含维生素 C 和 β- 胡萝卜素较高。蔬菜水果不仅可提供营养素，而且具有良好的感官性状，可促进小儿食欲，防治便秘。

（5）油、糖、盐等调味品及零食：这类食品对于提供必需脂肪酸、调节口感等具有一定的作用，但过多对身体有害无益，应少吃。

（二）幼儿膳食的基本要求

（1）营养齐全、搭配合理：幼儿膳食应包括上述五类食物。在比例上蛋白质、脂肪、碳水化合物所占能量比分别为 12% ～ 15%、30% ～ 35%、50% ～ 60%。优质蛋白应占总蛋白的一半。平均每人每天各类食物的参考量为粮谷类 100 ～ 200 g，鲜牛奶不低于 300 ～ 600 mL 或奶粉（全脂或配方奶）40 ～ 80 g，鱼、肉、禽、蛋类或豆制品（以干豆计）100 ～ 150 g，蔬菜、水果类 150 ～ 250 g，植物油 20 g，糖 0 ～ 20 g。此外，应注意在各类食物中，不同的食物轮流使用，使膳食多样化，从而发挥出各类食物营养成分的互补作用，达到均衡营养的目的。

（2）合理加工烹调：幼儿的食物应单独制作，质地应细、软、碎、烂，避免刺激性强和油腻的食物。食物烹调时还应具有较好的色、香、味、形，并经常更换烹调方法，促进食欲。加工烹调也应尽量减少营养素的损失，如淘米次数及用水量不宜过多，以减少 B 族维

生素和无机盐的损失。蔬菜应整棵清洗、先洗（或焯）后切，以减少维生素 C 的丢失和破坏。

(3) 合理安排餐次：幼儿的胃容量相对较小且肝储备的糖原不多，加上幼儿活泼好动，容易饥饿，故幼儿每天进餐的次数要相应增加。在 1 ～ 2 岁每天可进餐 5 ～ 6 次，2 ～ 3 岁时可进餐 4 ～ 5 次，每餐间相隔 3 ～ 3.5 小时。一般可安排早、中、晚三餐，早、午、晚 3 次点心。

(4) 营造舒适的进餐环境：安静、舒适、秩序良好的进餐环境可使小儿专心进食。环境嘈杂，尤其是吃饭时看电视，会转移幼儿的注意力并使其情绪兴奋或紧张，从而抑制食物中枢，影响食欲与消化。另外，在就餐时或就餐前不应责备或打骂幼儿，因发怒时，消化液会分泌减少从而降低食欲。进餐时，应有固定的场所并有适于幼儿身体特点的桌椅和餐具。

(5) 注意饮食卫生：幼儿抵抗力差，容易感染，因此对幼儿的饮食卫生应特别注意。餐前、便后要洗手；不吃不洁的食物，少吃生冷的食物；瓜果应洗净才吃，动物性食品应彻底煮熟煮透。从小培养良好的卫生习惯。

九、膳食指南

1 ～ 3 岁的幼儿正处在快速生长发育的时期，对各种营养素的需求相对较高，同时幼儿机体各项生理功能也在逐步发育完善，但是对外界不良刺激的防御性能仍然较差，因此对于幼儿膳食安排，不能完全与成人相同，需要特别关照。

（一）继续给予母乳喂养或其他乳制品，逐步向食物多样过渡

可继续给予母乳喂养直到 2 岁（24 月龄），或每日给予不少于相当于 350 mL 液体奶的幼儿配方奶粉，但是不宜直接喂给普通液态奶、成人奶粉或大豆蛋白粉等。建议首选适当的幼儿配方奶粉，或者给予强化了铁、维生素 A 等多种微量营养素的食品。因条件所限，不能采用幼儿配方奶粉者，可将液态奶稀释，或与淀粉、蔗糖类食物调制，喂给幼儿。如果幼儿不能摄入适量的奶制品时，需要通过其他途径补充优质的蛋白质和钙质。可用 100 g 左右的鸡蛋（约 2 个）经适当的加工来代替，如蒸蛋羹等。

当幼儿满 2 岁时，可逐步停止母乳喂养，但是每日应继续提供幼儿配方奶粉或其他的乳制品。同时，应根据幼儿的牙齿发育情况，适当的增加细、软、碎、烂的膳食，种类不断丰富，数量不断增加，逐步向食物多样过渡。

（二）选择营养丰富、易消化的食物

幼儿食物的选择应依据营养全面丰富、易消化的原则，应充分考虑满足能量需要，增加优质蛋白的摄入，以保证幼儿生长发育的需要；增加铁质的供应，以避免铁缺乏和缺铁性贫血的发生。鱼类脂肪有利于儿童的神经系统发育，可适当多选择鱼虾类食物，尤其是海鱼类。对于 1 ～ 3 岁幼儿，应每月选用猪肝 75 g，或鸡肝 50 g，或羊肝 25 g，做成肝泥，分次食用，以增加维生素 A 的摄入量。不宜给幼儿直接使用坚硬的食物、易误入气管的硬壳果类（如花生）、腌腊食物和油炸类食物。

（三）采用适宜的烹调方式，单独加工制作膳食

幼儿膳食应专门单独加工、烹制，并选用适合的烹调方式和加工方法。应将食物切碎

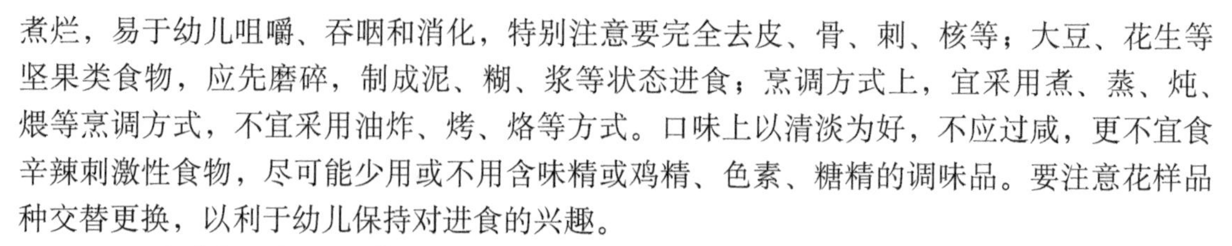

煮烂，易于幼儿咀嚼、吞咽和消化，特别注意要完全去皮、骨、刺、核等；大豆、花生等坚果类食物，应先磨碎，制成泥、糊、浆等状态进食；烹调方式上，宜采用煮、蒸、炖、煨等烹调方式，不宜采用油炸、烤、烙等方式。口味上以清淡为好，不应过咸，更不宜食辛辣刺激性食物，尽可能少用或不用含味精或鸡精、色素、糖精的调味品。要注意花样品种交替更换，以利于幼儿保持对进食的兴趣。

（四）在良好环境下规律进餐，重视良好饮食习惯的培养

幼儿饮食要每日 5 ～ 6 餐，即一天进主餐三次，上、下午两主餐之间各安排以奶类、水果和其他软面食为内容的加餐，晚饭后也可加餐或少食零食，但睡前应忌食甜食，以预防龋齿。

要重视幼儿饮食习惯的培养，饮食安排上要逐渐做到定时、适量，有规律地进餐，不随便改变幼儿的进餐时间和进餐量；鼓励和安排较大幼儿与全家一同进餐，以利于幼儿日后能更好地接受家庭膳食；培养孩子集中精力进食，暂停其他活动；家长应以身作则，用良好的饮食习惯影响幼儿，使幼儿避免出现偏食、挑食的不良习惯。

要创造良好的进餐环境，进餐场所需要安静愉悦，餐桌椅、餐具可适当儿童化，鼓励、引导和教育儿童使用匙、筷等自主进餐。

（五）鼓励幼儿多做户外游戏与活动，合理安排零食，避免过瘦与肥胖

由于奶类和普通食物中维生素 D 含量十分有限，幼儿单纯依靠普通膳食难以满足维生素 D 需要量。适宜的日光照射可促进儿童皮肤中维生素 D 的形成，对儿童钙质吸收和骨骼发育具有重要意义。每日安排幼儿 1 ～ 2 小时的户外游戏与运动，既可接受日光照射，促进皮肤中维生素 D 的形成和钙质的吸收，又可以通过体力活动实现对幼儿体能、智能的锻炼培养和维持能量平衡。

正确选择零食品种，合理安排零食时机，使之既可增加儿童对饮食的兴趣，并有利于能量补充，又可避免影响主餐食欲和进食量。应以水果、乳制品等营养丰富的食物为主，给予零食的数量和时机以不影响幼儿主餐食欲为宜。应控制纯能量类零食的食用量，如糖果、甜饮料等含糖高的食物。鼓励儿童参加适度的活动和游戏，有利于维持儿童能量平衡，使儿童保持合理体重增加，避免儿童瘦弱、超重和肥胖。

（六）每天足量饮水，少喝含糖高的饮料

水是人体必需的营养素，是人体结构、代谢和功能的必要条件。小儿新陈代谢相对高于成人，对能量和各种营养素的需要量也相对更多，对水的需要量也更高。1 ～ 3 岁幼儿每日每千克体重约需水 125 mL，全日总需水量为 1250 ～ 2000 mL。幼儿需要的水除了来自营养素在体内代谢生成的水和膳食食物所含的水分（特别是奶类、汤汁类食物含水较多）外，大约有一半的水需要通过直接饮水来满足，为 600 ～ 1000 mL。幼儿最好的饮料是白开水。目前，市场上许多含糖饮料和碳酸饮料含有葡萄糖、碳酸、磷酸、咖啡因等物质，过多饮用这些饮料，不仅会影响孩子的食欲，使儿童容易发生龋齿，而且还会造成能量摄入过多，从而导致肥胖和营养不良等问题，不利于儿童的生长发育，应该严格控制摄入。

（七）定期监测生长发育状况

身长和体重等生长发育指标反映幼儿的营养状况，父母可以在家里对幼儿进行定期的

测量，1 ～ 3 岁幼儿每 2 ～ 3 个月测量一次。

（八）确保饮食卫生，严格餐具消毒

选择清洁不变质的食物原料，不食隔夜饭菜和不洁变质的食物，在选用半成品或者熟食时，应彻底加热后方可食用。幼儿餐具应彻底清洗和加热消毒。养护人注意个人卫生。培养幼儿养成饭前便后洗手等良好的卫生习惯，以减少肠道细菌、病毒及寄生虫感染的机会。

第四节　学龄前儿童营养

3 ～ 6 周岁入小学前称为学龄前期。与婴幼儿期相比，此期生长发育速度减慢，脑及神经系统发育持续并逐渐成熟。而与成人相比，此期儿童仍然处于迅速生长发育之中，加上活泼好动，需要更多的营养。由于学龄前期儿童具有好奇、注意力分散、喜欢模仿等特点而使其具有极大的可塑性，是培养良好生活习惯、良好道德品质的重要时期。影响此期儿童良好营养的因素较多，如挑食，贪玩，不好好吃正餐而乱吃零食，咀嚼不充分，食欲缺乏，喜欢饮料而不喜欢食物等。因此，供给其生长发育所需的足够营养，帮助其建立良好的饮食习惯，将为其一生建立健康膳食模式奠定坚实的基础。

一、生理特点

（一）体格发育特点

生长发育是连续的过程，但各阶段速度不同，一般而言，年龄越小发育越快。与婴儿期相比，学龄前儿童体格发育速度相对减慢，但仍保持稳步增长，此期体重增长约 5.5 kg（年增长约 2 kg），身高增长约 21 cm（年增长约 5 cm）。体重、身高增长的粗略估计公式为：2 岁至青春前期，体重（kg）= 年龄 ×2+7（或 8）；身高（cm）= 年龄 ×7+70。

生长发育在一定的范围内受遗传、环境等因素的影响而出现相当大的个体差异，儿童生长发育的水平在一定范围内波动，儿童身高、体重的正常参考值是群体儿童的平均水平。在评价个体儿童生长时需考虑影响其生长的多种因素，如遗传、性别等内在因素，以及包括营养、教育、训练在内的环境因素等。此外，儿童在生长发育过程中难免会遭遇到这样或那样的疾病，如感冒、发热、咳嗽或腹泻等，常引起营养素消耗增加，也影响儿童的食欲和营养素摄入。患病儿童的体重、身高可明显低于同龄儿童，出现明显或不明显的生长发育迟缓。当疾病等阻碍其生长发育的不良因素被克服后，会出现加速生长，即“赶上生长”，也称“生长追赶”。要实现“赶上生长”需要在疾病恢复期的较长一段时间内为儿童做好营养准备，即供给富含蛋白质、钙、铁和维生素丰富的食物。

（二）脑及神经系统发育特点

神经系统的发育在胎儿期先于其他各系统。新生儿脑重 370 g 已达成人脑重的 25%；1 岁时达 900 g，为成人脑重的 60%；4 ～ 6 岁时，脑组织进一步发育，达成人脑重的 86%～ 90%。3 岁时神经细胞的分化已基本完成，但脑细胞体积的增大及神经纤维的髓鞘化仍继续进行。随神经纤维髓鞘化的完成，运动转为由大脑皮质中枢调节，神经冲动传导的速度加快，从而改变了婴儿期各种刺激引起的神经冲动传导缓慢，易于泛化、疲劳而进入睡眠的状况。

（三）消化功能发育特点

3 岁儿童 20 颗乳牙已出齐。6 岁时第一颗恒牙可能萌出。但咀嚼能力仅达到成人的 40%，消化能力也仍有限，尤其是对固体食物需要较长时间适应，不能过早进食家庭成人膳食，以免导致消化吸收紊乱，造成营养不良。尤其是 3 岁小儿。

（四）心理发育特点

5 ～ 6 岁儿童具有短暂控制注意力的能力，时间约为 15 分钟。但注意力分散仍然是学龄前儿童的行为表现特征之一，这一特征在饮食行为上的反应是不专心进餐，吃饭时边吃边玩，使进餐时间延长，食物摄入不足而致营养素缺乏。学龄前儿童个性有明显的发展，生活基本能自理，主动性强，好奇心强。在行为方面表现为独立性和主动性，在饮食行为上的反应是自我做主，久之导致挑食、偏食等不良饮食行为和营养不良。3 ～ 6 岁小儿模仿能力极强，家庭成员，尤其是父母的行为常是其模仿的主要对象。家庭成员应有良好的膳食习惯，为小儿树立良好榜样。

二、营养需要

（一）能量

3 ～ 6 岁儿童基础代谢耗能每天每千克体重约为 104 kJ（44 kcal）。基础代谢的能量消耗约为总能量消耗的 60%。3 ～ 6 岁较婴儿期生长减缓，能量需要相对减少，每日为 21 ～ 63 kJ（5 ～ 15 kcal）/kg。好动小儿的需要比安静小儿可能高 3 ～ 4 倍，一般而言，为每日 84 ～ 126 kJ（20 ～ 30 kcal）/kg。一般而言，学龄前儿童食物生热效应的能量消耗约为总能量的 5%。

2013 年 DRIs 建议 4 ～ 5 岁、5 ～ 6 岁、6 ～ 7 岁（不含 7 岁）学龄前儿童总能量需要量男孩为 1300 kcal/d、1400 kcal/d、1600 kcal/d，女孩为 1250 kcal/d、1300 kcal/d、1450 kcal/d；脂肪提供的能量为 20%～ 30%，碳水化合物供能比为 50%～ 65%。

（二）宏量营养素

（1）蛋白质：学龄前儿童生长发育每增加 1 kg 体重约需 160 g 的蛋白质积累。学龄前儿童摄入蛋白质的最主要的目的是满足细胞、组织的增长。因此，对蛋白质的质量，尤其是必需氨基酸的种类和数量有一定的要求。2013 年 DRIs 建议 3 ～ 6 岁（不含 6 岁）、6 ～ 7 岁（不含 7 岁）蛋白质 RNI 分别为 30 g/d、35 g/d。

（2）脂肪：儿童生长发育所需的能量、免疫功能的维持、脑的发育和神经髓鞘的形成都需要脂肪，尤其是必需脂肪酸。学龄前儿童每日每千克体重需总脂肪为 4 ～ 6 g。

（3）碳水化合物：经幼儿期的逐渐适应，学龄前期儿童的膳食基本完成了从以奶和奶制品为主到以谷类为主的过渡。谷类所含有的丰富碳水化合物是其能量的主要来源。2013 年 DRIs 推荐 4 ～ 7 岁（不含 7 岁）碳水化合物的 EAR 与幼儿期一致，为 120 g/d。不宜用过多的糖和甜食，而应以含有复杂碳水化合物的谷类为主，如大米、面粉、红豆、绿豆等各种豆类。适量的膳食纤维是学龄前儿童肠道所必需的。美国对于 2 岁以上幼儿膳食纤维的每天最低推荐量是年龄加 5 g，但过量的膳食纤维在肠道易膨胀，引起胃肠胀气、不适或腹泻，影响食欲和营养素的吸收。膳食纤维的来源包括谷类、水果和

蔬菜。

（三）微量营养素

1. 矿物质

（1）钙：为满足学龄前儿童骨骼生长，每日平均骨骼钙储存量为 100 ～ 150 mg。食物钙的平均吸收率为 35%。2013 年 DRIs 建议 4 ～ 7 岁（不含 7 岁）钙的 RNI 为 800 mg/d，UL 为 2000 mg/d。奶及奶制品钙含量丰富，吸收率高，是儿童最理想的钙来源。豆类及制品尤其是大豆、黑豆含钙也较丰富。此外，芝麻、小虾皮、海带等也含有一定的钙。要保证学龄前儿童钙的适宜摄入水平，奶的摄入量应不低于 300 mL/d。

（2）碘：2013 年 DRIs 建议 4 ～ 7 岁（不含 7 岁）碘的 RNI 为 90 μg/d，UL 是 200 μg/d。为保证这一摄入水平，除必需使用碘强化食盐烹调食物外，还建议每周膳食至少安排 1 次海产食品。

（3）铁：铁缺乏引起缺铁性贫血是儿童期最常见的疾病。学龄前儿童铁缺乏有如下几个原因。一方面是儿童生长发育快，需要的铁较多，约每千克体重需要 1 mg 的铁；另一方面儿童与成人不同，内源性可利用的铁较少，其需要的铁更依赖食物铁的补充；此外，学龄前儿童的膳食中奶类食物仍占较大的比重，其他富铁食物较少，也是铁缺乏的原因。

铁缺乏儿童行为异常，如对外界反应差、易怒、不安、注意力不集中及学习能力差。铁缺乏除可通过影响细胞色素酶类的活性而影响能量的产生外，也致脑内多巴胺受体下降，进而引起单胺氧化酶抑制剂和色氨酸、多巴胺、5- 羟色胺等水平下降，行为上表现为学习能力下降和睡眠时间延长。临床上表现为听力减弱、视力减弱，学习成绩不佳。铁缺乏还对儿童免疫力、行为和智力发育产生不可逆性影响。

2013 年 DRIs 建议 4 ～ 7 岁（不含 7 岁）铁的 RNI 为 10 mg/d，UL 为 30 mg/d。动物性食品中的血红蛋白铁吸收率一般在 10%或以上。动物肝脏、动物血、瘦肉是铁的良好来源。膳食中丰富的维生素 C 可促进铁的吸收。

（4）锌：锌缺乏儿童常出现味觉下降、厌食甚至异食癖，嗜睡、面色苍白，以及抵抗力差而易患各种感染性疾病等，严重者生长迟缓。2013 年 DRIs 建议 4 ～ 7 岁（不含 7 岁）的 RNI 为 5.5 mg/d，UL 为 12 mg/d。除海鱼、牡蛎外，鱼、禽、蛋、肉等蛋白质食物锌含量丰富，利用率也较高。

2. 维生素

（1）维生素 A：维生素 A 对学龄前儿童生长，尤其是对骨骼生长有重要的作用。维生素 A 缺乏是发展中国家普遍存在的营养问题，严重威胁着儿童的健康。在我国，仍有相当比例学龄前儿童维生素 A 亚临床缺乏或水平低于正常值，尤其是农村和边远地区。可考虑每周摄入 1 次含维生素 A 丰富的动物肝脏，每天摄入一定量的蛋黄、牛奶，或在医生指导下补充鱼肝油，获得可直接利用的维生素 A，也可每日摄入一定量的深绿色或黄红色蔬菜补充胡萝卜素。由于学龄前儿童的咀嚼能力有限，叶菜应切碎、煮软，这种烹调方法，对维生素 C 的破坏较大，但胡萝卜素的损失相对较低。2013 年 DRIs 建议 4 ～ 7 岁（不含 7 岁）的 RNI 为 360 μg RAE/d，UL 为 900 μg RAE/d。

（2）维生素 D：2013 年 DRIs 建议 4 ～ 7 岁（不含 7 岁）的 RNI 为 10 μg/d，UL 为

30 μg/d。

(3) B 族维生素：维生素 B_1、维生素 B_2 和烟酸在保证儿童体内的能量代谢以促进其生长发育方面有重要的作用。这 3 种 B 族维生素常协同发挥作用，缺乏症可能混合出现。亚临床维生素 B_1 缺乏影响儿童的食欲、消化功能。膳食中维生素 B_1 主要来源于非精制的粮谷类、坚果、鲜豆、瘦肉和动物内脏，发酵生产的酵母制品也含有丰富的维生素 B_1。

维生素 B_2 缺乏引起口角炎、舌炎、唇炎及湿疹。缺铁性贫血的儿童常伴有维生素 B_2 缺乏。维生素 B_2 主要来源于各种瘦肉、蛋类、奶类，蔬菜水果也含少量。DRIs 2013 建议 4 ～ 7 岁（不含 7 岁）的 RNI，维生素 B_1 为 0.8 mg/d，维生素 B_2 为 0.7 mg/d，UL 均未制定。

(4) 维生素 C：典型的维生素 C 缺乏症在临床上已不常见，但亚临床缺乏对健康的潜在影响应受到特别的关注，如免疫能力降低及慢性病的危险增加等。维生素 C 主要来源于新鲜蔬菜和水果，尤其是鲜枣类、柑橘类水果和有色蔬菜，如柿子椒、油菜、韭菜、白菜、菜花等。鉴于维生素 C 对免疫功能及慢性病的预防作用，2000 年《中国居民膳食营养素参考摄入量》制订的 RNI 值较过去有所增加，3 岁为 60 mg/d，4 ～ 6 岁为 70 mg/d。DRIs 2013 建议 4 ～ 7 岁（不含 7 岁）维生素 C 的 RNI 为 50mg/d，UL 为 600 mg/d。

三、膳食安排

（一）学龄前儿童 1 日食物建议

建议每日供给 200 ～ 300 mL 牛奶（不要超过 600 mL），1 个鸡蛋，100 g 无骨鱼或禽、瘦肉及适量的豆制品，150 g 蔬菜和适量水果。谷类已取代乳类成为主食，每日需 150 ～ 200 g。建议每周进食 1 次富含铁和维生素 A 的猪肝和富含铁的猪血，每周进食 1 次富含碘、锌的海产品。

（二）学龄前儿童膳食制度

学龄前儿童宜采用三餐两点制供给食物，3 岁儿童可用三餐三点制。8：00 ～ 8：30 早餐，约占 1 日能量和营养素的 30%；11：30 ～ 12：00 午餐，约供给 1 日能量和营养素的 40%（含 15：00 的点心）；18：00 的晚餐，约占 1 日能量和营养素的 30%（含晚上 20：00 的少量水果或牛奶）。

家庭作为整体，父母每天至少有 1 次与孩子一起进餐。让孩子自己吃，容许孩子进餐过程的脏乱，以保持孩子进餐的兴趣，提高食欲。进餐应该愉快，尽量减少争论。餐前可喝少量的果汁或汤以开胃。正餐的进餐时间不要超过 30 分钟。

（三）学龄前儿童膳食烹调

学龄前儿童的膳食需单独制作。烹调方式多采用蒸、煮、炖等，软饭逐渐转变成普通米饭、面条及包点。肉类食物加工成肉糜后制作成肉糕或肉饼，或加工成细小的肉丁使用；蔬菜要切碎、煮软；每天的食物要更换品种及烹调方法，1 周内不应重复，并尽量注意色香、味的搭配。将牛奶（或奶粉）加入馒头、面包或其他点心中，用酸奶拌水果色拉也是保证膳食钙供给的好办法。

四、学龄前儿童膳食指南

与婴幼儿时期相比，此期生长速度减慢，各器官持续发育并逐渐成熟。供给其生长发

育所需要的足够营养，帮助其建立良好的饮食习惯，为其一生建立健康膳食模式奠定坚实的基础，是学龄前儿童膳食的关键。

（一）食物多样，以谷类为主

学龄前儿童正处在生长发育阶段，新陈代谢旺盛，对各种营养素的需要量相对高于成人，合理营养不仅能保证他们的正常生长发育，也可以为其成年后的健康打下良好基础。人类的食物是多种多样的，各种食物所含的营养成分不完全相同，任何一种天然食物都不能提供人体必需的各种营养素的需要，因而提倡广泛使用多种食物。

谷类食物是人体能量的主要来源，也是我国传统膳食的主体，可为儿童提供碳水化合物、蛋白质、膳食纤维和 B 族维生素等。学龄前儿童的膳食也应该以谷类食物为主体，并适当注意粗细粮的合理搭配。

（二）多吃新鲜蔬菜和水果

应鼓励学龄前儿童适当多吃蔬菜和水果。蔬菜和水果所含的营养成分并不完全相同，不能相互替代。在制备儿童膳食时，应注意将蔬菜切小、切细以利于儿童咀嚼和吞咽，同时还要注意蔬菜水果品种、颜色和口味的变化，以引起儿童多吃蔬菜水果的兴趣。

（三）经常吃适量的鱼、禽、蛋、瘦肉

鱼、禽、蛋、瘦肉等动物性食物是优质蛋白质、脂溶性维生素和矿物质的良好来源。动物蛋白的氨基酸组成更适合人体需要，且赖氨酸含量较高，有利于补充植物蛋白中赖氨酸的不足。肉类中的铁的利用度较好，鱼类特别是海产鱼所含的不饱和脂肪酸有利于儿童神经系统的发育。动物肝含维生素 A 极为丰富，还富含维生素 B_2、叶酸等。我国农村还有相当数量的学龄前儿童平均动物性食物的消费量还很低，应适当增加摄入量；但是部分大城市学龄前儿童膳食中优质蛋白比例已经满足需要甚至过多，同时膳食中饱和脂肪酸的摄入量较高，谷类和蔬菜的消费明显不足，这对儿童的健康不利。鱼、禽、兔肉等含蛋白质较高、饱和脂肪酸较低，建议儿童可经常吃这类食物。

（四）每天饮奶，经常吃大豆及其制品

奶类是一种营养成分齐全、组成比例适宜、易消化吸收、营养价值很高的天然食品。除含有丰富的优质蛋白质、维生素 A、核黄素外，含钙量也较高，且利用率也很好，是天然钙制品的极好来源。儿童摄入充足的钙有助于增加骨密度，从而延缓其成年后发生骨质疏松的年龄。目前，我国居民膳食提供的钙普遍偏低，因此对于快速生长发育阶段的学龄前儿童，应鼓励每日饮奶。

大豆是我国的传统食品，含丰富的优质蛋白质、不饱和脂肪酸、钙及维生素 B_1、维生素 B_2、烟酸等。为提高农村儿童的蛋白质摄入量及避免城市儿童中由于过多消费肉类带来的不利影响，建议经常吃大豆及其制品。

（五）膳食清淡少盐，正确选择零食，少喝含糖高的饮料

在为学龄前儿童烹调加工食物时，应尽可能保持食物的原汁原味，让孩子首先品尝和接纳事物的自然味道。为了保护儿童较敏感的消化系统，应避免干扰或影响儿童对食物本身的感知和喜好、选择正确的食物和实现膳食多样化、预防偏食和挑食的不良饮食习惯，儿童的膳食应清淡、少盐、少油脂，并避免添加辛辣等刺激性物质和调味品。

学龄前儿童胃容量小，肝脏中糖原储存量少，又活泼好动，容易饥饿。应通过适当增加餐次来适应学龄前儿童的消化功能特点，以“三餐两点”制为宜。各餐营养素和能量合理分配，早中晚正餐之间加适量的加餐食物，既保证了营养需要，又不增加胃肠道负担。通常情况下，三餐能量分配中，早餐提供的能量约占30%（包括上午10：00的加餐），午餐提供的能量约占一日的40%（含下午15：00的点心），晚餐提供的能量约占一日的30%（含晚上20：00的少量水果、牛奶等）。

零食是学龄前儿童饮食中的重要内容，应予以科学的认识和合理的选择。零食是指正餐以外所进食的食物和饮料。对学龄前儿童来讲，零食是指一日三餐两点之外的添加的食物，用以补充不足的能量和营养素。

学龄前儿童新陈代谢旺盛，活动量多，所以营养素的需要量相对比成人多。水分需要量也大，建议学龄前儿童每日饮水量为1000～1500 mL。其饮料应以白开水为主。目前，市场上许多含糖饮料和碳酸饮料含有葡萄糖、碳酸、磷酸、咖啡因等物质，过多地饮用这些饮料，不仅会影响孩子的食欲，使儿童容易发生龋齿，而且还会造成过多的能量摄入，不利于儿童的健康成长。

（六）食量与体力活动要平衡，保持正常体重增长

进食量与体力活动是控制体重的两个主要因素。食物提供人体所需的能量，而体力活动/锻炼消耗能量。如果进食量过大而活动量不足时，则合成的生长所需蛋白质以外的多余能量就会在体内以脂肪的形式沉淀而使体重过度增长，久之发生肥胖；相反若食量不足，活动量又过大时，可能由于能量不足而引起消瘦，造成活动能力和注意力下降。所以，儿童需要保持食量与能量消耗之间的平衡。消瘦的儿童则应适当增加食量和油脂的摄入，以维持正常生长发育的需要和适宜的体重增长；肥胖的儿童应控制总进食量和高油脂的摄入量，适当增加活动（锻炼）强度及持续时间，保证营养素充足、适当控制体重过度增长。

（七）不挑食、不偏食，培养良好的饮食习惯

学龄前儿童开始具有一定的独立性活动，模仿能力强，兴趣增加，易出现饮食无规律，吃零食过多，食物过量。当受冷受热、有疾病或情绪不安定时，易影响消化功能，可能造成厌食、偏食等不良饮食习惯。所以，要注意培养儿童良好的饮食习惯，不挑食，不偏食。

（八）吃清洁卫生、未变质的食物

注意儿童的进餐卫生，包括进餐环境、餐具和供餐者健康与卫生状况。幼儿园集体用餐要提倡分餐制，减少疾病传染的机会。不要饮用生的（未经高温消毒过的）牛奶和未煮熟的豆浆，不要吃生鸡蛋和未熟的肉类加工食品，不吃污染变质、不卫生的食物。

第五节　学龄儿童与青少年营养

儿童少年时期是由儿童发育到成年人的过渡时期，可以分为6～12岁的学龄期和13～18岁的少年期或青春期，这个时期正是他们体格和智力发育的关键时期。男女生青春发育期开始的年龄是不同的，女生比男生早，一般在10岁左右开始，17岁左右结束；男生一般在12岁前后开始，22岁左右结束。目前研究表明，我国城市男女青春发育期开始年龄要早于农村。在这个时期体格生长加速，第二性征出现，生殖器官及内脏功能日益发育成熟，大脑的功能和心理的发育也进入高峰，身体各系统逐渐发育成熟，是人一生中

最有活力的时期。

一、儿童的生理特点

机体器官尚未发育成熟，咀嚼和消化不及成人，肠道对粗糙食物比较敏感，因此，学龄前儿童的食物应质地细软易于消化。随年龄增长，逐渐增加食物的种类和数量。

儿童肝糖原储存不多，活泼好动，所以容易饥饿，应适当增加餐次，在三餐之外添加两次点心。饮食调配注意多样化，食物感官良好，在色、香、味方面引起儿童食欲，主副食品合理搭配，达到营养平衡；培养良好饮食习惯和卫生习惯；吃好早餐，合理选择零食。

二、青少年的营养需要

保证蛋白质和能量的供应，满足快速生长发育的需要，提高抗病能力。

摄入充足的奶类和大豆食品，提供钙、磷，满足骨骼迅速生长的需要。每天保证一杯奶（250 mL），可获得 250 mg 钙，对儿童青少年发育非常重要；增加鱼、肉、禽类食品，提供血红素铁，同时摄入充足的维生素 C，以利合成红细胞、血红蛋白和扩增血容量；充足的维生素 A 是视觉功能和骨骼生长所必需，并有助于提高抗病能力。B 族维生素对体内代谢活动、酶的活力、细胞和神经组织的功能维护有重要作用。

三、青少年营养膳食安排应考虑的问题

食物应多样化，以粮谷为主，保证肉、鱼、蛋、奶和豆类，以及充足的新鲜蔬菜水果的摄入量。

早餐要吃好吃饱，数量和营养素摄入量应相当于全日量的 1/3。研究表明，早餐吃得不好或不吃早餐的学生，容易饥饿，上课不专心，影响学习效率。学习是繁重的脑力劳动，大脑在高度紧张工作时，不断地消耗能源和营养素。血糖是大脑直接利用的能源，血糖＜44 μmol/L，能量得不到及时补充时，就会产生饥饿感，大脑的兴奋性随之降低，表现为反应迟钝、注意力不集中，此时若过分进行剧烈体育活动还可出现低糖血症；午餐是一日中重要的一餐，既要补充上午消耗，也要为下午学习和活动作储备；晚餐不宜过于丰盛，因晚饭后能量消耗一般不大，距睡觉时间较近。如晚餐过于丰盛，可影响睡眠和健康，过高的能量可转化为脂肪在体内堆积而导致体重过重或肥胖。

加强营养教育，使青少年懂得平衡膳食和合理营养的重要性，培养与建立良好饮食习惯，提高自我保健能力，做到不挑食、不偏食。中小学生大都爱吃零食，零食不是不可以吃，但不可以多吃。零食的种类也很重要，高糖分的饮料、糖果等吃多了可影响正餐，并容易发胖。如在两餐之间吃些水果、坚果类食物对补充营养是有益的。

避免盲目节食而导致营养不足与缺乏，但也不能过量，以免发生肥胖。

四、膳食指南

（一）三餐定时定量，保证吃好早餐，避免盲目节食

一日三餐不规律、不吃早餐的现象在儿童青少年中较为突出，影响到他们的营养摄入

和健康。三餐定时定量，保证吃好早餐对于儿童青少年的生长发育、学习都非常重要。

（二）吃富含铁和维生素 C 的食物

儿童青少年由于生长迅速，铁需要量增加，女孩加之月经来潮后的生理性铁丢失，更易发生贫血。

即使轻度的缺铁性贫血，也会对儿童青少年的生长发育和健康产生不良影响，为了预防贫血的发生，儿童青少年应注意经常吃含铁丰富的食物和新鲜的蔬菜水果等。

（三）每天进行充足的户外运动

儿童青少年每天进行充足的户外运动，能够增强体质和耐力；提高机体各部位的柔韧性和协调性；保持健康体重，预防和控制肥胖；对某些慢性病也有一定的预防作用。户外运动还能接受一定量的紫外线照射，有利于体内维生素 D 的合成，保证骨骼的健康发育。

（四）不抽烟、不饮酒

儿童青少年正处于迅速生长发育阶段，身体各系统、器官还未成熟，神经系统、内分泌功能、免疫功能等尚不十分稳定，对外界不利因素和刺激的抵抗能力都比较差，因此抽烟和饮酒对儿童青少年的不利影响远远超过成年人。

五、复习、考试期间的膳食

复习、考试期间生活和学习节奏较快，大脑活动处于高度紧张状态，在这种状态下，大脑对氧和某些营养素的消耗和需求比平时增多。但大脑良好的营养和功能状况主要依靠平时长期的膳食供应，在复习考试期间主要补充大脑因消耗增加的营养素如碳水化合物、维生素 C、B 族维生素及铁。而且在此期间不应刻意注重“营养”而改变饮食习惯或进食过多，反而影响大脑功能的发挥。

（1）吃好早餐：复习、考试期间，血糖是大脑能直接利用的唯一能量。如果不吃早餐或早餐吃得不好，上午第三、四节课时血糖水平降低，就会产生饥饿感，反应迟钝，从而影响学习效率。如果因为某些原因没吃早餐，如孩子过于紧张、没有食欲时，可给孩子带上一小块巧克力或一片面包和一瓶牛奶或酸奶，在上午 10∶00 左右吃。食物的量不宜过多，以免影响进食午餐。

（2）摄入充足的食物：由于天气炎热，加上学习紧张降低了孩子的食欲，此时家长应选择孩子平常爱吃的食物，变换花样做可口一些。主食数量应充足，以保证充足的能量供应，含有丰富 B 族维生素的杂粮、豆类对增进食欲起到很好的作用。

（3）保证优质蛋白质的摄入：可选用鱼虾、瘦肉、肝、鸡蛋、牛奶、豆腐、豆浆等，这些食物不仅含有丰富的优质蛋白质，还富含钙、铁、维生素 A、维生素 B_2 等。鱼、虾、贝类，尤其是深海鱼含有丰富的 DHA，DHA 可以提高大脑功能，增强记忆。

（4）每天食用新鲜的蔬菜和水果：新鲜的蔬菜和水果中含有丰富的维生素 C 和膳食纤维，维生素 C 既可促进铁在体内的吸收，还可增加脑组织对氧的利用。这类食物还可以帮助消化、增加食欲。

（5）注意色、香、味的搭配：食物的感观对孩子非常重要，色、香、味俱全的食物可促进消化液分泌，增进食欲。

（6）卫生问题不容忽视：在复习、考试期间，不要在街头小摊上买东西吃，不吃或少吃冷饮，家长可在家中准备一些绿豆汤、凉白开水或新鲜的水果等供孩子解渴。在吃东西前将手洗干净，注意卫生，以免引起肠道传染病。

（7）给学生创造一个轻松、愉快的就餐环境：在进餐过程中谈一些轻松、愉快的话题，有利于消化液的分泌和食物的消化。

（8）不可过分迷信和依赖保健品对智力和考试成绩的作用：因为人的智力受许多因素的影响，营养只是诸多因素之一，而各类天然食物中已经包含了人体所需的各种营养素，只要不挑食、不偏食就能满足身体和紧张学习的需要。

第六节　老年营养

专家预计到2050年我国60岁及以上老龄人口将达到1/3。如何加强老年保健、延缓衰老进程、防治各种老年常见病，达到健康长寿和提高生命质量，已成为医学界注重的研究课题。老年营养是其中至关重要的一部分，合理的营养有助于延缓衰老，而营养不良或营养过剩、紊乱则有可能加速衰老的速度。因此，从营养学的角度探讨老年人生理变化，研究老年期的营养和膳食非常重要。

一、生理特点

（一）身体成分改变

（1）细胞数量下降，突出表现为肌肉组织的重量减少而出现肌肉萎缩。

（2）身体水分减少，主要为细胞内液减少，影响体温调节，降低老年人对环境温度改变的适应能力。

（3）骨组织矿物质和骨基质均减少，骨密度降低、骨强度下降易出现骨质疏松症。

（二）代谢功能降低

（1）基础代谢降低，老年人体内的去脂组织或代谢活性组织减少，脂肪组织相对增加。与中年人相比，老年人的基础代谢降低15%～20%。

（2）合成代谢降低，分解代谢增高，合成与分解代谢失去平衡，引起细胞功能下降。

（三）器官功能改变

（1）消化系统消化液和消化酶及胃酸分泌减少，使食物的消化吸收受影响，胃肠扩张和蠕动能力减弱，易发生便秘。多数老人因牙齿脱落而影响食物的咀嚼和消化。

（2）血管功能心律减慢，心脏搏出量减少，血管逐渐硬化，高血压的患病率随年龄增加而升高。

（3）脑、肾和肝脏功能及代谢能力均随年龄增加而有不同程度的功能下降。

（四）抗氧化功能下降

成年后随年龄的增加，人体抗氧化酶的活性下降，表现在血中的超氧化物歧化酶（SOD）、过氧化氢酶（CAT）、谷胱甘肽过氧化酶（GSH-Px）的活性降低，使过多的氧自由基不能得到及时的清除，血中的脂质过氧化物（LPO）明显增加。自由基的学说表明，人体的许多疾病和衰老与氧自由基作用有关，清除过多的氧自由基，有利于防病保健。除人体本身的抗氧化酶外，还有一些非酶的抗氧化物质，如抗氧化营养素的β-胡萝卜素、类胡萝卜素、维生素C、维生素E，以及形成抗氧化酶的微量元素如SOD的锌、铜、锰和GSH-Px的硒等，增加这些抗氧化营养素有利于提高老年人的抗氧化能力和防病保健。

（五）免疫功能降低

老年人随年龄的增加免疫功能亦逐渐下降，老年人易感冒，且呼吸道感染不易治愈，抵抗能力下降，体液免疫功能及细胞免疫功能均有所下降，血中的抗体减少；T细胞亚群CD_4细胞下降，CD_4/CD_8比例下降；自然杀伤细胞（NK）的数量亦下降，故易发生肿瘤。因此，提高老年人免疫功能尤为重要。增加食用菌类食物，不仅因为它低脂、富含维生素及膳食纤维，还因其含有丰富的菌类多糖，如香菇含香菇多糖，有提高人体免疫功能的作用。

（六）神经系统功能降低

神经细胞自出生后就不再生，随着年龄增长，神经细胞数逐渐减少。脑重以20～30岁为最重，以后渐渐减轻，60岁以后明显减轻。老年人的脑细胞一般减少10%～17%，有的甚至减少25%～30%，神经的传导速度也下降10%。因此，老年人易出现精神活动能力降低、记忆力减退、易疲劳、动作缓慢等。脑电图可出现α波节律减慢，并可出现散在性的慢波。锌、二十二碳六烯酸（DHA）、牛磺酸、卵磷脂等都与神经细胞及脑的营养有关。卵磷脂中的胆碱，可合成乙酰胆碱，它是神经传导的介质，乙酰胆碱减少，神经传导就缓慢。

二、老年人的营养需要

（一）能量

DRIs 2013推荐50岁以上轻、中、重体力活动水平的男性能量需要量（EER）为2100 kcal/d、2450 kcal/d、2800 kcal/d，女性为1750 kcal/d、2050 kcal/d、2350 kcal/d；65岁以上轻、中体力活动水平的男性为2050 kcal/d、2350 kcal/d，女性为1700 kcal/d、1950 kcal/d；80岁以上轻、中体力活动水平的男性为1900 kcal/d、2200 kcal/d，女性为1500 kcal/d、1750 kcal/d。

（二）蛋白质

注意优质蛋白摄入，但动物蛋白质不宜过多。DRIs 2013推荐50岁以上各年龄组蛋白质RNI为：男性65 g/d，女性55 g/d。

（三）脂肪

摄入量占总能量的20%～30%为宜，以植物油为主。

（四）碳水化合物

摄入量占总能量的50%～65%。降低糖和甜食的摄入量，增加膳食纤维摄入量。

（五）矿物质

钙的适宜摄入量RNI为1000 mg/d，UL为2000 mg/d。铁的适宜摄入量RNI为12 mg/d，UL为42 mg/d。

（六）维生素

应保证老年人各种维生素的摄入量充足，特别是维生素A、维生素D、叶酸、维生素B_{12}。

（七）水

老年人对水的需求比其他年龄组敏感，每天不宜少于 30 mL/kg。未渴先喝；多吃水分充足的食物；饮水计量；多饮白开水。

三、膳食指南

（一）食物要粗细搭配、松软、易于消化吸收

粗粮含丰富 B 族维生素、膳食纤维、钾、钙、植物化学物质等。老年人消化器官生理功能有不同程度的减退，咀嚼功能和胃肠蠕动减弱，消化液分泌减少。因此老年人选择食物要粗细搭配，食物的烹制宜松软易于消化吸收。

（二）合理安排饮食，提高生活质量

家庭和社会应从各方面保证其饮食质量、进餐环境和进食情绪，使其得到丰富的食物，保证其需要的各种营养素摄入充足，以促进老年人身心健康，减少疾病，延缓衰老，提高生活质量。

（三）重视预防营养不良和贫血

60 岁以上的老年人由于生理、心理和社会经济情况的改变，可能使老年人摄取的食物量减少而导致营养不良。另外，随着年龄增长而体力活动减少，并因牙齿、口腔问题和情绪不佳，可能导致食欲减退，能量摄入降低，必需营养素摄入减少，而造成营养不良。60 岁以上老年人低体重、贫血患病率也远高于中年人群。

（四）多做户外活动，维持健康体重

老年人适当多做户外活动，在增加身体活动量、维持健康体重的同时，还可接受充足的紫外线照射，有利于体内维生素 D 合成，预防或推迟骨质疏松症的发生。

四、老年人的合理膳食原则

①适宜平衡饮食：合理搭配，足量供应。②饮食制度合理：早餐好、午餐饱、晚餐少；一日五餐。③科学烹调加工：质好、量少、味美，质地软，易咀嚼消化。④节制饮食要清淡：少食多餐、不饥饿、不过饱、定时定量；忌食肥甘厚味。⑤食物新鲜，忌过冷过热。⑥环境和谐情绪好。⑦戒烟酒，适饮茶。

（万雪娇　于立生　欧阳煜　闫国立）

实践篇

第五章 公共营养干预

第一节　中国居民膳食营养素参考摄入量

一、推荐的每日膳食中营养素供给量

我国于1937年开始研制膳食营养素需要量标准，第一个膳食营养素供给量《中国民众最低限度之营养需要》是由侯祥川主要负责制定的。1938年，中华医学会公共卫生委员会公布了这一标准，提出了在温带居住的成年人、非体力劳动者，每人每日最低能量需要为2400 kcal，蛋白质需要为每日每千克体重1.5 g。对矿物质及维生素未作规定，只提出膳食中的能量至少应有25%来自富含矿物质及维生素的食物，儿童的膳食中这类食物所占比例应更高。当时蛋白质的需要量定得比较高，是因为考虑到中国人的膳食以植物性食物为主，蛋白质的消化率比较低，生物价也较差。对矿物质和维生素的需要则因为研究不够，还没有足够的材料来支持定量建议。1952年，中央卫生研究院营养学系编著出版的《食物成分表》中附录的“营养素需要量表（每天膳食中营养素供给标准）”纳入钙、铁和5种维生素（维生素A、维生素B_1、维生素B_2、烟酸和维生素C）的需要量。中国医学科学院营养学系于1955年修改了1952年的建议，定名为“每日膳食中营养素供给量（RDA）”。此后在有关文献中均使用这一术语来表达“适宜”营养素摄入水平。

1962年，中国生理科学会生物化学、营养学学术讨论会对1955年制定的RDA做了进一步的修订，对劳动强度分级做了说明，并提出了根据年龄和气候变化校正能量需要量的方法，增加了“氨基酸需要量的估计值”及“每日膳食中微量元素的供给量”。在1976年和1981年又分别进行了修订工作，直到1988年10月中国营养学会对RDA做了最近一次修订，定名为“推荐的每日膳食中营养素供给量”，中国营养学会常务理事会于次年通过了“推荐的每日膳食中营养素供给量的说明”。这次修订根据新的科学知识和我国的具体情况，对年龄分组、宏量营养素的供能比及某些微量营养素的建议值做了一些调整或说明。

营养生理需要量（nutritional requirement）是RDA制定的基础，指能保持人体健康、

达到应有发育水平和能充分发挥效率地完成各项体力和脑力活动的人体所需要的热能和各种营养素的必需量。

RDA 是对各种人群提出的保证人体营养需要的膳食中应有能量和营养素的适宜摄取量。在营养生理需要量基础上考虑人群安全率制定。

安全率指同一人群当中：①个体差异、应激等特殊情况下需要量的波动。②食物的消化率、烹调损失。③各种食物因素和营养素之间的相互影响等。④兼顾社会条件、经济条件等实际问题。

实际制定中膳食营养供给量略高于营养生理需要量（但热能一般不主张再增高）。

二、中国居民膳食营养素参考摄入量

随着科学研究和社会实践的发展，国际上自 20 世纪 90 年代初期就逐渐开展了关于 RDA 的性质和适用范围的讨论。英国、欧洲共同体和北欧诸国先后使用了一些新的概念或术语。美国和加拿大的营养学界进一步发展了 RDA 的包容范围，形成了比较系统的新概念“膳食营养素参考摄入量（dietary reference intakes，DRIs）”。

中国营养学会研究了这一领域的新进展，决定引入 DRIs 这一新概念，制订中国居民膳食营养素参考摄入量。由于 DRIs 概念的发展，在营养学界沿用了数十年的 RDA 已经不能适应当前多方面的应用需要了。为了便于读者理解及避免在使用时与原 RDA 混淆，决定不再使用“推荐的每日膳食营养素供给量（RDA）”，而用“推荐营养素摄入量（recommended nutrient intake，RNI）”来表达推荐的每日营养素摄入量。

制定 DRIs 的基本根据是关于营养素的生理、营养和毒性等方面的科学研究结果。在制定中国居民的 DRIs 时强调使用国内资料。如果我国有相关的研究资料则重点依据国内资料制定，并参考国际资料进行必要的调整。在没有国内资料时，则有选择的参考国际资料，多数营养素都重点参考了美国最近几年的有关出版物。经过专家们的努力，2000 年 10 月出版了《中国居民膳食营养素参考摄入量》，对各种营养素的理化性质、代谢、功能、推荐值、营养状况评价及主要食物来源等方面进行了系统论述。

膳食营养素参考摄入量(DRIs)是一组每日平均膳食营养素摄入量的参考值，它是在“推荐的每日膳食营养素供给量（RDA）”基础上发展起来的，但在表达方式和应用范围方面都已发生了根本变化。包括 4 个主要指标：平均需要量、推荐摄入量、适宜摄入量、可耐受最高摄入量。2013 年修订的《中国居民膳食营养素参考摄入量》[《中国居民 DRIs（2013 版）》] 增加了与慢性非传染性疾病有关的 3 个指标：宏量营养素可接受范围、预防非传染性慢性病的建议摄入量、特定建议值。

（一）平均需要量

平均需要量（estimated average requirement，EAR）是群体中各个体需要量的平均值，是根据个体需要量的研究资料计算得到的。EAR 是能够满足群体中 50%的成员的需要，不能满足另外 50%的成员的需要水平。EAR 是制定 RNI 的基础。

EAR 主要用于评价和计划群体膳食，根据某一特定人群中摄入量低于 EAR 的个体的百分比来估计群体中摄入不足的发生率；针对个体，如果某个体摄入量低于 EAR 两个标准差，可以认为不能达到该个体的需要量。

（二）推荐摄入量

推荐营养素摄入量相当于传统使用的RDA，是可以满足某一群体中绝大多数(97%～98%）个体需要量的摄入水平。长期摄入RNI水平，可以满足身体对该营养素的需要，保持健康和维持组织中的适当储备。RNI的主要用途是作为个体每日摄入该营养素的目标值。

RNI是以EAR为基础制定的。如果已知EAR的标准差，则RNI定为EAR加两个标准差，即RNI=EAR+2SD。如果关于需要量变异的资料不够充分，不能计算SD时，一般设EAR的变异系数为10%，这样RNI=1.2×EAR。

RNI是健康个体每日摄入该营养素的目标值。如果个体的摄入量低于RNI，可以认为有不足的危险；如果某个体的平均摄入量达到或者超过了RNI，可以认为该个体没有摄入不足的危险。DRIs 2013提出EAR和RNI的营养素有蛋白质、总碳水化合物、维生素A、维生素D、维生素B_1、维生素B_2、维生素B_6、维生素B_{12}、维生素C、烟酸、叶酸、钙、磷、镁、铁、锌、碘、硒、铜、钼、水、膳食纤维。

（三）适宜摄入量

当某种营养素的个体需要量的资料不足，没有办法计算出EAR，因而不能求得RNI时，可设定适宜摄入量来代替RNI。适宜摄入量（adequate intake，AI）不是通过研究营养素的个体需要量求出来的，而是通过对健康人群摄入量的观察或实验获得的。例如，纯母乳喂养的足月产健康婴儿，从出生到4～6个月，他们的营养素全部来自母乳。母乳中供给的各种营养素量就是他们的AI值。DRIs 2013提出AI的营养素有：亚油酸、亚麻酸、EPA+DHA、维生素E、泛酸、生物素、钾、钠、氯、氟、锰、铬。

AI的主要用途是作为个体营养素摄入量的目标。AI与RNI相似之处是两者都用作个体摄入量的目标，能够满足目标人群中几乎所有个体的需要。AI和RNI的区别在于AI的准确性远不如RNI，有时可能明显高于RNI。在缺乏肯定的资料作为EAR和RNI的基础时，AI可作为个体每日摄入该营养素的目标值，同时也用作限制每日过多摄入的标准。当健康个体摄入量达到AI时，出现营养缺乏的危险性很小；如果长期摄入超过AI值时，可能产生毒副作用。

（四）可耐受最高摄入量

可耐受最高摄入量（tolerable upper intake level，UL）是平均每日可以摄入该营养素的最高量。“可耐受”的含义是指这一摄入水平一般是可以耐受的，对人群中的几乎所有个体大概都不至于损害健康。当摄入量超过UL并进一步增加时，损害健康的危险性随之增大。UL是日常摄入量的高限，并不是一个建议的摄入水平。鉴于我国近年来营养强化食品和膳食补充剂的日渐发展，有必要制定营养素的UL来指导安全消费。对许多营养素来说，当前还没有足够的资料来制定它们的UL，所以没有UL值并不意味着过多摄入这些营养素没有潜在的危险。DRIs 2013提出UL的营养素及膳食成分有：维生素A、维生素D、维生素E、维生素B_6、维生素C、叶酸、烟酸、胆碱、钙、磷、铁、锌、硒、氟、锰、钼、叶黄素、大豆异黄酮、番茄红素、原花青素、植物甾醇、L-肉碱、姜黄素。

（五）宏量营养素可接受范围

宏量营养素可接受范围（acceptable macronutrient distribution ranges，AMDR）指蛋白质、

脂肪和碳水化合物理想的摄入量范围，该范围可以提供这些必需营养素的需要，并且有利于降低发生非传染性疾病（non-communicable disease，NCD）的危险，常用占能量摄入量的百分比表示。蛋白质、脂肪和碳水化合物都属于在体内代谢过程中能够产生能量的营养素，因此被称之为产能营养素。它们属于人体的必需营养素，而且三者的摄入比例还影响微量营养素的摄入状况。另外，当产能营养素摄入过量时又可能导致机体能量储存过多，增加 NCD 的发生风险。因此有必要提出 AMDR，以预防营养素缺乏，同时减少摄入过量而导致 NCD 的风险。传统上 AMDR 常以某种营养素摄入量占摄入总能量的比例来表示，其显著的特点之一是具有上限和下限。如果个体的摄入量高于或低于推荐范围，可能引起必需营养素缺乏或罹患 NCD 的风险增加。

（六）预防非传染性慢性病的建议摄入量

膳食营养素摄入量过高导致的非传染性疾病一般涉及肥胖、高血压、血脂异常、脑卒中、心肌梗死及某些癌症。预防非传染性慢性病的建议摄入量（proposed intakes for preventing non-communicable chronic diseases，PI-NCD）（简称建议摄入量，PI）是以 NCD 的一级预防为目标，提出的必需营养素的每日摄入量。当 NCD 易感人群某些营养素的摄入量达到 PI 时，可以降低发生 NCD 的风险。DRIs 2013 提出 PI 值的有维生素 C、钾、钠。

（七）特定建议值

近几十年的研究证明，传统营养素以外的某些膳食成分，具有改善人体生理功能、预防 NCD 的生物学作用，其中多数属于植物化合物，特定建议值（specific proposed levels，SPL）是指膳食中这些成分的摄入量达到这个建议水平时，有利于维护人体健康。DRIs 2013 提出 SPL 值的有：大豆异黄酮、叶黄素、番茄红素、植物甾醇、氨基葡萄糖、花色苷、原花青素。

应当特别强调的是，DRIs 是应用于健康人的膳食营养标准，它不是一种应用于患有急性或慢性病的人的营养治疗标准，也不是为患有营养缺乏病的人设计的营养补充标准。

三、用膳食营养素参考摄入量评价膳食

膳食营养素参考摄入量的应用包括评价膳食和计划膳食两个方面。在评价膳食工作中，用它作为一个尺度，来衡量人们实际摄入的营养素量是否适宜；在计划膳食工作中，用它作为营养状况适宜的目标，建议如何合理摄取食物来达到这个目标。

（一）应用膳食营养素参考摄入量评价个体摄入量

膳食评价是营养状况评价的重要组成部分。虽然根据膳食这一项内容不足以确定一个人的营养状况，但把一个人的营养素摄入量与其相应的膳食营养素参考摄入量（DRIs）进行比较还是合理的。为了获得可靠的结果，需要准确的收集膳食摄入资料，正确选择评价参考值，并且合理解释所得的结果。评价一个人的营养状况的理想方法是把膳食评价结果和体格测量、生化检验及临床观察资料结合起来进行分析。

1. 用平均需要量评价个体摄入量　对某个体的膳食进行评价是为了说明该个体的营养素摄入量是否能满足其需要量。但是，要直接比较一个人的摄入量和需要量是很困难的。我们不可能对观察的个体进行各种营养素的需要量研究，所以不知道这个特定个体的需要

量；我们也几乎得不到个体真正的日常摄入量，因为个体每天的摄入量都是不同的，而且对摄入量进行测定总会有误差。理论上一个人摄入某营养素不足的概率可以用日常摄入量及该营养素的平均需要量（EAR）和标准差进行计算。实际上我们只能评估在一段时间内观察到的摄入量是高于还是低于相应人群的 EAR 进行判断。

在实际应用中，观测到的摄入量低于 EAR 时可以认为必须提高，因为摄入不足的概率高达 50%；通过很多天的观测，摄入量达到或超过 RNI 时，或虽系少数几天的观测但结果远高于 RNI 时可以认为摄入量是充足的。摄入量在 EAR 和 RNI 之间者要确定摄入量是否适宜相当困难，为了安全起见，还是应当进行改善。

2. *用最高可耐受摄入量评价个体摄入量*　用可耐受摄入量（UL）衡量个体摄入量是将观测到的摄入量和 UL 进行比较，推断该个体的日常摄入量是否过高，以致可能危及健康。对于某些营养素，如维生素 B_1 和叶酸的摄入量可以只计算通过补充、强化和药物途径的摄入，而另外一些营养素如铁及维生素 A 等，则应把食物来源也包括在内。

UL 是一个对一般人群中绝大多数个体（包括敏感个体），大概不会危害健康的摄入量上限。如果日常摄入量超过了 UL 就有可能对某些个体造成危害。有些营养素过量摄入的后果比较严重，有的后果甚至是不可逆的。所以摄入量一旦超过了 UL 一定要认真对待。

3. *用适宜摄入量评价个体摄入量*　如果一个人的日常摄入量大于或等于适宜摄入量（AI），几乎可以肯定膳食是适宜的；但是如果摄入量低于 AI 就不能对其是否适宜进行定量或定性估测。

总之，在任何情况下一个人的真正需要量和日常摄入量只能是一个估算结果，因此对个体膳食适宜性评价结果都是不够精确的，应当结合该个体其他方面的材料谨慎地对结果进行解释。

（二）应用膳食营养素参考摄入量评价群体摄入量

评价群体营养素摄入量需要关注两个方面的问题：一是人群中多大比例的个体对某种营养素的摄入量低于其需要量；二是有多大比例的人日常摄入量很高，可能面临健康风险。要正确评价人群的营养素摄入量，需要获得准确的膳食资料、选择适当的参考值、调整个体摄入量变异的分布及影响因素，并对结果进行合理的解释。

人群中个体对某营养素的摄入量和需要量都彼此不相同。如果我们知道人群中所有个体的日常摄入量和需要量，就可以直接算出摄入量低于其需要量的人群百分数，确定有多少个体摄入不足。但实际上我们不可能获得此种资料，只能用适当的方法来估测人群摄入不足的概率。

1. *用平均需要量评价群体营养素摄入量*　在实际工作中，评价群体摄入量是否适宜有两种方法，即“概率法”和“平均需要量切点法”。不管何种方法都是用平均需要量（EAR）来估测摄入不足的可能。

（1）概率法：这是一种把群体内需要量的分布和摄入量的分布结合起来的统计学方法。它产生一个估测值；表明有多大比例的个体面临摄入不足的风险。本法的概念很简单，即摄入量极低时摄入不足的概率很高，而摄入量很高时摄入不足的概率可以忽略不计。概率法由人群需要量的分布获得每一摄入水平的摄入不足危险度，由日常摄入量的分布获得群体内不同的摄入水平及其频数。为了计算每一摄入水平的摄入不足危险度，需要知道需要量分布的平均值（EAR）或中位需要量、变异度及其分布形态。实际上，有了人群需要量的分布资料以后，对每一摄入水平都可以计算出一个摄入不足危险度，再加权平均求得人群的摄入不足的概率。没有EAR的营养素时，不能用概率法来计算群体中摄入不足的概率。

（2）EAR切点法：EAR切点法比概率法简单。如果条件合适，效果也不亚于概率法。使用这种方法的条件是：营养素的摄入量和需要量之间没有相关性；群体需要量的分布可以认为呈正态分布；摄入量的变异要大于需要量的变异。根据现有的知识，我们可以假定凡已制定了EAR和RNI的营养素都符合上述条件，都可以用本法进行评价。

EAR切点法不要求计算每一摄入水平的摄入不足危险度，只需简单计数在观测人群中有多少个体的日常摄入量低于EAR。这些个体在人群中的比例就等于该人群摄入不足个体的比例。

（3）对摄入量分布资料的调整：不管采用何种方法来评估群体中营养素摄入不足的概率，日常摄入量的分布资料是必不可少的。为获得此资料必须对观测到的摄入量进行调整以排除个体摄入量的日间差异（个体内差异）。经过调整后的日常摄入量分布应当能够更好地反映个体间的差异。要对摄入量的分布进行调整至少要观测一个有代表性的亚人群，其中每一个体至少有连续3天的膳食资料或者至少有两个独立的日膳食资料。如果摄入量的分布没有得到适当的调整（包括个体内差异调整和调查有关因素如访谈方法、询问顺序等的调整），则不论用上述的哪种方法均难以正确估测摄入不足的比例。

（4）用EAR评价群体营养素摄入量举例：某小学校调查7～10岁儿童512人，膳食锌摄入量平均为10.2 mg/d，范围为4.3～19.2 mg/d，其中151人的摄入量＜5.9 mg/d（7～10岁儿童的EAR值），占29.5%；61人的摄入量＞7.0 mg/d（7～10岁儿童的RNI值），占12%；300人的摄入量为5.9～7.0 mg/d，占58.5%。那么，对于该人群锌营养状况就可以这样评价：该校7～10岁学生的锌摄入量偏低，有大约29.5%的学生摄入不足，应当积极改善；只有约12%的学生摄入量充足；其余约58.5%的学生摄入量处于不足和充足之间，可能也需要加以改善。

2. 用适宜摄入量评估群体摄入量

（1）适宜摄入量（AI）值在评价群体膳食中的作用：一种营养素的AI值可能是根据实验研究推演来的，也可能是依据实验资料和人群流行病学资料结合制定的，在有关报告中对某营养素AI值的来源及选用的评估标准都应当有具体的说明。当人群的平均摄入量或中位摄入量等于或大于该人群的营养素AI时，可以认为人群中发生摄入不足的概率很低。当平均摄入量或中位摄入量在AI以下时，则不可能判断群体摄入不足的程度。营养素的AI和EAR之间没有肯定的关系，所以不要试图用AI来推测EAR。

（2）实际应用AI值评价举例：实际上有些重要的营养素目前还只有AI值，而人群的平均摄入量又往往在AI之下。理论上我们不能评价这些营养素的摄入量是否适宜，但实际工作往往还有必要做一定的评估。在这种情况下，可以把摄入量的分布状况用百分位表示，对其是否适宜进行一个描述性的评估。

例如：对某大学的520名新生（18～19岁）进行膳食调查，发现其钙摄入量偏低，

平均为 466 mg/d，范围为 218 ～ 1048 mg/d。这些学生的钙摄入量的分布状态，用百分位法表示（表 5-1）。

表 5-1　某大学新生钙摄入量的分布状态（百分位数）

分位数	3	10	25	50	75	90	97
mg/d	243	303	368	422	664	782	1002

这组学生的平均摄入量远低于其相应的 RNI 值（800 mg/d），理论上不能评价这个人群的钙营养状况，但是在观察其分布状况后（假定第 208 人的摄入量为 399 mg/d，第 471 人的摄入量为 801 mg/d），我们可以进行如下描述：该人群的平均钙摄入量远低于推荐的适宜水平（800 mg/d），在观察的 520 人中有 208 人（占 40%）的摄入量低于推荐量的半数，只有 49 人（占 7.9%）摄入量达到了适宜水平。

3. *用可耐受摄入量评估群体摄入量*　可耐受摄入量（UL）用于评估摄入营养素过量而危害健康的风险。根据日常摄入量的分布来确定摄入量超过 UL 者所占的比例，日常摄入量超过 UL 的这一部分人可能面临健康风险。进行此种评估时，有的营养素需要准确获得各种来源的摄入总量，有的营养素只需考虑通过强化、补充剂和作为药物的摄入量。

在人群中要根据日常摄入量大于 UL 的资料来定量评估健康风险是很困难的，因为在推导 UL 时使用了不确定系数。不确定系数反映在推导过程的多个环节上都可能存在一定程度的不准确，这些环节包括相关的营养素摄入量资料、健康危害的剂量反应关系资料、由动物实验资料外推的过程、健康危害作用的严重程度评估及人群的敏感性差异等方面。当前只能把 UL 作为安全摄入量的切点来使用。必须取得更多、更准确的人体研究资料之后，才有可能比较有把握地预测摄入量超过 UL 所带来的危害程度。

第二节　中国居民膳食指南

一、膳食结构与膳食模式

居民膳食结构是指居民消费的食物种类及其数量的相对构成。居民膳食结构与社会的政治、经济、科技、文化，以及生活习惯、个人爱好等诸多因素息息相关。膳食模式指一个地区居民长期形成的膳食结构、饮食习惯及消费频率，包括食物的种类、数量、比例或不同食物、饮料等的组合。近年来，世界各国膳食指南更加关注膳食模式的平衡、合理及健康，一种膳食模式的不同组成部分可能具有协同作用，能够比单个食物或营养素更全面地影响人类整体健康状况和疾病风险。

（一）动植物食物平衡的膳食结构

膳食中动物性食物与植物性食物比例比较适当。其特点是：谷类的消费量为年人均约 94 kg；动物性食品消费量为年人均约 63 kg，其中海产品所占比例达到 50%，动物蛋白占总蛋白的 42.8%；能量和脂肪的摄入量低于以动物性食物为主的欧美发达国家，每天能量摄入保持在 2000 kcal 左右。宏量营养素供能比例为：碳水化合物 57.7%，脂肪 26.3%，蛋白质 16.0%。

该类型的膳食能量能够满足人体需要，又不至于过剩。蛋白质、脂肪、碳水化合物的供能比例合理。来自于植物性食物的膳食纤维和来自于动物性食物的营养素如铁、钙等均比较充足，同时动物脂肪又不高，有利于避免营养缺乏病和营养过剩性疾病，促进健康。此类膳食结构已成为世界各国调整膳食结构的参考。

（二）以植物性食物为主的膳食结构

大多数发展中国家属于此类型，膳食构成以植物性食物为主，动物性食物为辅。其膳食特点是：谷物食品消费量大，年人均为 200 kg；动物性食品消费量小，年人均仅为 10 ～ 20 kg，动物性蛋白质一般占蛋白质总量的 10%～ 20%，低者不足 10%；植物性食物提供的能量占总能量的近 90%。该类型的膳食能量基本可满足人体需要，但蛋白质、脂肪摄入量均低，来自于动物性食物的营养素如铁、钙、维生素 A 摄入不足。营养缺乏病是这些国家人群的主要营养问题，人的体质较弱、健康状况不良、劳动生产率较低。但从另一方面看，以植物性食物为主的膳食结构，膳食纤维充足，动物性脂肪较低，有利于冠心病和高脂血症的预防。

（三）以动物性食物为主的膳食结构

该类型是多数欧美发达国家的典型膳食结构。其膳食构成以动物性食物为主，属于营养过剩型的膳食。以提供高能量、高脂肪、高蛋白质、低纤维为主要特点，人均日摄入蛋白质 100 g 以上，脂肪 130 ～ 150 g，能量高达 3300 ～ 3500 kcal。食物摄入特点是：粮谷类食物消费量小，人均每年 60 ～ 75 kg；动物性食物及食糖的消费量大，人均每年消费肉类 100 kg 左右，奶和奶制品 100 ～ 150 kg，蛋类 15 kg，食糖 40 ～ 60 kg。与以植物性为主的膳食结构相比，营养过剩是此类膳食结构国家人群所面临的主要健康问题。心脏病、脑血管病和恶性肿瘤已成为西方人的三大死亡原因，尤其是心脏病死亡率明显高于发展中国家。

（四）地中海膳食模式

该膳食模式以地中海命名是因为该膳食结构的特点是居住在地中海地区的居民所特有的，意大利、希腊可作为该种膳食结构的代表。该膳食结构的主要特点是：①膳食富含植物性食物，包括水果、蔬菜、土豆、谷类、豆类、果仁等。②食物的加工程度低，新鲜度较高，该地区居民以食用当季、当地产的食物为主。③橄榄油是主要的食用油。④脂肪提供的能量与膳食总能量的比值为 25%～ 35%，饱和脂肪酸所占比例较低，为 7%～ 8%。⑤每天食用少量 / 适量奶酪和酸奶。⑥每周食用少量 / 适量鱼、禽，少量蛋。⑦以新鲜水果作为典型的每日餐后食品，甜食每周只食用几次。⑧每月食用几次红肉（猪、牛和羊肉及其产品）。⑨大部分成年人有饮用葡萄酒的习惯。此膳食结构的突出特点是饱和脂肪酸摄入量低，膳食含大量复合碳水化合物，蔬菜、水果摄入量较高。

2011 年国际地中海式饮食基金会提出的地中海式膳食金字塔，包括常吃的谷类、蔬菜、水果、坚果种子类、橄榄油、奶酪与酸奶，以及饮水和茶水、大蒜和洋葱等香料等；每周或每月食用的包括鱼类、禽肉（白肉）蛋类等；其他还包括经常性身体活动和饮酒适量。很多文献报道了关于地中海饮食降低心血管疾病、糖尿病等发病风险的研究。

（五）大型高血压防治计划膳食模式

1997 年，在美国开展的一项大型高血压防治计划（Dietary Approaches to Stop Hypertension，DASH），美国国立卫生研究院及美国心脏、肺和血液研究所制定并提出了 DASH 降血压饮食方案。DASH 饮食强调摄食足够的蔬菜、水果、低脂（或脱脂）奶，以维持足够的钾、镁、钙等离子的摄取，并尽量减少饮食中盐和油脂（特别是富含饱和脂肪酸的动物性油脂）的摄入量，可以有效地降低血压。因此，现在常以 DASH 饮食作为预防及控制高血压的饮食模式。大量证据表明除了高血压，DASH 膳食还可以预防骨质疏松、癌症、心脏病、脑卒中和糖尿病等。

（六）特殊膳食模式

特殊膳食模式是指为了满足某些特殊人群的生理需要，或某些疾病患者的营养需要而制定的膳食，如调整了三大产能营养素比例的膳食，包括低能量饮食、低碳饮食、生酮饮食等；又如辟谷、轻断食、间歇性禁食等调整代谢的手段。这些方法对超重、肥胖人群有一定的作用，或作为某些疾病的辅助性治疗，但并不适用于所有人，特别是青少年、孕妇、老年人，尚没有研究证据显示其具有长期的健康效益。

我国居民膳食结构仍以植物性为主，谷类仍是能量的主要来源，蔬菜供应品种更加丰富，季节性差异明显缩小，动物性食物摄入量增加，优质蛋白摄入量增加；特别是农村居民的膳食结构得到较大的改善，城乡差距逐渐缩小。近期营养调查和疾病监测发现东南沿海一带（浙江、上海、江苏、福建、广东）膳食模式具有显著特点且该地区居民高血压及心血管疾病发生和死亡率较低、预期寿命较高。2022 年版膳食指南首次提出以东南沿海一带膳食模式代表我国“东方健康膳食模式”，特点为：清淡少盐，食物多样，谷物为主，蔬菜水果充足，鱼虾等水产品丰富，奶类豆类丰富等，并且有较高的身体活动量。

二、膳食指南

膳食指南（膳食指导方针、膳食目标）是营养工作者根据营养学原理提出的一组以食物为基础的建议，是针对各国各地存在的问题而提出的一个通俗易懂、简明扼要的合理膳食基本要求，是一个有效的宣传普及材料。它倡导平衡膳食、合理营养，以减少与膳食有关的疾病、促进健康。

中国营养学会于 1989 年制定了我国第一个膳食指南，共有以下 8 条内容：食物要多样、饥饱要适当、油脂要适量、粗细要搭配、食盐要限量、甜食要少吃、饮酒要节制、三餐要合理。该指南自发布后，在指导、教育人民群众采用平衡膳食，增强体质方面发挥了积极作用。

1997 年 4 月 10 日中国营养学会针对我国经济发展和居民膳食结构的不断变化颁布了新的《中国居民膳食指南》，共 8 条内容：①食物多样，以谷类为主。②多吃蔬菜、水果和薯类。③常吃奶类、豆类及其制品。④常吃适量鱼、禽、蛋、瘦肉，少吃肥肉和荤油。⑤食量与体力活动要平衡，保持适宜体重。⑥吃清淡少盐的膳食。⑦如饮酒要限量。⑧吃清洁卫生、不变质的食品。该指南适用于成年人和 2 岁以上儿童。此外，我国还制订了人群膳食指南，主要是针对婴儿、幼儿与学龄前儿童、学龄儿童、青少年、孕妇、乳母、老年人。

《中国居民膳食指南（2007）》中的一般人群膳食指南适用于6岁以上人群，共有10个条目：食物多样，谷类为主，粗细搭配；多吃蔬菜水果和薯类；每天吃奶类、大豆或其制品；常吃适量的鱼、禽、蛋和瘦肉；减少烹调油用量，吃清淡少盐膳食；食不过量，天天运动，保持健康体重；三餐分配要合理，零食要适当；每天足量饮水，合理选择饮料；如饮酒应限量；吃新鲜卫生的食物。《中国居民膳食指南（2016）》针对2岁以上的所有健康人群提出6条核心推荐，分别为：食物多样，谷类为主；吃动平衡，健康体重；多吃蔬果、奶类、大豆；适量吃鱼、禽、蛋、瘦肉；少盐少油，控糖限酒；杜绝浪费，兴新食尚。

2022年4月26日，中国营养学会发布了《中国居民膳食指南（2022）》，提炼出2岁以上健康人群平衡膳食八准则（一般人群膳食指南）及9个特定人群指南。同时还修订完成了中国居民平衡膳食宝塔（2022）、中国居民平衡膳食餐盘（2022）和儿童平衡膳食算盘（2022）等可视化图形。

（一）食物多样，合理搭配

每天的膳食应包括谷薯类、蔬菜水果类、畜禽鱼蛋奶类、大豆坚果类等食物。平均每天摄入12种以上食物，每周25种以上。每天摄入谷薯类食物200～300 g（VS.2016，250～400 g），其中全谷物和杂豆类50～150 g，薯类50～100 g。食物多样、谷类为主是平衡膳食模式的重要特征。

（二）吃动平衡，健康体重

各年龄段人群都应天天运动、保持健康体重。食不过量，保持能量平衡。坚持日常身体活动，每周至少进行5天中等强度身体活动，累计150分钟以上；主动身体活动最好每天6000步。减少久坐时间，每小时起来动一动。鼓励适当进行高强度有氧运动，加强抗阻运动，每周2～3天（2022版新增）。

（三）多吃蔬果、奶类、全谷、大豆

蔬菜水果、全谷物和奶制品是平衡膳食的重要组成部分，奶类富含钙，大豆富含优质蛋白质。餐餐有蔬菜，保证每天摄入不少于300 g新鲜蔬菜，深色蔬菜应占1/2。天天吃水果，保证每天摄入200～350 g新鲜水果，果汁不能代替鲜果。吃各种各样的奶制品，摄入相当于每天液态奶300 mL以上。经常吃全谷物、大豆制品，适量吃坚果。

（四）适量吃鱼、禽、蛋、瘦肉

鱼、禽、蛋和瘦肉摄入要适量，平均每天120～200 g。每周最好吃鱼2次或300～500 g（VS.2016，280～525 g），蛋类300～500 g（VS.2016，280～525 g），畜禽肉300～500 g（VS.2016，280～525 g）。鸡蛋营养丰富，吃鸡蛋不弃蛋黄。优先选择鱼（VS.2016，鱼禽），少吃肥肉、烟熏和腌制肉制品。少吃深加工肉制品（2022版新增）。

（五）少盐少油，控糖限酒

培养清淡饮食习惯，少吃高盐和油炸食品。成人每天摄入食盐不超过5 g(VS.2016,6 g)，烹调油25～30 g。控制添加糖的摄入量，每天不超过50 g，最好控制在25 g以下。反式脂肪酸每天摄入量不超过2 g。不喝或少喝含糖饮料。儿童青少年、孕妇、乳母及慢性病患者不应饮酒。成人如饮酒，一天饮用的酒精量不超过15 g（VS.2016, 男性不超过25 g，女性不超过15 g）。

（六）规律进餐、足量饮水

合理安排一日三餐，定时定量，不漏餐，每日吃早餐。规律进餐、饮食适度，不暴饮暴食、不偏食挑食、不过度节食。足量饮水，少量多次。在温和气候条件下，低水平身体活动成年男性每天喝水 1700 mL，成年女性每天喝水 1500 mL（VS.2016，成年人每天 7 ～ 8 杯，为 1500 ～ 1700 mL）。推荐喝白水或茶水，少喝或不喝含糖饮料，不用饮料代替白水。

（七）会烹会选，会看标签

在生命的各个阶段都应做好健康膳食规划。认识食物，选择新鲜的、营养素密度高的食物。学会阅读食物标签（2016 年版），合理选择预包装食品。学习烹饪、传承传统饮食，享受食物天然美味。在外就餐不忘适量与平衡。（VS.2016，多回家吃饭，享受食物和亲情。传承优良文化，兴饮食文明新风。）

（八）公筷分餐，杜绝浪费

选择新鲜卫生的食物，不食用野生动物。食物制备生熟分开、熟食二次加热要热透（2016 年版）。讲究卫生，从分餐公筷开始。珍惜食物，按需备餐，提倡分餐不浪费（2016 年版）。做可持续食物系统发展的践行者。

三、膳食平衡宝塔

为了帮助群众把膳食指南的原则具体应用于日常膳食实践，提出了中国居民的“平衡膳食宝塔”。宝塔是膳食指南的量化和形象化的表达，也是人们在日常生活中贯彻膳食指南的方便工具（图 5-1）。

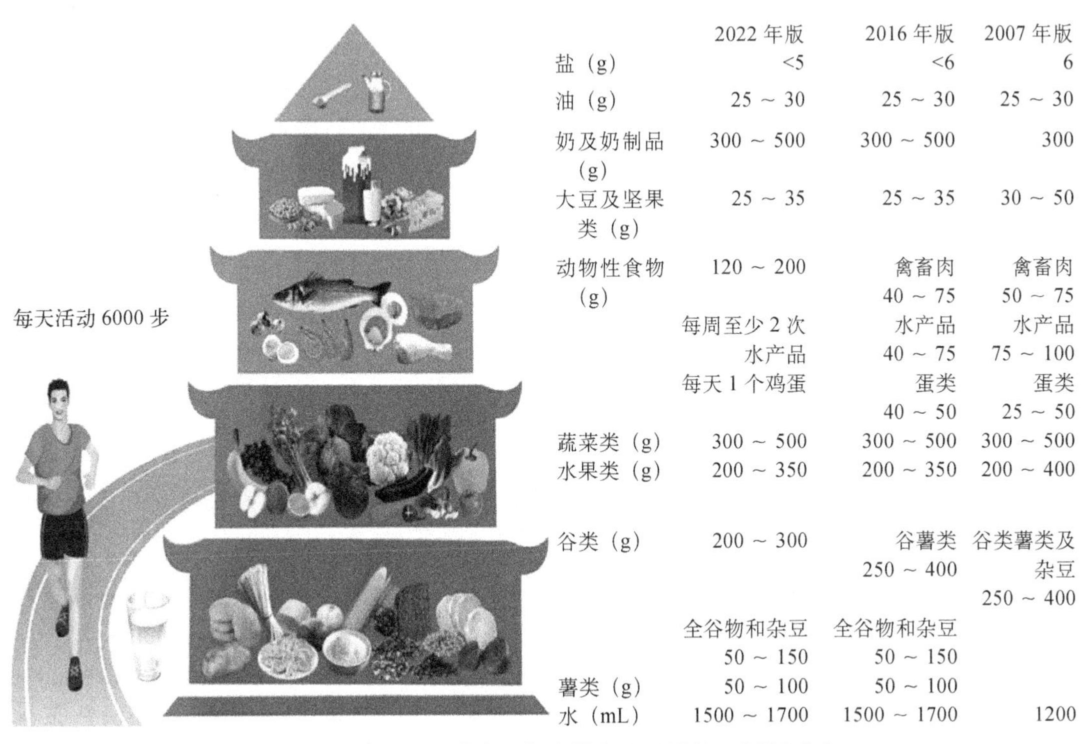

	2022 年版	2016 年版	2007 年版
盐（g）	<5	<6	6
油（g）	25 ～ 30	25 ～ 30	25 ～ 30
奶及奶制品（g）	300 ～ 500	300 ～ 500	300
大豆及坚果类（g）	25 ～ 35	25 ～ 35	30 ～ 50
动物性食物（g）	120 ～ 200	禽畜肉 40 ～ 75	禽畜肉 50 ～ 75
	每周至少 2 次水产品	水产品 40 ～ 75	水产品 75 ～ 100
	每天 1 个鸡蛋	蛋类 40 ～ 50	蛋类 25 ～ 50
蔬菜类（g）	300 ～ 500	300 ～ 500	300 ～ 500
水果类（g）	200 ～ 350	200 ～ 350	200 ～ 400
谷类（g）	200 ～ 300	谷薯类 250 ～ 400	谷类薯类及杂豆 250 ～ 400
	全谷物和杂豆 50 ～ 150	全谷物和杂豆 50 ～ 150	
薯类（g）	50 ～ 100	50 ～ 100	
水（mL）	1500 ～ 1700	1500 ～ 1700	1200

图 5-1　中国居民膳食平衡宝塔发展（2007—2022 年）

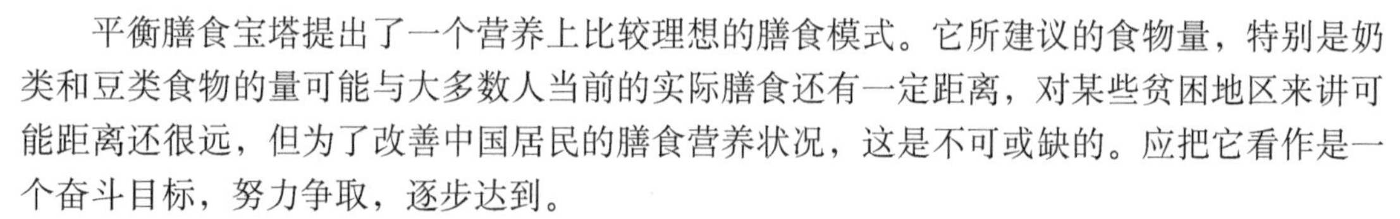

平衡膳食宝塔提出了一个营养上比较理想的膳食模式。它所建议的食物量，特别是奶类和豆类食物的量可能与大多数人当前的实际膳食还有一定距离，对某些贫困地区来讲可能距离还很远，但为了改善中国居民的膳食营养状况，这是不可或缺的。应把它看作是一个奋斗目标，努力争取，逐步达到。

（一）膳食平衡宝塔说明

1. 膳食平衡宝塔的结构　膳食平衡宝塔共分五层，包含居民每日食用的主要食物种类。各层的位置和面积大小基本反映各类食物在一日膳食的比重。

膳食平衡宝塔没有建议食糖的摄入量，因为我国居民目前吃糖的量还不多，对健康影响不大；但是多吃糖有增加龋齿的危险，尤其是儿童、青少年不宜吃太多的糖和含糖量高的食品及饮料。当然，存在地方饮食习惯的差异，比如南方地区有进食甜食的习惯，应当加以重视。饮酒问题在《中国居民膳食指南》中已有说明。

从 2007 年版的膳食宝塔图开始增加了水和身体活动的形象，强调饮水和身体活动的重要性。在温和气候环境下从事轻体力活动的成年人每日至少饮水 1500 mL 以上（2007 年版为 1200 mL），在高温或强体力活动条件下，应适当增加。饮水应少量多次，未渴先喝，养成规律。应改变久坐少动的不良生活方式，养成天天运动的习惯，建议每天至少进行相当于中速步行 6000 步以上的运动，最好每天进行 30 分钟中等强度的运动。

2. 膳食平衡宝塔建议的食物摄入量　膳食平衡宝塔建议的各类食物的摄入量，指的是食物可食部分的生重。即去皮、籽、骨、壳、核、根等不可食部分。

膳食平衡宝塔中各类食物的重量是同一类食物的总量。同类食物可以根据互换表推荐值代换。

2016 年、2022 年版中国居民膳食平衡宝塔中建议的各类食物的量的下限为能量水平 1600 kcal 的建议量，上限为能量水平 2400 kcal 的建议量（2007 年版建议值对应 1800 ～ 2600 kcal）。

（1）谷类、薯类及杂豆：谷类包括小麦面粉、大米、玉米粉、高粱等及其制品。薯类包括红薯、马铃薯等，可以替代部分粮谷。杂豆是大豆以外的其他干豆类，如蚕豆、豌豆、赤小豆、豇豆、绿豆等。它们是膳食中能量的主要来源，在农村中也往往是膳食中蛋白质的主要来源。建议量是按照原料的生重计重的，加工的谷类食品如面包、烙饼、切面等应折合成相当的面粉量来计算。

应重视多样化，粗细搭配，选择适量的全谷类、其他谷类、杂豆及薯类。每 100 g 玉米粉和全麦粉所含的膳食纤维分别比精面粉多 10 g 和 6 g，因此建议每次摄入 50 ～ 100 g 的粗粮或全谷类制品，每周 5 ～ 7 次。

（2）蔬菜：蔬菜包括叶菜类、花菜类、芽菜类、根茎类、瓜茄类、鲜豆类、葱蒜类和菌藻类，所含的营养成分因其种类不同，差异较大。深色蔬菜是指深绿色、深黄色、紫色、红色等颜色较深的蔬菜，一般来说，维生素和植物化学物质等营养素比较丰富，所以应多选用深色蔬菜和水果。建议每 300 ～ 500 g 新鲜蔬菜中，深色蔬菜最好占一半以上。

（3）水果：水果类可分为鲜果、干果。水果与蔬菜一样，主要提供维生素和矿物质。宝塔建议的 200 ～ 350 g 是鲜果的量。鲜果不足时可以选用一些含糖量低的纯果汁或干果制品。

（4）肉类：肉类包括畜肉、禽肉及动物内脏类，重量是按屠宰清洗后的生重来计算，建议每天摄入 40 ～ 75 g。猪肉含脂肪较高，应尽量选择脂肪含量较低的瘦畜肉或禽肉。动物内脏有一定的营养价值，但是胆固醇含量较高，不宜多食。

（5）水产品类：鱼类、甲壳类和软体类动物等水产品含脂肪很低，蛋白质丰富且易于消化，是优质蛋白质的来源，建议每天 40 ～ 75 g，有条件的可以多吃一些。这类食物的重量是按购买时的可食部分鲜重计算。

（6）蛋类：蛋类包括鸡蛋、鸭蛋、鹅蛋、鹌鹑蛋、鸽蛋、鸵鸟蛋、火鸡蛋、海鸥蛋及其加工制成的咸蛋、松花蛋等。蛋类的营养素含量不仅丰富，而且质量也很好，是一类营养价值较高的食品。建议每日摄入量 40 ～ 50 g，相当于半个至 1 个鸡蛋。蛋类含胆固醇相当高，一般每天不超过一个为好。

（7）乳类：乳类是指哺乳动物的乳汁，经常食用的是牛奶和羊奶。乳制品包括奶粉、酸奶、奶酪等，不包括奶油、黄油。建议量相当于液态奶 300 g、酸奶 250 g、奶粉 45 g，有条件的可以多吃一些。中国居民膳食中普遍缺钙，奶类应是首选补钙食物，很难用其他类食物代替。婴幼儿应首选配方奶制品。饮奶多者、老年人、超重肥胖者建议选择脱脂或低脂奶。有些人饮奶后有不同程度的肠胃道不适（乳糖不耐受），可以试用酸奶或低乳糖奶及奶制品。

（8）大豆及坚果类：大豆类按种皮的颜色可分为黄、青、黑、褐、双色大豆 5 种。豆制品是由大豆等原料制作的半成品食物，包括豆浆、豆腐、豆腐干等。推荐每日摄入 25 ～ 35 g 大豆。40 g 干豆含蛋白质相当于 80 g 豆腐干、120 g 北豆腐、240 g 南豆腐、650 g 豆浆。

坚果是以种仁为食用部分，外覆木质或革质硬壳，按照脂肪含量的不同，坚果可以分为油脂类坚果和淀粉类坚果，前者富含油脂，包括核桃、杏仁、松子、腰果、花生、葵花子、西瓜子、南瓜子等；后者淀粉含量高而脂肪很少，包括栗子、银杏、莲子、芡实等。坚果蛋白质含量与大豆相似，有条件的居民可吃 5 ～ 10 g 坚果代替相应量的大豆。

（9）烹调油：食用油脂根据来源可分为植物油和动物油。常见的植物油包括花生油、豆油、菜籽油、芝麻油、玉米油、调和油等；常见的动物油包括猪油、牛油、羊油、鱼油等。植物油是必需脂肪酸的重要来源，为了满足人体的需要，在膳食中不应低于总脂肪来源的 50%。动物油的脂肪组成以饱和脂肪酸为主，长期大量食用可引起血脂升高，增加心脑血管疾病的危险性，因此在高脂血症患者中要控制食用。建议每天烹调用油不超过 25 g 或 30 g，尽量减少食用动物油。用油应多样化，经常更换，食用多种植物油。

（10）食盐：健康成年人一天食盐的建议量不超过 6 g，包括酱油和其他食物中的食盐。一般 20 mL 酱油中含 3 g 食盐，10 g 黄酱中含有 1.5 g 食盐，如果食物中含有酱油和酱类，应计入食盐的摄入量中。

（二）中国居民平衡膳食宝塔的应用

1. 确定自己合适的能量水平　宝塔建议的每人每日各类食物适宜摄入量适用于一般健康成人，应用时要根据个人年龄、性别、身高、体重、劳动强度、季节等适当调整。例如，年轻人、劳动强度大的人需要能量高，应适当多吃些主食；年老、活动少的人需要能量少，可少吃些主食。一般来说，食欲得到满足时，对能量的需要也会满足。对于正常成人，体重是判定能量平衡的最好指标，表 5-2 是根据 2002 年《中国居民营养与健康状况调查》

的结果进行适当修正形成的，可以作为消费者选择能量摄入的参考，实际应用可适当调整。

表 5-2　中国成年人平均能量摄入水平修正值 *（kJ/kcal）

年龄组	城市		农村	
	男	女	男	女
18 ～ 59 岁	9200/2200	7550/1800	10900/2600	9200/2200
60 岁以上	8350/2000	6700/1600	10050/2400	8350/2000

注：* 年龄 18 ～ 79 岁，BMI：18.5 ～ 24.9 kg/m^2，无高血压、糖尿病、血脂异常（摘自中国营养学会《中国居民膳食指南》，西藏出版社，2007 年）。

2. *根据自己的能量需要水平确定食物需要*　膳食宝塔建议的每人每日各类食物的摄入量范围适用于一般健康成年人。表 5-3 是根据七个能量水平分别建议了十类食物的摄入量，应根据实际情况选择，对于表中没有建议的能量水平，可折中。2016 年、2022 年版膳食指南也提供了一个不同能量需要（1000 ～ 3000 kcal）水平的平衡膳食模式和实物量表供参考，可查阅参考。

表 5-3　7 个能量水平建议的十类食物摄入量 *（g/ 天）

能量水平	1600 kcal	1800 kcal	2000 kcal	2200 kcal	2400 kcal	2600 kcal	2800 kcal
谷类	225	250	300	300	350	400	450
大豆类	30	30	40	40	40	50	50
蔬菜类	300	300	350	400	450	500	500
水果类	200	200	300	300	400	400	500
肉类	50	50	50	75	75	75	75
乳类	300	300	300	300	300	300	300
蛋类	25	25	25	50	50	50	50
水产品类	50	75	75	75	75	100	100
烹调油类	20	25	25	25	30	30	30
食盐	≤ 6	≤ 6	≤ 6	≤ 6	≤ 6	≤ 6	≤ 6

注：* 建议量均为食物可食部分的生重量（摘自中国营养学会《中国居民膳食指南》，西藏出版社，2007 年）。

膳食宝塔推荐的食物摄入量是平均值，每日膳食应尽量包含各类食物，但是不必每日严格按照各类食物推荐的量食用，一般来说，一周各类食物的平均摄入量应当尽量符合膳食宝塔推荐量要求。比如，不一定每天都吃鱼类 50 ～ 100 g，可以每周 2、3 次，每次 150 ～ 200 g 较为可行。实际上根据个人饮食习惯和喜好多吃鱼还是多吃鸡，影响都不大，关键是在一定的时间周期，比如 1 周，要遵循膳食宝塔各层中各类食物的大致的比例。

表 5-4 和表 5-5 给出了不同能量水平的食物建议量所提供的能量和营养素的量，基本达到了各能量水平人群的营养需要。

表 5-4　不同能量水平的食物建议量所提供的能量及营养素水平

能量水平（kcal）	蛋白质（g）	脂肪（g）	碳水化合物（g）	膳食纤维（g）	维生素 B_1（mg）	维生素 B_2（mg）	烟酸（mg）	维生素 C（mg）	维生素 E（mg）	维生素 A（μg）	钙（mg）	铁（mg）	锌（mg）
1600	58.8	50.0	210.9	18.0	1.0	1.1	11.5	116.9	28.6	624.7	18.4	9.6	686.4
1800	66.9	56.9	230.3	19.2	1.0	1.1	12.7	117.5	34.0	665.8	20.2	10.5	697.2
2000	75.0	59.6	282.0	23.9	1.2	1.2	14.6	150.0	37.7	724.8	23.8	12.0	821.7
2200	83.0	69.0	284.9	25.1	1.3	1.4	16.1	161.7	39.0	764.3	25.8	13.2	989.4
2400	87.6	75.0	333.2	28.9	1.5	1.5	17.7	194.2	44.5	805.0	28.6	14.4	1110.8
2600	99.8	78.3	373.3	32.4	1.7	1.6	19.8	206.7	47.8	881.1	32.1	16.0	1155.9
2800	103.5	79.1	419.7	35.0	1.8	1.7	21.2	227.9	49.2	899.5	34.3	17.0	1244.1

摘自中国营养学会《中国居民膳食指南》，西藏出版社，2007 年。

表 5-5　不同能量水平的食物建议量所提供的能量及蛋白质来源构成

能量水平（kcal）	能量的营养素来源（%）			优质蛋白质比（%）	粮食（谷、豆、薯）提供的能量比（%）
	碳水化合物	蛋白质	脂肪		
1600	54.3	15.1	29.0	65.5	51.9
1800	53.4	15.5	29.7	67.4	52.4
2000	56.7	15.1	27.0	64.9	55.3
2200	53.8	15.7	29.4	67.1	52.0
2400	55.8	14.7	28.3	63.6	52.7
2600	56.9	15.2	26.8	64.1	57.4
2800	59.2	14.6	25.1	61.9	56.8

摘自中国营养学会《中国居民膳食指南》，西藏出版社，2007 年。

3. *同类互换，调配丰富多彩的膳食*　应用平衡膳食宝塔应当把营养与美味结合起来，按照同类互换、多种多样的原则调配一日三餐。每一类食物都含有许多具体的食物种类，虽然每一种食物都与其他食物的营养成分不尽相同，但是同类食物大致相近，在膳食中可以互换。同类互换就是以粮换粮、以豆换豆、以肉换肉。如大米可与面粉或杂粮互换；大豆可与相当量的豆制品或杂豆互换；瘦猪肉可与等量的鸡、鸭、牛、羊、兔肉互换；鱼可与虾、蟹等水产品互换；牛奶可与羊奶、酸奶等互换。

多种多样就是选用品种、形态、颜色、口感多样的食物，变换烹调方法。合理分配三餐食量，三餐食物量的分配及间隔时间应与作息时间和劳动状况相匹配。一般早、晚餐各占30%，午餐占40%为宜，特殊情况可适当调整。

4. *因地制宜，充分利用当地资源* 我国幅员辽阔，各地的饮食习惯及物产不尽相同，只有因地制宜充分利用当地资源才能有效地应用平衡膳食宝塔。例如，牧区奶类资源丰富，可适当提高奶类摄取量；渔区可适当提高鱼及其他水产品摄取量；农村山区则可多利用山羊奶，以及花生、瓜子、核桃等资源。在某些情况下，由于地域、经济或物产所限无法采用同类互换时，也可以暂用豆类替代乳类、肉类，或用蛋类替代鱼、肉。

5. *要养成习惯，长期坚持* 膳食对健康的影响是长期的结果。应用平衡膳食宝塔需要养成习惯，并坚持不懈，才能充分体现其对健康的促进作用。

第三节 居民营养状况调查与评价

营养调查（nutritional survey）是运用科学手段来了解某一人群或个体的膳食和营养水平，以此判断其膳食结构是否合理和营养状况是否良好的重要手段。我国曾于1959年、1982年和1992年分别进行了3次全国性的营养调查，2002年开始全国营养调查与肥胖、高血压、糖尿病等慢性病调查一起进行。这些营养调查是对不同经济发展时期人们的膳食组成变化、营养状况进行的全面了解，为研究各时期人群膳食结构和营养状况的变化提供了基础资料，也为食物生产、加工及政策干预和对群众的消费引导提供了依据。

全面的营养调查工作，一般由4部分内容组成，即膳食调查、体格测量、营养缺乏病的临床检查、营养状况实验室检测。这4部分调查检测工作是互相联系和互相验证的，一般同时进行。营养评价（nutritional assessment）则是全面评价这4部分内容，包括膳食评价和人的营养状况评价，并客观地对其所发现人群中的营养问题提出解决措施。

营养调查与评价的目的：了解不同地区、不同年龄组人群的膳食结构和营养状况；了解与食物不足和过度消费有关的营养问题；发现与膳食营养素有关的营养问题，为进一步监测或进行原因探讨提供依据；评价居民膳食结构和营养状况的发展，并预测今后的发展趋势；为某些与营养有关的综合性或专题性研究课题提供基础资料；为国家制定政策和社会发展规划提供科学依据。

一、膳食调查

膳食调查目的是了解在一定时间内调查对象通过膳食所摄取的能量和各种营养素的数量和质量，借此来评定正常营养需要能得到满足的程度。

1. *常用方法及特点* ①称量法/称重法：准确、复杂；用于个体、群体调查。②记账法：相对粗糙；群体为主、也可用于个体调查。③询问法：相对粗糙；个体为主、也可用于群体调查。④食物频率法：不能获得全面信息，一般用于专题研究。⑤电话访问法：准确性差、不能获得全面信息，一般用于专题研究或核查数据。⑥化学分析法：复杂，一般用于科研。

2. *称重法* 称重法是运用日常的各种测量工具对食物量进行称重或估计，从而了解被调查家庭当前食物消耗的情况；通常由调查对象或看护者（如母亲为孩子做记录）在一定时间内完成。

在进行称重食物记录法时，要指导被调查对象在每餐食用前及时对各种食物进行记录

并称量，吃完后也要将剩余或废弃部分称重加以扣除，从而得出准确的个人每种食物摄入量。调查时还要注意三餐之外所摄入的水果、糖果和点心、花生、瓜子等零食的称重记录。在大多数膳食调查时并非所有东西都要称量。当称量可能会干扰影响被调查对象正常的饮食习惯时，对其所食用消耗的食物量进行描述也是可以接受的。

实际调查时记录膳食的天数，以连续 3 ～ 5 天为宜，因为调查时间过长，会使被调查对象厌倦而放弃参加调查。特别是在那些食物品种少、季节变化不明显的地区，甚至仅调查 1 天就可以说明问题。但当每日膳食食物不同，要获得可靠的食物消耗量，就要考虑增加调查天数，但通常每次调查不超过一周。不同地区不同季节的人群膳食营养状况往往有明显差异，为了使调查结果具有良好的代表性和真实性，最好在不同季节分次调查，这样准确性较高。一般每年应进行 4 次（每季一次），至少应在春冬和夏秋各进行一次。调查对象的选择和样本量的大小应有足够的代表性。

膳食摄入记录的表格常用记录册的形式，可以是非开放式和开放式的。非开放式膳食记录表将所有通常食用的食物按照特定份额大小、单位与营养素成分，形成一系列事先进行编码的食物表。这种食物表考虑到快速编码，但是可能并不充分，因为它要求被调查对象按照已定义的单位来描述吃过的食物，而被调查对象对这种单位并不熟悉。开放式膳食记录表更为常用，可以提供一些食用频率不是很高的食物信息。膳食记录表应该在小范围研究中进行预调查试验。

当对习惯性饮食进行评价时，调查日常膳食会影响被调查对象，如他（她）可能会限制能量摄入。为了避免这种应答偏倚，应该对所研究的营养素不要过多解释。膳食记录也可以由别人而非被调查对象本人完成，如 10 岁以下儿童需要其看护者（常常为母亲）来帮助完成。

被调查对象一定要经过培训，掌握膳食记录的方法、需要记录的详细程度、需要充分描述的食物和消耗的食物量，还包括食物名称（可能的有商标名称）、制作方法和食谱等。在膳食记录完成前，要仔细核对记录，并对被调查对象表示感谢。这些记录应该尽可能及时编码，以供计算机计算时使用，必要时可以再次与被调查对象联系。

研究者需要准确掌握两方面的资料，一是烹调前每种食物原料可食部的重量和烹调后熟食的重量，得出各种食物的生熟比值；二是称量个人摄入熟食的重量，然后按上述生熟比值算出所摄入各种食物原料的生重，再通过食物成分表计算摄入的各种营养素。

研究人员还应了解被调查地区的食物供应情况，了解市场主副食品种、供应情况及单位重量。食物的生重、熟重、体积等之间的关系，这三者之间的概念要明确。如 500 g 大米煮成多少米饭、生熟之间的比值等，要根据当地煮饭习惯做好调查。调查中使用的食物编码与记录食物量的食物名称要保持一致。如使用米饭的编码，记录的食物量应是熟米饭的量。换算比例搞清楚，才能对一定量的熟食（如一碗米饭、一个馒头）估计出其原料的生重。对于当地市售食品的单位重量（如一块饼干、一块蛋糕、一个面包的重量和街头食品、油饼、包子、面条等熟食）及所用原料重量均需了解清楚。

目前，由于我国的食物成分表以食物原料为基础，因而在称重记录时调查多数食物要利用生熟比值换算成原料量，以便计算各种营养素摄入量。但我国食物成分表也分析了一些熟食成品的食物成分含量，如馒头、面条、米饭、糕点及包装食品等，这类食物可直接利用熟食的重量进行调查和分析。

食物记录法的主要优点：能测定食物份额的大小或重量，获得可靠的食物摄入量。常把称重结果作为标准，评价其他方法的准确性。摄入的食物可量化，能计算营养素摄入量，能准确地分析每人每天食物摄入变化状况，是个体膳食摄入调查的较理想方法。

食物记录法的局限：此法对调查人员的技术要求高，而且被调查对象必须有文化且能很好地合作配合，这可能会产生应答偏倚，因为受教育较高的个体（他们对膳食与健康较关注）所占的比例会过大。其他缺点包括：在外就餐消耗的食物汇报准确性差；食物记录过程可能影响或改变其日常的饮食模式；随记录天数的增加，记录的准确性可能降低；而且经常发生低报现象，大量的低报估计多发生在一些特定人群（如肥胖人群）；长期记录时会给被调查者带来较多的麻烦，有时甚至拒绝合作，影响应答率，不适合大规模调查。

应用食物记录法进行两天或更多天的食物记录可提供有关个体或个体间每日膳食摄入量的变异的数据；多天的食物记录有可能根据被调查对象通常摄入量对个体进行分类。在一年中断续地进行的 1 天或 2 天食物记录，可对个体日常摄入量进行估计。

步骤小结：①准确记录每餐各种食物及调味品的名称。②准确称取每餐各种食物的烹调前毛重、舍去废弃部分后的净重、烹调后的熟重及吃剩饭菜的重量；准确记录混合食物的配比。③计算生熟比，生熟比 = 生食物重量 ÷ 熟食物重量。④将调查期间所消耗的食物按品种分类、综合，求得每人每日的食物消耗量。⑤按食物成分表计算每人每日的营养素摄入量。

关键知识点：①利用生熟比计算原料重：摄入食物中某原料的生重 = 摄入食物的熟重 × （生食物中该原料的重 ÷ 熟食重）；摄入食物中某原料的生重 = 摄入熟食重 × 生熟比 × 生食物中该原料的比重（即该原料的配比）。②人日数的确定：个人人日数 = 早餐餐次 × 早餐餐次比 + 午餐餐次 × 午餐餐次比 + 晚餐餐次 × 晚餐餐次比；群体人日数 = 每个个体人日数之和。③标准人的概念：为了标准化的需要，将混杂人群标准化成相当于多少个标准人，然后按照标准人的DRIs数据计算和评估。一般以60 kg轻体力劳动男性为标准。也可以根据需要自行设定。

3. 记账法 是最早、最常用的方法。这种方法需要完整详细的食物记录，由被调查对象或研究者称量记录一定时期内的食物消耗总量，研究者通过查这些记录并根据同一时期进餐人数，计算每人每日各种食物的平均摄入量。在集体伙食单位如果不需要个人的数据，只要平均值（如托幼单位、学校和部队），可以不称量每人摄入的熟重，只称量总的熟食量，然后减去剩余量，再被进餐人数平均，即可得出平均每人的摄入量。这种方法可以调查较长时期的膳食，如 1 个月或更长。有些研究为了了解慢性病与饮食的关系，可采用长达一年的膳食记录方法，时间长短根据要研究的项目的需求而定。该法适合于家庭调查，也适用于托幼机构、中小学校或部队的调查。如果食物消耗量随季节变化较大，不同季节内多次短期调查的结果比较可靠。具体方法如下。

（1）食物消耗量的记录：开始调查前称量家庭结存或集体食堂库存的所有食物，然后详细记录每日购入的各种食物和每日各种食物的废弃量，如有多少食物喂给动物，多少因变质或其他原因被丢弃等。在调查周期结束后称量剩余的食物（包括库存、厨房及冰箱内食物）。

为了记录的准确性，调查中应对食物的品牌及主要配料详细记录；记录液体、半固体及碎、块状食物的容积，可用标准量的杯和匙、盘、碗定量；糖或包装饮料可用食品标签上的重量或容积；对各种糕点可记录食物的重量。将每种食物的最初结存或库存量，加上每日购入量，减去每种食物的废弃量和最后剩余量，即为调查阶段该种食物的摄入量。在调查过程中，注意要称量各种食物的可食部。如果调查的某种食物为市品重量（毛重），计算食物营养成分应按市品计算。根据需要也可以按食物成分表中各种食物的可食百分比转换成可食部数量。调查期间，不要疏忽各种小杂粮和零食的登记，如绿豆、蛋类、糖果等。

（2）进餐人数登记：家庭调查要记录每日每餐进食人数，然后计算总人日数。为了对调查对象所摄入的食物及营养素进行评价，还要了解进餐人的性别、年龄、劳动强度及生理状态，如孕妇、乳母等。对于有伙食账目的集体食堂等单位，可查阅过去一定期间食堂的食物消费量，并根据同一时期的进餐人数，计算每人每日各种食物的摄入量，再按照食物成分表计算这些食物折合营养素的数量。

该法的优点在于操作较简单，费用低，人力少，可适用于大样本；在记录精确和每餐用餐人数统计确实的情况下，能够得到较准确的结果；此法较少依赖记账人员的记忆，食物遗漏少；伙食单位的工作人员经过短期培训可以掌握这种方法，能定期自行调查。其缺点是调查结果只能得到全家或集体中人均的摄入量，难以分析个体膳食摄入状况。与其他方法相比较，可以调查较长时期的膳食，适合于进行全年不同季节的调查。

步骤小结：①准确记录、称重调查期前库存 / 剩余的食物名称、重量。②准确记录、称重调查期新购进的食物名称、重量。③准确记录、称重调查期丢弃物的食物名称、重量；记录 / 估计期间混合食物的配比、生熟比。④准确记录、称重调查期结束时库存 / 剩余的食物名称、重量。⑤计算期间使用食物的生重，利用食物成分表计算分析。

4. *24 小时膳食回顾法*　此法由受试者尽可能准确地回顾调查前一段时间，如前一日至数日的食物消耗量。询问调查前 1 天的食物消耗情况，称为 24 小时膳食回顾法。在实际工作中，一般选用 3 天连续调查方法（每天入户回顾 24 小时进餐情况，连续进行 3 天）。连续 3 天 24 小时回顾所得结果经与全家食物称重记录法相比较，差别不明显。不管是大型的全国膳食调查还是小型的研究课题，都可采用这一方法来估计个体的膳食摄入量。

24 小时一般是指从最后一餐吃东西开始向前推 24 小时。食物量通常用家用量具、食物模型或食物图谱进行估计。具体询问获得信息的方式有多种，可以通过面对面询问、使用开放式表格或事先编码好的调查表通过电话、录音机或计算机程序等进行。

典型的方法是用开放式调查表进行面对面询问。负责 24 小时回顾的调查员一定要认真培训，因为信息是通过调查员引导性提问获得的。24 小时回顾法经常要建立一种特定的引导方法以帮助应答者记住一天内所消耗的所有食物。有时在回顾后要用一个食物清单核对表，因为一些食物或快餐很容易被遗忘。

该法虽适合一些散居的特殊人群调查，但由于调查主要依靠应答者的记忆能力来回忆、描述他们的膳食，因此不适合于年龄在 7 岁以下的儿童与年龄大于 75 岁的老人。24 小时回顾法也适合于描述不同组个体的平均摄入量。调查时一周的 7 天都应该平等对待；当然，这也不太现实，这时就应该报告回顾的是一周的哪些天，有时在哪个季节也要报告。调查时建议不要事先通知被调查者是否要或在什么时候来询问其食物摄入。尽管事先通知会有助于一些被调查者的回忆，但是许多人会因此改变他们的日常膳食。

24 小时回顾法可用于家庭中个体的食物消耗状况调查，近年来我国全国性的住户调查中个体食物摄入状况的调查均采用此方法，即采用 24 小时回顾法对所有家庭成员进行连续 3 天个人食物摄入量调查，记录消耗的所有食物量（在外用餐也包括在内），计算每人营养素的摄入量，可以得到比较准确的结果。此调查方法对调查员的要求较高，需要掌握一定的调查技巧，如要了解市场上主副食供应的品种和价格，食物生熟比值和体积之间的关系，即按食物的体积能准确估计其生重值；在家庭就餐时，一般是一家人共用几盘菜肴，因而在询问时要耐心询问每人摄入的比例，这样在掌握每盘菜所用原料的基础上，即能算出每人的实际摄入量。在询问过程中，要求调查人员不但要有熟练的专业技巧，还要有诚恳的态度，才能获得较准确的食物消耗资料。

24 小时回顾调查法一般需要 15 ～ 40 分钟即可完成；可以面对面进行调查，应答率较高；对于所摄入的食物可进行量化估计；2 天或更多天的回顾可提供个体和个体间的膳食摄入量变异的数据，开放式询问可得到摄入频率较低的食物的信息；一年中还可多次回顾，提供个体日常食物的消费情况，以便与个体健康状况、职业、教育水平进行比较；能得到个体的膳食营养素摄入状况，便于与其他相关因素进行分析比较，这种调查结果对于人群营养状况的原因分析也是非常有价值的。但这种方法也有一定的局限性，如果回顾膳食不全面，可能对结果有很大的影响，当样本较大，膳食相对单调时，误差将被分散；对调查者要严格培训，不然调查者之间差别很难标准化。24 小时回顾法常用来评价全人群的膳食摄入量。

步骤小结：①询问、记录调查期食用的食物名称、重量。②估计期间混合食物的配比、生熟比。③计算期间使用食物的生重，利用食物成分表计算分析。

5. *食物频率法*　食物频率法是估计被调查者在指定的一段时期内吃某些食物的频率的一种方法。这种方法以问卷形式进行膳食调查，将调查个体经常性的食物摄入种类，根据每日、每周、每月甚至每年所食各种食物的次数或食物的种类来评价膳食营养状况。在实际使用中，可分为定性、定量和半定量的食物频率法。近年来被应用于了解一定时间内的日常摄入量，以研究既往膳食习惯和某些慢性疾病的关系。在流行病学研究膳食与慢性病关系时，可以用食物频率法得到的数据结果，根据被调查者特定食物摄入情况，对个体进行分级或分组。与膳食史法相比，食物频率法对调查员与被调查者而言，负担较小，工作量也小。使用食物频率法大大减小了不同调查员之间调查的偏倚，因为调查表是标准化的。

食物频率法的问卷应包括两方面：一是食物名单；二是食物的频率，即在一定时期内所食某种食物的次数。食物名单的确定要根据调查的目的，选择被调查经常食用的食物、含有所要研究营养成分的食物或被调查者之间摄入状况差异较大的食物。如要进行综合性膳食摄入状况评价，则采用被调查对象常用食物；研究与营养有关的疾病和膳食摄入的关系，则采用与相关疾病有关的几种食物或含有特殊营养素的食物。

定性的食物频率法调查，通常是指得到每种食物特定时期内（如过去 1 个月）所吃的次数，而不收集食物量、份额大小的资料。调查期的长短可从几天、1 周、1 个月或是 3 个月到 1 年以上。被调查者可回答从 1 周到 1 年内的各种食物摄入次数，从每月吃 1 次到每天 1 次、每周 6 次或更多。食物频率调查表可由调查员填写，或是有一定文化水平的被

调查者填写。

定量的食物频率法调查，可以得到不同人群食物和营养素的摄入量，并分析膳食因素与疾病的关系。定量方法要求受试者提供所吃食物的数量，通常借助于测量辅助物。采用半定量方法时，研究者常常提供标准（或准确）的食物份额大小的参考样品，供被调查者在应答时作为估计食物量的参考。如果一个调查是为了了解某些营养素（如钙、维生素A）的摄入量，就要调查富含这种营养素的食物。为了计算这些营养素的摄入量，需要列出含这些营养素丰富的食物，通过估计平均食物份额大小来计算摄入量。

食物频率法的主要优点是能够迅速得到日常食物摄入种类和摄入量，反映长期营养素摄取模式；可以作为研究慢性病与膳食模式关系的依据；其结果也可作为在群众中进行膳食指导宣传教育的参考；在流行病学研究中可以用来研究膳食与疾病之间的关系。食物频率法的缺点是需要对过去的食物进行回忆，应答者的负担取决于所列食物的数量、复杂性及量化过程等；与其他方法相比，对食物份额大小的量化不准确。另外，编制、验证食物表会需要一定时间和精力；该法不能提供每天之间的变异信息；具有特定文化习俗地区人群的食物具有特殊性，在所列食物表中没有，因此对人群不同亚群组该法的适用性是有疑问的；较长的食物表、较长的回顾时间经常会导致摄入量偏高；而且回答有关食物频率问题的认知过程可能十分复杂，比那些关于每日食物模式的问题要复杂得多；当前的食物模式可能影响对过去的膳食回顾，从而产生偏倚，准确性差。

6. 电话调查　即通过电话询问的方式就所关心的膳食营养问题对受访者进行提问。在进行大规模的人群营养流行病学调查时，目前国际上经常采用电话调查方法。越来越多的国家在全国性的膳食与健康调查中采用该方法。美国农业部有机认证多年来对电话调查方法在膳食调查中的应用进行了系统深入的研究，在2002年合并后的全国健康与营养评价调查和持续个人食物摄入情况调查中，电话调查将成为最主要的数据收集方法。

开展住户电话调查必须基于较高的电话拥有率。在膳食营养调查中采用电话调查技术并非意味着完全取代面对面调查的形式，而是将两者结合使用。在没有家庭电话的低收入人群中仍以入户询问的方式作为主要调查手段。用电话调查在一年中可以进行3次或4次，分季节进行，与其他方法比较花费少，也可以得到相对可靠的结果。

电话膳食调查的优点是所用时间短、费用低、使用灵活便捷、高效。缺点是此调查方法覆盖人群低、可造成结果偏倚。调查时间受限，对收集信息的真实程度需要更深入论证。

7. 化学分析法　化学分析法主要目的常常不仅是收集食物消耗量，而且要在实验室中测定调查对象一日内全部食物的营养成分，准确地获得各种营养素的摄入量。

化学分析法的优点是能够最可靠地得出食物中各种营养素的实际摄入量。缺点是操作复杂，目前已很少单独使用，常与其他收集食物消耗量的方法（如称重法）结合使用。

8. 调查结果评价　对膳食调查资料的分析，至少应该包括以下内容：居民食物摄入状况，各类食物摄入——膳食结构；膳食结构与膳食指南和膳食平衡宝塔的比较；每人每日能量和主要营养素平均摄入量，主要营养素日平均摄入量占推荐或适宜摄入量的百分比；三大产热营养素的餐次分配比例；三大产热营养素的摄入百分比；蛋白质、脂肪来源的百分比；其他。

二、体格检查

从身体形态和人体测量资料中可以较好地反映营养状况，体格的大小和生长速度是营养状况的灵敏指标。体格测量的数据，越来越被认为是评价群体或个体营养状况的有用指标，特别是学龄前儿童的体测结果，常被用来评价一个地区人群的营养状况。这是因为儿童在整个人群中最敏感，具有代表性，其测定方法比较规范，对人群营养状况的反映比较灵敏，而且所需费用相对较低。主要测量项目为身高（身长）、体重、上臂围、腰围、臀围及皮褶厚度等。常用指标及测量方法如下。

（一）身高（身长）

1. 身长（3 岁以下儿童要量身长）

（1）使用器材：为卧式量板（或量床），卧式量板由长 120 cm 的底板及在其一端与之垂直的顶板组成，另有可以移动于底板纵槽上的足板。该足板必须与顶板平行，与底板垂直，在底板中线两侧要嵌有两条与长边平行的量尺，其刻度可读至 0.1 cm。

（2）测定步骤：①将量板放在平坦地面或桌面。②让母亲脱去小儿鞋帽和厚衣裤，使其仰卧于量板中线上。③助手固定小儿头部使其接触头板。此时小儿面向上，两耳在一水平上，两侧耳郭上缘与眼眶下缘的连线与量板垂直。④测量者位于小儿右侧，在确定小儿平卧于板中线后，将左手置于小儿膝部，使其固定，用右手滑动滑板，使之紧贴小儿足跟，然后读取读数至小数点后一位（0.1 cm）。

2. 身高

（1）使用器材：为身高坐高计。注意使用前应校对零点，以钢尺测量基准板平面红色刻线的高是否为 10.0 cm，误差不得大于 0.1 cm。同时应检查立柱是否垂直，连接处是否紧密，有无晃动，零件有无松脱等情况并及时加以纠正。

（2）测试方法：①上肢自然下垂，足跟并拢，足尖分开成 40°～60°，足跟、骶骨部及两肩间区与立柱相接触，躯干自然挺直，头部正直，耳屏上缘与眼眶下缘呈水平位。②测试人员站在受试者右侧，将水平压板轻轻沿立柱下滑，轻压于受试者头顶。测试人员读数时双眼应与压板平面等高进行读数，以厘米（cm）为单位，精确到小数点后一位（0.1 cm）。

（3）注意事项：①身高坐高计应选择平坦靠墙的地方放置，立柱的刻度尺应面向光源。②测试人员每天测试前检查身高坐高计，进行校正。③严格掌握“三点靠立柱”“两点呈水平”的测量姿势要求，测试人员读数时两眼一定与压板等高，两眼高于压板时要下蹲，低于压板时应垫高。④水平压板与头部接触时，松紧要适度，头发蓬松者要压实，头顶的发辫、发结要放开，饰物要取下。⑤读数完毕，立即将水平压板轻轻推向安全高度，以防碰坏。

（二）体重

（1）使用仪器：为杠杆秤。注意使用前需检验其准确度和灵敏度。准确度要求误差不超过 0.1%。其检验方法是以备用的 10 kg、20 kg、30 kg 标准砝码（或用等重标定重物代替）分别进行称量，检查指示读数与标准砝码误差是否在允许范围内。灵敏度检验方法是置 100 g 重砝码观察刻度尺抬高了 3 mm 或游标向远移动 0.1 kg，而刻度尺维持水平位时

则达到要求。

（2）测试方法：①测试时，杠杆秤应放在平坦地面上，调整零点至刻度尺呈水平位。②受试者身着短裤短袖衫，站立秤台中央。测试人员放置适当砝码并移动游码至刻度尺平衡。读数以 kg 为单位，精确到小数点后一位。记录员复诵后将读数填入方格内。成年人测试误差不超过 100 g，儿童不超过 50 g。

（3）注意事项：①每天使用时，要观察杠杆秤是否有螺丝松动，并及时拧紧。②每天使用前均需校正杠杆秤。测试人员每次读数前都应校对砝码重量避免差错。③受试者站在秤台中央，上、下杠杆秤动作要轻。④测量体重前受试者不得进行体育活动和体力劳动。

（三）上臂围

上臂围一般量取上臂自肩峰至尺骨鹰嘴连线中点的围长，可反映营养状况。5 岁以前儿童上臂围变化不大，我国 1 ～ 5 岁儿童上臂围 13.5 cm 以上为营养良好，12.5 ～ 13.5 cm 为营养中等，12.5 cm 以下为营养不良。

（1）测量方法：受试者坐或自然站立，肌肉不要紧张；充分裸露左上肢，手臂自然下垂，两眼平视前方；测试者站于被测者身后，找到肩峰和尺骨鹰嘴位置，用软尺测量并标记中点位置；用软尺起始端下缘压在标记的中点，水平环绕一周，测量并读数。以厘米计数，小数点后保留 1 位（0.1 cm）。

（2）注意事项：手臂自然，不要紧张；定位正确；一般测左侧，也可测量右侧。

另外，利用上臂紧张围与上臂松弛围两者之差，可表示肌肉的发育状况。一般此差值越大说明肌肉发育状况越好，反之说明脂肪发育状况良好。

（四）头围

对 3 岁以下儿童测量头围。头位是指从双侧眉弓上缘经后脑勺枕骨粗隆围绕头部一周的长度，表示头颅的围长，间接反映颅内容量的大小。头围测量以厘米为单位，精确到 0.1 cm。

（1）使用仪器：无伸缩性材料制成的卷尺，刻度需读至 0.1 cm。

（2）测量方法：测量者立于被测者的前方或右方，用拇指将软尺零点固定于头部右侧齐眉弓上缘处，软尺从头部右侧经过枕骨粗隆最高处回到零点，读到 0.1 cm。测量时软尺应紧贴皮肤，左右对称，长发者应将头发在软尺经过处向上向下分开。

（五）皮褶厚度

皮褶厚度是衡量个体营养状况和肥胖程度较好的指标。测定部位有上臂肱三头肌部、肩胛下角部、腹部脐旁、髂嵴上部等，其中前 3 个部位最重要，可分别代表个体肢体、躯干、腰腹等部分的皮下脂肪堆积情况，对判断肥胖和营养不良有重要价值。使用仪器：皮褶计。

1. 肱三头肌部皮褶厚度

（1）测试方法：①受试者自然站立，被测部位充分裸露。②测试人员找到肩峰、尺骨鹰嘴（肘部骨性突起）部位，并用油笔标记出右臂后面从肩峰到尺骨鹰嘴连线中点处。③用左手拇指和示指、中指距被测部位 2 cm 处将被测部位皮肤和皮下组织夹提起来。④在该皮褶提起点的下方 1 cm 处用皮褶计测量其厚度，把右拇指松开皮褶计卡钳钳柄，使钳尖部充分夹住皮褶；在皮褶计指针快速回落后立即读数。要连续测量 3 次，记录以毫米（mm）为单位，精确到 0.1 mm。

（2）注意事项：①受试者自然站立，肌肉不要紧张，体重平均落在两腿上。②把皮肤与皮下组织一起夹提起来，但不能把肌肉夹提住。③测量者每天工作开始前，及时从仪器箱中取走皮褶厚度测量计；每天工作完成后，装入皮褶厚度测量计盒中，并放人仪器箱中保存。

2. 肱二头肌部皮褶厚度

（1）测试方法：①受试者自然站立，被测部位充分裸露。②受试者上臂放松自然下垂，测试人员取肱二头肌肌腹中点处（基本与乳头水平），为肩峰与肘鹰嘴连线中点上 1 cm，并用油笔标记出该点。③顺自然皮褶方向，用左手拇指、示指和中指将被测部位皮肤和皮下组织夹提起来。④同前 1（1）④。

（2）注意事项：同上。

3. 肩胛下角皮褶厚度

（1）测试方法：①受试者自然站立，被测部位充分裸露。②测试人员用油笔标出右肩胛下角位置。③在右肩胛骨下角下方 1 cm 处，顺自然皮褶方向（即皮褶走向与脊柱成 45° 角），用左手拇指、示指和中指将被测部位皮肤和皮下组织夹提起来。④同前 1（1）④。

（2）注意事项：同上。

4. 髂嵴上部皮褶厚度

（1）测试方法：①受试者自然站立，被测部位充分裸露；②在腋前线向下延伸与髂嵴上相交点垂直捏起皮褶；③同前 1（1）④。

（2）注意事项：同上。

（六）腰围

（1）使用仪器：无伸缩性材料制成的卷尺，刻度需读至 0.1 cm。

（2）测量方法：①被测者自然站立，平视前方。②选肋下缘最底部和髂前上棘最高点连线中点，将卷尺水平围绕腰一周，在被测者呼气末，吸气未开始时读数（如果两名测试员配合。测试员甲选肋下缘最底部和髂前上棘最高点连线中点，将卷尺水平围绕腰一周，在被测者呼气末，吸气未开始时读数。测试员乙协助观察卷尺围绕腰的水平面是否与身体垂直，并记录读数）。以厘米计数，小数点后保留一位。

（3）注意事项：①注意被测者勿用力挺胸或收腹，要保持自然呼吸状态。②测量误差不超过 1 cm。

（七）臀围

臀围是臀部向后最突出部位的水平围度。

（1）使用仪器：无伸缩性材料制成的卷尺，刻度需读至 0.1 cm。

（2）测量方法：①被测者自然站立，臀部放松，平视前方。②要两名测试员配合，测试员甲将卷尺置于臀部向后最突出部位，水平围绕臀一周测量。测试员乙要充分协助，观察卷尺围绕臀部的水平面是否与身体垂直，并记录读数。

（3）注意事项：①注意被测者要放松两臀，保持自然呼吸状态。②测量误差不超过 1 cm。

（八）坐高

（1）使用器材：身高坐高计。测试前校正坐高计零点，以三角尺一边平放于坐板上，

尖端指向坐高标尺的零点，误差不大于 0.1 cm。

（2）测试方法：①受试者坐于身高坐高计的坐板上，使骶骨部、两肩胛区靠立柱，躯干自然挺直，头部正直，两眼平视前方，以保持耳屏的上缘与眼眶下缘呈水平位。两腿并拢，大腿与地面平行，与小腿呈直角。上肢自然下垂，双手不得支撑坐板，双足平踏在地面上。如受试者小腿较短，适当调节踏板高度以维持正确检测姿势。②测试人员站在受试者右侧，将水平压板轻轻沿立柱下滑，轻压受试者头顶。测试人员两眼与压板呈水平位进行读数，以厘米为单位，精确到小数点后一位。

（3）注意事项：①测量时，受试者应先弯腰使骶骨部紧靠立柱而后坐下，以保证测量姿势正确。②较小儿童应选择宽度适宜的坐板和合适的足踏板高度，以免测量时受试者向前滑动，而影响测量值的准确性。③其他注意事项与身高测量相同。

（九）胸围

胸围是从双侧乳头线到双侧肩胛骨下角下缘绕胸部一周的长度。通过婴幼儿头围和胸围的测量数据，观察其头围与胸围的交叉年龄，并与实际年龄比较，对于评价婴幼儿的营养状况有一定的意义。出生时胸围比头围小 1 ～ 2 cm，随着年龄的增长，胸廓的横径增长迅速，1 岁左右胸围与头围大致相等，在 12 ～ 21 个月时胸围超过头围。一个营养状况良好的儿童，胸围赶上头围的时间往往提前；而营养不良的儿童，胸围超过头围的时间较迟。若到 2 岁半胸围还比头围小，则要考虑营养不良或胸廓、肺发育不良。

（1）使用器材：无伸缩性材料制成的带尺。使用前经钢卷尺校对，每米误差不超过 0.2 cm，或者 2 m 不超过 0.5 cm。

（2）测试方法：①受试者自然站立，两足分开与肩同宽，双肩放松，两上肢自然下垂，平静呼吸。②两名测试人员分别立于受试者面前与背后共同进行胸围测量。将带尺上缘经背部肩胛下角下缘向胸前围绕一周。男生及未发育女生，带尺下缘在胸前沿乳头上缘。乳腺已发育女生，在乳头上方与第 4 肋骨平齐。③带尺围绕胸部的松紧度应适宜，以对皮肤不产生明显压迫为度。④应在受试者吸气尚未开始时读取数值，带尺上与零点相交的数值即为胸围值。以厘米为单位，精确到小数点后一位。

（3）注意事项：①两名测试人员应分工合作。站在受试者面前的测试人员甲进行测量，受试者背侧的测试人员乙协助找好背部测量标准点，并注意受试者姿势是否正确，有无低头、耸肩、挺胸、驼背等，及时予以纠正。②测试人员应严格掌握带尺的松紧度，并做到检测全过程的一致性，以求减小误差。测量误差不超过 1 cm。③肩胛下角如摸不清，可令受试者挺胸，摸清后受试者应恢复正确测量姿势。

（十）身高、体重常用评价方法

身高、体重的测量是体格测量的主要内容，其表示方法有按年龄的身高，按年龄的体重及按身高的体重。按年龄的身高偏低，表示较长期的营养不良；而按身高的体重偏低，表示近期的营养不良。不同年龄和性别的人群其评价方法不同，特别是儿童评价方法较多，其评价标准各国也不一致。由世界卫生组织推荐，美国国家卫生统计中心（NCHS）提出的身高和体重数值，已被大多数国家采用，我国目前以此作为评价儿童生长发育状况的参考标准。常用的评价方法有以下几种。

1. 平均值法　对群体的调查结果按性别、年龄分组后，所得平均值与参考标准直接比较是一个最直接的评价方法，缺点是需要收集较大的样本量，才能使各年龄组有足够的数量，以便进行比较差异，因此不常应用。

2. 中位数百分比法　即调查儿童的身高或体重的数值达到同年龄、性别参考标准中位数的百分比，以此来评价儿童生长情况。一般在儿科常用此方法，例如，常用的 GOMEZ 评价法为：Ⅰ度营养不良，参考标准体重中位数的 74%～90%；Ⅱ度营养不良，参考标准体重中位数的 60%～75%；Ⅲ度营养不良，参考标准体重中位数的 60%以下。

这种方法的优点是意义比较明确，易于理解；但缺点是不同指标的中位数百分比的数值意义不一样，如按年龄体重中位数 80%与年龄身高中位数 80%，意义不同，临床上还有按身高的体重中位数百分比来评价营养状况。

3. 标准差法　即将所用的评价参考数据按平均值、加减 1 个标准差、加减 2 个标准差，分成 6 个等级范围，然后看所调查对象属于哪个等级范围。

国际上对群体儿童生长发育的评价一般有以下 3 个指标。

(1) 体重不足：指儿童按年龄的体重（WT/A）低于参考标准体重中位数减 2 个标准差，为中度体重不足；低于参考标准体重中位数减 3 个标准差，为重度体重不足。体重不足率常被用来作为营养不良的患病率。

(2) 发育迟缓：凡儿童年龄的身高（HT/A）低于参考标准身高中位数减 2 个标准差，为中度发育迟缓；低于参考标准身高中位数减 3 个标准差，为重度发育迟缓。这一指标主要反映慢性、较长期的营养不良。

(3) 消瘦：凡儿童身高的体重（WT/HT）低于参考标准中位数减 2 个标准差，为中度消瘦；低于参考标准中位数减 3 个标准差，为重度消瘦。这一指标代表较急性的近期营养不良。

目前，又根据标准差提出“标准差评分”（又称“Z 评分”）来表示测量结果。即按调查数据与其相应性别及年龄组的儿童的参考标准的中位数的差值，相当该组儿童参考标准的标准差的倍数，其公式如下：

标准差评分或 Z 评分 =（儿童测量数据 − 参考标准的中位数）/ 参考标准的标准差

4. 百分位法　由于人的体格测量数据分布常不是正态，所以用平均值和标准差表示不太合理，故建议用百分位法评价。这种方法是将不同性别各年龄参考标准的原始数据从小到大分成 100 份，第 1 份的数据即第 1 百分位，第 25 份的数据即第 25 百分位。然后根据需要将其分成若干组段（或不同等级），例如 0～25 百分位、25～50 百分位等。评价时将所测量的数值与相应性别年龄段的参考标准百分位数相比较，看属于哪一组段（等级）。优点是同时适用于正态、偏态分布的指标，其数字表达方式更直观，有利于人们理解儿童生长发育所达到的实际水平。这种方法的缺点是当调查的数据大于第 100 百分位或小于第 1 百分位时，就不能评价其离散程度。

以上两种评价方法都是针对筛查营养不良的需要设计的。属于“上等”的亚人群很可能是肥胖者而不是营养状况优良的部分。

5. 体质指数法　体质指数（body mass index，BMI）是评价 18 岁以上成人群体营养状况的常用指标。它不仅对反映体型胖瘦程度较为敏感，而且与皮褶厚度、上臂围等营养状况指标的相关性也较高。体质指数的计算公式如下：

$$BMI=体重（kg）/ 身高（m^2）$$

（1）WHO 对成人 BMI 的划分：18.5 ～ 24.9 为正常范围，< 18.5 为低体重（营养不足），≥ 25.0 为超重，肥胖前状态是 25.0 ～ 29.9，一级肥胖 30.0 ～ 34.9，二级肥胖 35.0 ～ 39.9，三级肥胖> 40.0。这一标准为世界各国广泛采用。

（2）亚太地区 BMI：世界卫生组织肥胖专家顾问组针对亚太地区人群的体质及其与肥胖有关疾病的特点，于 2002 年提出亚洲成年人 BMI < 18.5 为体重过低，18.5 ～ 22.9 为正常，≥ 23.0 为超重，23.0 ～ 24.9 为肥胖前期，25.0 ～ 29.9 为一级肥胖，> 30.0 为二级肥胖。这一标准很少被采用。

（3）我国 BMI：最近，国际生命科学学会中国办事处中国肥胖问题工作组提出对中国成人判断超重和肥胖程度的界限值，BMI < 18.5 是体重过低，18.5 ～ 23.9 为体重正常，24.0 ～ 27.9 为超重，> 28 为肥胖。为了便于进行国际的相互比较，各国多推荐使用 WHO 对成人 BMI 的分级标准。

6. 腰臀比　腰臀比（WHR）分别测量肋骨下缘至髂前上棘之间的中点的径线（腰围）与股骨粗隆水平的径线（臀围），再计算出其比值。正常成人 WHR 男性< 0.9，女性< 0.85，超过此值为中央性（又称腹内型、内脏型）肥胖。中国人虽然 BMI 高者的数量不多，但实际上可能有脂肪堆积和（或）分布异常，值得进一步调查研究。

7. 体脂含量　体脂含量（BF）是在研究肥胖时评价体脂常用的指标。体脂含量可以应用皮褶厚度测量、生物电阻抗法（BIA）及密度法（常用水下称重法）等方法，通过各自的回归方程计算求得。以水下称重法为例：

$$BF\% = (4.570/D - 4.142) \times 100 \text{（Brozek 公式）}$$

$$D = M/Vt - RV$$

其中 D 为体密度，M 为体重，Vt 为人体总容积（吐气的排水量），RV 为肺残气容积（人体在齐颈水面下测得）。

按体脂含量判定肥胖的标准：Ⅰ轻度肥胖：男性 BF% > 20% ～ 25%，女性 BF% > 25% ～ 30%；Ⅱ中度肥胖：男> 25% ～ 30%，女> 30% ～ 35%；Ⅲ重度肥胖：男> 30%，女> 35%。

除上述评价方法外，还可以进行综合评价，即先对各项指标分别进行评价，然后根据结果再做出综合评价；应用多元统计分析方法对其营养状况、生长发育评价方法进行研究。多项指标综合评价更为全面，是今后研究营养状况、生长发育评价方法的主要方向。

三、实验室检查和临床检查

常见营养缺乏病的临床症状、体征和辅助检查结果如表 5-6 和表 5-7 所示。

膳食调查、生化检查、体格检查的结果应该互相参考、综合评价。经常会遇到以下几种情况。

（1）膳食调查结果、实验室检查均表明某种营养素缺乏；但是无临床症状、体征。评定为营养素供给不足。

可能原因：发生营养缺乏时间较短、还未出现症状。采取措施：提早膳食调配，可以预防。

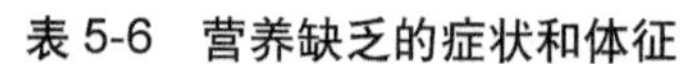

表 5-6 营养缺乏的症状和体征

部位	体征	缺乏的营养素
全身	消瘦或水肿，发育不良	能量、蛋白质、锌
	贫血	蛋白质、铁、叶酸、维生素 B_{12}、维生素 B_6、维生素 B_2、维生素 C
皮肤	干燥，毛囊角化	维生素 A
	毛囊四周出血点	维生素 C
	癞皮病皮炎	烟酸
	阴囊炎，脂溢性皮炎	维生素 B_2
头发	稀少，失去光泽	蛋白质、维生素 A
眼睛	毕脱斑，角膜干燥，夜盲	维生素 A
唇	口角炎，唇炎	维生素 B_2
口腔	齿龈炎，齿龈出血，齿龈松肿	维生素 C
	舌炎，舌猩红，舌肉红	维生素 B_2、烟酸
	地图舌	维生素 B_2、烟酸、锌
指甲	舟状甲	铁
骨骼	颅骨软化，方颅，鸡胸，串珠肋，O 形腿，X 形腿	维生素 D
	骨膜下出血	维生素 C
神经	肌肉无力，四肢末端蚁行感，下肢肌肉疼痛	维生素 B_1

表 5-7 诊断营养缺乏常用的生化参考指标及临界值

蛋白质	1	血清总蛋白	60 ～ 80 g/L
	2	血清白蛋白	30 ～ 50 g/L
	3	血清球蛋白	20 ～ 30 g/L
	4	白 / 球（A/G）	（1.5 ～ 2.5）：1
	5	空腹血中氨基酸总量 / 必需氨基酸量	＞ 2
	6	血液比重	＞ 1.015
	7	尿羟脯氨酸	＞ 2.0 ～ 2.5 mmol/L 尿肌酐系数
	8	游离氨基酸	40 ～ 60 mg/L（血浆），65 ～ 90 mg/L（红细胞）
	9	每日必然损失氮（ONL）	男性 58 mg/kg，女性 55 mg/kg
血脂	1	总脂	4.5 ～ 7.0 g/L
	2	三酰甘油	0.2 ～ 1.1 g/L
	3	α 脂蛋白	30% ～ 40%
	4	β 脂蛋白	60% ～ 70%
	5	胆固醇（其中胆固醇酯）	1.1 ～ 2.0 g/L（70% ～ 75%）

续表

	6	游离脂肪酸	0.2 ～ 0.6 mmol/L
	7	血酮	＜ 20 mg/L
钙、磷、维生素 D	1	血清钙（其中游离钙）	90 ～ 110 mg/L（45 ～ 55 mg/L）
	2	血清无机磷	儿童 40 ～ 60 mg/L，成人 30 ～ 50 mg/L
	3	血清钙磷乘积	＞ 30 ～ 40
	4	血清碱性磷酸酶	儿童 5 ～ 15 菩氏单位，成人 1.5 ～ 4.0 菩氏单位
	5	血浆 25-OH-D_3	36 ～ 150 nmol/L
	6	血浆 1，25-$(OH)_2$-D_3	62 ～ 156 pmol/L
铁	1	全血血红蛋白浓度	成人男性＞ 130 g/L，女性、儿童＞ 120 g/L，6 岁以下小儿及孕妇＞ 110 g/L
	2	血清运铁蛋白饱和度	成人＞ 16%，儿童＞ 7% ～ 10%
	3	血清铁蛋白	＞ 10 ～ 12 mg/L
	4	血液红细胞压积（HCT 或 PCV）	男性 40% ～ 50%，女性 37% ～ 48%
	5	红细胞游离原卟啉	＜ 70 mg/L RBC
	6	血清铁	500 ～ 1840 μg/L
	7	平均红细胞体积（MCV）	80 ～ 90 μm^3
	8	平均红细胞血红蛋白量（MCH）	26 ～ 32 μg
	9	平均红细胞血红蛋白浓度（MCHC）	0.32 ～ 0.36
锌	1	发锌	125 ～ 250 μg/mL（各地暂用：临界值＜ 110 μg/mL，绝对缺乏＜ 70 μg/mL）
	2	血浆锌	800 ～ 1100 μg/L
	3	红细胞锌	12 ～ 14 mg/L
	4	血清碱性磷酸酶活性	儿童 5 ～ 15 菩氏单位，成人 1.5 ～ 4.0 菩氏单位
维生素 A	1	血清视黄醇	儿童＞ 300 μg/L，成人＞ 400 μg/L
	2	血清胡萝卜素	＞ 800 μg/L
维生素 B_1	1	24 小时尿	＞ 100 μg
	2	4 小时负荷尿	＞ 200 μg（5 mg 负荷）
	3	任意一次尿（/g 肌酐）	＞ 66 μg
	4	血	RBC 转酮醇酶活力 TPP 效应＜ 16%
维生素 B_2	1	24 小时尿	＞ 120 μg
	2	4 小时负荷尿	＞ 800 μg（5 mg 负荷）
	3	任意一次尿（/g 肌酐）	＞ 80 μg
	4	血	红细胞内谷胱甘肽还原酶活力系数≤ 1.2

续表

烟酸	1	24 小时尿	＞ 1.5 mg
	2	4 小时负荷尿	＞ 3.5 ～ 3.9 mg（5 mg 负荷）
	3	任意一次尿（/g 肌酐）	＞ 1.6 mg
维生素 C	1	24 小时尿	＞ 10 mg
	2	4 小时负荷尿	＞ 5 ～ 13 mg（500 mg 负荷）
	3	任意一次尿（/g 肌酐）	男＞ 9 mg，女＞ 15 mg
	4	血	＞ 3 mg/L 血浆
叶酸	1	血浆叶酸	3 ～ 16 μg/L
	2	红细胞叶酸含量	130 ～ 628 μg/L RBC
其他	1	尿糖	(－)
	2	尿蛋白	(－)
	3	尿肌酐	0.7 ～ 1.5 g/24h 尿
	4	尿肌酐系数	男 23 mg/kg 体重，女 17 mg/kg 体重
	5	全血丙酮酸	4 ～ 12.3 mg/L

源自：1. 吴坤 . 营养与食品卫生学 [M]. 5 版 . 北京：人民卫生出版社，2005.
2. 葛可佑 . 中国营养科学全书 [M]. 北京：人民卫生出版社，2004.

（2）膳食调查结果表明某种营养素缺乏；实验室检查、临床症状、体征均示不缺乏。评定为营养素供给不足。

可能原因：近期改变。采取措施：找出原因、提早纠正、预防。

（3）膳食调查结果表明无营养素缺乏；实验室检查、临床症状、体征均示缺乏。不能评定为营养素供给不足。

可能原因：早期膳食缺乏，现已改善；烹调加工损失；消化、吸收障碍。采取措施：合理加工烹调；诊断治疗相关疾病。

（4）膳食调查结果表明无营养素缺乏；实验室检查示缺乏；临床症状、体征示不缺乏。不能评定为营养素供给不足。

可能原因：烹调不合理；近期需要量增加。

（5）膳食调查结果、实验室检查表明无营养素缺乏；临床症状、体征示缺乏。不能评定为营养素供给不足。

可能原因：营养素缺乏的恢复期。

第四节　保证居民营养的政策与措施

一、中华人民共和国成立初期的食物营养政策的颁布与实施

1953 年 10 月，中共中央召开全国粮食会议，中央人民政府财政经济委员会主任陈云

在会上做了《实行粮食统购统销》的报告，提出在农村实行粮食征购，在城市实行定量配给，严格管制私商，并调整内部关系。这个报告得到毛泽东主席、周恩来总理的赞同和会议代表的一致拥护。

1953 年 10 月 16 日，中共中央做出《关于实行粮食的计划收购与计划供应的决议》，决定在农村向余粮户实行粮食计划收购；对城市居民和农村缺粮户实行粮食计划供应；由国家严格管制，严禁私商自由经营粮食；在中央统一管理下，由中央与地方分工负责管理粮食。

1953 年 11 月 19 日，政务院通过了《关于实行粮食的计划收购和计划供应的命令》及《粮食市场管理办法》，并于 11 月 23 日正式颁布。

1955 年 5 月，中共中央和国务院发出《关于加紧整顿粮食统销工作的指示》，全国共派出几十万干部到各地城乡开展整顿工作，及时解决了 1954 年国家多购 350 万吨粮食、农民留粮减少的问题。

1955 年 8 月，国务院发布《农村粮食统购统销暂行办法》，实行“三定”政策：①定产，按粮田常年产量评定，三年不变。②定购，农业合作社和农户按一定标准留下口粮、种子和饲料后，国家收购的粮食一般不超过余粮的 80%～90%。③定销，对农村缺粮户按规定的用粮标准，分别核定粮食供应量，凭证、按月、定点、定量供应。与此同时，国务院发布了《市镇粮食定量供应暂行办法》，规定对非农业人口一律实行居民口粮分等级定量供应，按不同年龄、劳动性质、工种等确定每个市镇居民的每月粮食定量。各市镇粮食管理部门按户发给“购粮本”，其中记载了每个家庭成员的粮食定量，凭证在各地粮店购粮。

为便于居民购买粮食加工制品和旅客在外就餐，粮食管理部门还按省发放了地方粮票和全国通用粮票。每张票面上除印有省份、发放年份外，还标明粮食的重量，按中国市制分为 10 斤、5 斤、1 斤、半斤、2 两、1 两、半两等数量（1 斤 =500 g，1 两 =50 g）。地方粮票（包括面票、米票）仅限本省市、自治区内使用，跨省购粮和就餐必须使用全国通用粮票。居民使用全国通用粮票，必须持“购粮本”从当地粮店领取，其数量从个人粮食定量中扣除。

二、近三十年有关食物与营养的综合性政策和法规

新中国成立以来，国家为保证全民的食物供给，在不同历史时期做了许多具体规定，如按年龄性别的粮票定量规定、食物票证供给制度等，保证了全民的基本能量需求，都属于行政法规的范畴。现将我国近三十年制定的有关食物与营养的综合性政策和法规介绍如下。

（一）中国营养改善行动计划

1992 年 12 月在罗马召开的全球性部长级营养会议通过了《世界营养宣言》和《世界营养行动计划》，包括中国在内的 159 个国家的代表作出承诺，要尽一切努力在 2000 年以前消除饥饿和营养不良。为了实现这一目标，尽快改善我国居民的营养状况，1997 年 12 月 5 日国务院办公厅发布了《中国营养改善行动计划》。

1. 总目标　通过保障食物供给，落实适宜的干预措施，减少饥饿和食物不足，降低能量-

蛋白质营养不良的发生率，预防、控制和消除微量营养素缺乏症；通过正确引导食物消费，优化膳食模式，促进健康的生活方式，全面改善居民的营养状况，预防与营养有关的慢性病。

2. 具体目标

（1）全国人均能量日供给量 10 878 kJ（2600 kcal），蛋白质 72 g，脂肪 72 g。贫困地区人均能量日供给量 10 878 kJ（2600 kcal），蛋白质 67 g，脂肪 51 g。

（2）孕妇和儿童的缺铁性贫血患病率较 1990 年降低 1/3。

（3）提高 4 ～ 6 个月以内婴儿的纯母乳喂养率，到 2000 年，使母乳喂养率以省为单位达到 80%。

（4）5 岁以下儿童中度和重度营养不良患病率较 1990 年降低 50%。

（5）基本消除 5 岁以下儿童维生素 A 缺乏病。

（6）到 2000 年，全国消除碘缺乏病。

（7）减缓与膳食有关的慢性病发病率上升的趋势。

（8）2000 年全国主要农产品产量目标。

（9）加工食品在食品中的比重由现在的 30%提高到 40%。

（10）增加生产符合国家标准的富含微量营养素的粮食加工品和营养强化食品。

（11）全民食盐加碘。

3. 方针与政策　将提高居民的营养水平作为国家长期发展战略的一部分；加强部门间的合作。进一步加强促进农业发展的政策，实行引导消费和鼓励生产相结合的政策；重点解决贫困地区的营养改善问题。在坚持从经济开发入手开展扶贫工作的同时，重视健康及营养问题并将之纳入扶贫计划。在营养改善行动中，应特别注重改善儿童、妇女、残疾人、老年人及低收入人群的营养状况。

4. 策略与措施　将营养目标纳入有关法律、法规、政策和计划；加强有关营养与食品卫生工作的法制建设；增加食物生产及改善家庭食物供应；提高食品和饮用水质量，预防传染性疾病；提倡母乳喂养，改善儿童营养；预防微量营养素缺乏症；保护处于困难条件下的人群；加强营养人才培训及营养教育。

（二）《九十年代中国食物结构改革与发展纲要》

为了实现在《世界营养宣言》中的承诺，规范和指导我国食物生产与食物消费协调发展，提高人民食物消费水平，改善国民膳食营养结构，在国务院有关领导主持下，7 个部委参与起草了《九十年代中国食物结构改革与发展纲要》。1993 年第 220 次总理办公会议通过了《九十年代中国食物结构改革与发展纲要》，并由国发 [1993]40 号文件颁布实施。这是新中国成立以来第一部较为完善的食物与营养发展纲要。

根据这个文件第 22 条的规定，国家食物与营养咨询委员会于 1993 年 6 月成立。这个委员会主要由农业、食物、营养、卫生、加工、经济、贸易等相关领域的著名专家组成。其主要职能是对我国食物与营养工作及相关工作进行调查研究，向主管部门提出建议，提供咨询服务等。第 23 条规定国务院各有关部门要按照纲要提出的各项基本目标和政策措施，积极配合，努力工作。各级人民政府都要高度重视和加强食物发展工作，要结合本地实际，充分考虑不同地区、不同民族、不同人群的差别和习惯，相应制定本地区的食物发展纲要，把食物发展纳入本地区的国民经济和社会发展规划之中。建立必要的食物与营养咨询机构

与机制，协助政府主管部门共同落实国家和地方的发展纲要，努力保证我国90年代食物结构改革与发展目标的顺利实现。

《九十年代中国食物结构改革与发展纲要》对指导九十年代以来我国农业、卫生、食品、加工、科技等与食物生产相关部门和行业的发展，改善食物发展宏观环境，增强食物综合生产能力，提高居民食物消费和营养水平均发挥了积极的指导作用，对促进我国食物发展与世界接轨产生了重大影响。

（三）《中国食物与营养发展纲要（2014—2020年）》

2014年1月28日国务院办公厅发布了《中国食物与营养发展纲要（2014—2020年）》。基本原则是坚持食物数量与质量并重、坚持生产与消费协调发展、坚持传承与创新有机统一、坚持引导与干预有效结合。主要发展目标如下。

（1）食物生产量目标：确保谷物基本自给、口粮绝对安全，全面提升食物质量，优化品种结构，稳步增强食物供给能力。到2020年，全国粮食产量稳定在5.5亿吨以上，油料、肉类、蛋类、奶类、水产品等生产稳定发展。

（2）食品工业发展目标：加快建设产业特色明显、集群优势突出、结构布局合理的现代食品加工产业体系，形成一批品牌信誉好、产品质量高、核心竞争力强的大中型食品加工及配送企业。到2020年，传统食品加工程度大幅提高，食品加工技术水平明显提升，全国食品工业增加值年均增长速度保持在10%以上。

（3）食物消费量目标：推广膳食结构多样化的健康消费模式，控制食用油和盐的消费量。到2020年，全国人均全年口粮消费135 kg、食用植物油12 kg、豆类13 kg、肉类29 kg、蛋类16 kg、奶类36 kg、水产品18 kg、蔬菜140 kg、水果60 kg。

（4）营养素摄入量目标：保障充足的能量和蛋白质摄入量，控制脂肪摄入量，保持适量的维生素和矿物质摄入量。到2020年，全国人均每日摄入能量2200～2300 kcal，其中，谷类食物供能比不低于50%，脂肪供能比不高于30%；人均每日蛋白质摄入量78 g，其中，优质蛋白质比例占45%以上；维生素和矿物质等微量营养素摄入量基本达到居民健康需求。

（5）营养性疾病控制目标：基本消除营养不良现象，控制营养性疾病增长。到2020年，全国5岁以下儿童生长迟缓率控制在7%以下；全人群贫血率控制在10%以下，其中，孕产妇贫血率控制在17%以下，老年人贫血率控制在15%以下，5岁以下儿童贫血率控制在12%以下；居民超重、肥胖和血脂异常率的增长速度明显下降。

发展重点如下。

（1）发展重点产品：优质食用农产品、方便营养加工食品、奶类与大豆食品。

（2）发展重点区域：贫困地区、农村地区、流动人群集中及新型城镇化地区。

（3）发展重点人群：孕产妇与婴幼儿、儿童青少年、老年人。

政策措施：全面普及膳食营养和健康知识、加强食物生产与供给、加大营养监测与干预、推进食物与营养法制化管理、加快食物与营养科技创新、加强组织领导和咨询指导。

（四）《国民营养计划（2017—2030年）》

《国民营养计划（2017—2030年）》是为贯彻落实《“健康中国2030”规划纲要》，提高国民营养健康水平制定。由国务院办公厅于2017年6月30日印发并实施。

1. 基本原则

（1）坚持政府引导：注重统筹规划、整合资源、完善制度、健全体系，充分发挥市场在配置营养资源和提供服务中的作用，营造全社会共同参与国民营养健康工作的政策环境。

（2）坚持科学发展：探索把握营养健康发展规律，充分发挥科技引领作用加强适宜技术的研发和应用，提高国民营养健康素养，提升营养工作科学化水平。

（3）坚持创新融合：以改革创新驱动营养型农业、食品加工业餐饮业转型升级，丰富营养健康产品供给，促进营养健康与产业发展融合。

（4）坚持共建共享：充分发挥营养相关专业学术团体、行业协会等社会组织，以及企业个人在实施国民营养计划中的重要作用，推动社会各方良性互动，有序参与，各尽其责，使人人享有健康福祉。

2. 主要目标　到 2020 年，营养法规标准体系基本完善；营养工作制度基本健全，省市县营养工作体系逐步完善，基层营养工作得到加强；食物营养健康产业快速发展，传统食养服务日益丰富；营养健康信息化水平逐步提升；重点人群营养不良状况明显改善，吃动平衡的健康生活方式进一步普及，居民营养健康素养得到明显提高。实现如下目标。

（1）降低人群贫血率。5 岁以下儿童贫血率控制在 12% 以下；孕妇贫血率下降至 15% 以下；老年人群贫血率下降至 10% 以下；贫困地区人群贫血率控制在 10% 以下。

（2）孕妇叶酸缺乏率控制在 5% 以下；0 ～ 6 个月婴儿纯母乳喂养率达到 50% 以上；5 岁以下儿童生长迟缓率控制在 7% 以下。

（3）农村中小学生的生长迟缓率保持在 5% 以下，缩小城乡学生身高差别；学生肥胖率上升趋势减缓。

（4）提高住院患者营养筛查率和营养不良住院患者的营养治疗比例。

（5）居民营养健康知识知晓率在现有基础上提高 10%。

到 2030 年，营养法规标准体系更加健全，营养工作体系更加完善，食物营养健康产业持续健康发展，传统食养服务更加丰富，“互联网 + 营养健康”的智能化应用普遍推广，居民营养健康素养进一步提高，营养健康状况显著改善。实现如下目标。

（1）进一步降低重点人群贫血率。5 岁以下儿童贫血率和孕妇贫血率控制在 10% 以下。

（2）5 岁以下儿童生长迟缓率下降至 5% 以下；0 ～ 6 个月婴儿纯母乳喂养率在 2020 年的基础上提高 10%。

（3）进一步缩小城乡学生身高差别；学生肥胖率上升趋势得到有效控制。

（4）进一步提高住院患者营养筛查率和营养不良住院患者的营养治疗比例。

（5）居民营养健康知识知晓率在 2020 年的基础上继续提高 10%。

（6）全国人均每日食盐摄入量降低 20%，居民超重、肥胖的增长速度明显放缓。

3. 完善实施策略

（1）完善营养法规政策标准体系：推动营养立法和政策研究。开展营养相关立法的研究工作，进一步健全营养法规体系。研究制定临床营养管理、营养监测管理等规章制度。制定完善营养健康相关政策。研究建立各级营养健康指导委员会，加强营养健康法规、政策标准等的技术咨询和指导。

完善标准体系。加强标准制定的基础研究和措施保障，提高标准制修订能力。科学、及时制定以食品安全为基础的营养健康标准。制修订中国居民膳食营养素参考摄入量、膳食调查方法、人群营养不良风险筛查、糖尿病患者膳食指导、人群营养调查工作规范等行业标准。研究制定老年人群营养食品通则、餐饮食品营养标识等标准，加快修订预包装食品营养标签通则、食品营养强化剂使用标准、婴儿配方食品等重要食品安全国家标准。

（2）加强营养能力建设：加强营养科研能力建设。加快研究制定基于我国人群资料的膳食营养素参考摄入量，改变依赖国外人群研究结果的现状，优先研究铁、碘重要营养素需要量。研究完善食物、人群营养监测与评估的技术与方法。研究制定营养相关疾病的防控技术及策略。开展营养与健康、营养与社会发展的经济学研究。加强国家级营养与健康科研机构建设，以国家级和省级营养专业机构为基础，建立35个区域性营养创新平台和20～30个省部级营养专项重点实验室。

加强营养人才培养。强化营养人才的专业教育和高层次人才培养，推进对医院、妇幼保健机构、基层医疗卫生机构的临床医生、集中供餐单位配餐人员等的营养培训。开展营养师、营养配餐员等人才培养工作，推动有条件的学校、幼儿园、养老机构等场所配备或聘请营养师。充分利用社会资源，开展营养教育培训。

（3）强化营养和食品安全监测与评估：定期开展人群营养状况监测。定期开展具有全代表性的人群营养健康状况、食物消费状况监测，收集人群食物消费量、营养素摄入量、体格测量、实验室检测等信息。针对区域特点，根据需要逐步扩大监测地区和监测人群。

加强食物成分监测工作。拓展食物成分监测内容，定期开展监测，收集营养成分功能成分、与特殊疾病相关成分、有害成分等数据。持续更新、完善国家食物成分数据库。建立实验室参比体系，强化质量控制。

开展综合评价与评估工作。抢救历史调查资料，及时收集、系统整理各类监测数据建立数据库。开展人群营养健康状况评价、食物营养价值评价。开展膳食营养素摄入、污染物等有害物质暴露的风险-受益评估，为制定科学膳食指导提供依据。

强化碘营养监测与碘缺乏病防治。持续开展人群尿碘、水碘、盐碘监测及重点食物中的碘调查，逐步扩大覆盖地区和人群，建立中国居民碘营养状况数据库。研究制定人群碘营养状况科学评价技术与指标。制定差异化碘干预措施，实施精准补碘。

（4）发展食物营养健康产业：加大力度推进营养型优质食用农产品生产。编制食用农产品营养品质提升指导意见，提升优质农产品的营养水平，将“三品一标”（无公害农产品、绿色食品、有机农产品和农产品地理标志）在同类农产品中总体占比提高至80%以上。创立营养型农产品推广体系，促进优质食用农产品的营养升级扩版，推动广大贫困地区安全、营养的农产品走出去。研究与建设持续滚动的全国农产品营养品质数据库及食物营养供需平衡决策支持系统。

规范指导满足不同需求的食物营养健康产业发展。开发利用我国丰富的特色农产品资源，针对不同人群的健康需求，着力发展保健食品、营养强化食品、双蛋白食物等新型营养健康食品。加强产业指导，规范市场秩序，科学引导消费，促进生产、消费、营养、健康协调发展。

开展健康烹饪模式与营养均衡配餐的示范推广。加强对传统烹饪方式的营养化改造，研发健康烹饪模式。结合人群营养需求与区域食物资源特点开展系统的营养均衡配餐研究。创建国家食物营养教育示范基地，开展示范健康食堂和健康餐厅建设，推广健康烹饪模式与营养均衡配餐。

强化营养主食、双蛋白工程等重大项目实施力度。继续推进马铃薯主食产品研发与消费引导，以传统大众型、地域特色型、休闲及功能型产品为重点开展营养主食的示范引导。以优质动物植物蛋白为主要营养基料，加大力度创新基础研究与加工技术工艺开展双蛋白工程重点产品的转化推广。

加快食品加工营养化转型。优先研究加工食品中油盐、糖用量及其与健康的相关性适时出台加工食品中油、盐、糖的控制措施。提出食品加工工艺营养化改造路径，集成降低营养损耗和避免有毒有害物质产生的技术体系。研究不同贮运条件对食物营养物质等的影响，控制食物贮运过程中的营养损失。

（5）大力发展传统食养服务：加强传统食养指导。发挥中医药特色优势，制定符合我国现状的居民食养指南，引导养成符合我国不同地区饮食特点的食养习惯。通过多种形式促进传统食养知识传播，推动传统食养与现代营养学、体育健身等有效融合。开展针对老年人、儿童、孕产妇及慢性病人群的食养指导提升居民食养素养。实施中医药治未病健康工程，进一步完善适合国民健康需求的食养制度体系。

开展传统养生食材监测评价。建立传统养生食材监测和评价制度，开展食材中功效成分、污染物的监测及安全性评价，进一步完善我国既是食品又是中药材的物品名单。深入调研，筛选一批具有一定使用历史和实证依据的传统食材和配伍，对其养生作用进行实证研究。建设养生食材数据库和信息化共享平台。

推进传统食养产品的研发及产业升级换代。将现代食品加工工业与传统食养产品、配方等相结合，推动产品、配方标准化，推进产业规模化，形成一批社会价值和经济价值较大的食养产品。建立覆盖全国养生食材主要产区的资源监测网络，掌握资源动态变化，为研发、生产、消费提供及时的信息服务。

（6）加强营养健康基础数据共享利用：大力推动营养健康数据互通共享。依托现有信息平台，加强营养与健康信息化建设，完善食物成分与人群健康监测信息系统。构建信息共享与交换机制，推动互联互通与数据共享。协同共享环境、农业、食品药品、医疗、教育、体育等信息数据资源，建设跨行业集成、跨地域共享、跨业务应用的基础数据平台。建立营养健康数据标准体系和电子认证服务体系，切实提高信息安全能力。积极推动“互联网+营养健康”服务和促进大数据应用试点示范，带动以营养健康为导向的信息技术产业发展。

全面深化数据分析和智能应用。建立营养健康数据资源目录体系，制定分级授权、分类应用、安全审查的管理规范，促进数据资源的开放共享，强化数据资源在多领域的创新应用。推动多领域数据综合分析与挖掘，开展数据分析应用场景研究，构建关联分析、趋势预测、科学预警、决策支持模型，推动整合型大数据驱动的服务体系，支持业务集成、跨部门协同、社会服务和科学决策，实现政府精准管理和高效服务。

大力开展信息惠民服务。发展汇聚营养、运动和健康信息的可穿戴设备、移动终端（APP），推动“互联网”、大数据前沿技术与营养健康融合发展，开发个性化、差异化的营养健康电子化产品，如营养计算器，膳食营养、运动健康指导移动应用等，提供方便可

及的健康信息技术产品和服务。

（7）普及营养健康知识：提升营养健康科普信息供给和传播能力。围绕国民营养、食品安全科普宣教需求，结合地方食物资源和饮食习惯，结合传统食养理念，编写适合于不同地区、不同人群的居民膳食指南等营养、食品安全科普宣传资料，使科普工作更好落地。创新科普信息的表达形式，拓展传播渠道，建立免费共享的国家营养、食品安全科普平台。采用多种传播方式和渠道，定向、精准地将科普信息传播到目标人群。加强营养、食品安全科普队伍建设。发挥媒体的积极作用，坚决反对伪科学，依法打击和处置各种形式的谣言，及时发现和纠正错误营养宣传，避免营养信息误导。

推动营养健康科普宣教活动常态化。以全民营养周、全国食品安全宣传周、“5·20”全国学生营养日、“5·15”全国碘缺乏病防治日等为契机，大力开展科普宣教活动，带动宣教活动常态化。推动将国民营养、食品安全知识知晓率纳入健康城市和健康村镇考核指标。建立营养、食品安全科普示范工作场所，如营养、食品安全科普小屋等。定期开展科普宣传的效果评价，及时指导调整宣传内容和方式，增强宣传工作的针对性和有效性。开展舆情监测，回应社会关注，合理引导舆论，为公众解疑释惑。

4. 开展重大行动

（1）生命早期1000天营养健康行动：开展孕前和孕产期营养评价与膳食指导。推进县级以上妇幼保健机构对孕妇进行营养指导，将营养评价和膳食指导纳入我国孕前和孕期检查。开展孕产妇的营养筛查和干预，降低低出生体重儿和巨大儿出生率。建立生命早期1000天营养咨询平台。

实施妇幼人群营养干预计划。继续推进农村妇女补充叶酸预防神经管畸形项目，积极引导围孕期妇女加强含叶酸、铁在内的多种微量营养素补充，降低孕妇贫血率，预防儿童营养缺乏。在合理膳食基础上，推动开展孕妇营养包干预项目。

提高母乳喂养率，培养科学喂养行为。进一步完善母乳喂养保障制度，改善母乳喂养环境，在公共场所和机关、企事业单位建立母婴室。研究制定婴幼儿科学喂养策略，宣传引导合理辅食喂养。加强对婴幼儿腹泻、营养不良病例的监测预警，研究制定并实施婴幼儿食源性疾病（腹泻等）的防控策略。

提高婴幼儿食品质量与安全水平，推动产业健康发展。加强婴幼儿配方食品及辅助食品营养成分和重点污染物监测，及时修订完善婴幼儿配方食品及辅助食品标准。提高研发能力，持续提升婴幼儿配方食品和辅助食品质量。

（2）学生营养改善行动：指导学生营养就餐。鼓励地方因地制宜制定满足不同年龄段在校学生营养需求的食谱指南，引导学生科学营养就餐。制定并实施集体供餐单位营养操作规范。

学生超重、肥胖干预。开展针对学生的“运动＋营养”的体重管理和干预策略，对学生开展均衡膳食和营养宣教，增强学生体育锻炼。加强对校园及周边食物售卖的管理。加强对学生超重、肥胖情况的监测与评价，分析家庭、学校和社会等影响因素，提出有针对性的综合干预措施。

开展学生营养健康教育。推动中小学加强营养健康教育。结合不同年龄段学生的特点，开展形式多样的课内外营养健康教育活动。

（3）老年人群营养改善行动：开展老年人群营养状况监测和评价。依托国家老年医学研究机构和基层医疗卫生机构，建立健全中国老年人群营养筛查与评价制度，编制营养健康状况评价指南，研制适宜的营养筛查工具。试点开展老年人群的营养状况监测、筛查与评价工作并形成区域示范，逐步覆盖全国80%以上老年人群，基本掌握我国老年人群营养健康状况。

建立满足不同老年人群需求的营养改善措施，促进“健康老龄化”。依托基层医疗卫生机构，为居家养老人群提供膳食指导和咨询。出台老年人群的营养膳食供餐规范，指导医院、社区食堂、医养结合机构、养老机构营养配餐。开发适合老年人群营养健康需求的食品产品。对低体重高龄老人进行专项营养干预，逐步提高老年人群的整体健康水平。

建立老年人群营养健康管理与照护制度。逐步将老年人群营养健康状况纳入居民健康档案，实现无缝对接与有效管理。依托现有工作基础，在家庭保健服务中纳入营养工作内容。推进多部门协作机制，实现营养工作与医养结合服务内容的有效衔接。

（4）临床营养行动：建立、完善临床营养工作制度。通过试点示范，进一步全面推进临床营养工作，加强临床营养科室建设，使临床营养师和床位比例达到1∶150，增加多学科诊疗模式，组建营养支持团队，开展营养治疗，并逐步扩大试点范围。

开展住院患者营养筛查、评价、诊断和治疗。逐步开展住院患者营养筛查工作，了解患者营养状况。建立以营养筛查—评价—诊断—治疗为基础的规范化临床营养治疗路径，依据营养阶梯治疗原则对营养不良的住院患者进行营养治疗，并定期对其效果开展评价。

推动营养相关慢性病的营养防治。制定完善高血压、糖尿病、脑卒中及癌症等慢性病的临床营养干预指南。对营养相关慢性病的住院患者开展营养评价工作，实施分类指导治疗。建立从医院社区到家庭的营养相关慢性病患者长期营养管理模式，开展营养分级治疗。

推动特殊医学用途配方食品和治疗膳食的规范化应用。进一步研究完善特殊医学用途配方食品标准，细化产品分类促进特殊医学用途配方食品的研发和生产。建立统一的临床治疗膳食营养标准，逐步完善治疗膳食的配方。加强医护人员相关知识培训。

（5）贫困地区营养干预行动：将营养干预纳入健康扶贫工作，因地制宜开展营养和膳食指导。试点开展各类人群营养健康状况、食物消费模式、食物中主要营养成分和污染物监测。因地制宜制定膳食营养指导方案，开展区域性的精准分类指导和宣传教育。针对改善居民营养状况和减少特定污染物摄入风险，研究农业种植养殖和居民膳食结构调整的可行性，提出解决办法和具体措施，并在有条件的地区试点先行。

实施贫困地区重点人群营养干预。继续推进实施农村义务教育学生营养改善计划和贫困地区儿童营养改善项目，逐步覆盖所有国家扶贫开发工作重点县和集中连片特困地区县。鼓励贫困地区学校结合本地资源、因地制宜开展合理配餐，并改善学生在校就餐条件。持续开展贫困地区学生营养健康状况和食品安全风险监测与评估。针对贫困地区人群营养需要，制定完善营养健康政策、标准。对营养干预产品开展监测，定期评估改善效果。

加强贫困地区食源性疾病监测与防控，减少因食源性疾病导致的营养缺乏。加强贫困

地区食源性疾病监测网络和报告系统建设，了解贫困地区主要食源性疾病病种、流行趋势对当地居民营养和健康状况的影响，重点加强腹泻监测及溯源调查，掌握食品污染来源传播途径。针对食源性疾病发生的关键点，制定防控策略。开展营养与健康融合知识宣传教育。

（6）吃动平衡行动：推广健康生活方式。积极推进全民健康生活方式行动，广泛开展以“三减三健”（减盐、减油、减糖，健康口腔、健康体重、健康骨骼）为重点的专项行动。推广应用《中国居民膳食指南》指导日常饮食，控制食盐摄入量，逐步量化用盐用油，同时减少隐性盐摄入。倡导平衡膳食的基本原则，坚持食物多样、谷类为主的膳食模式，推动国民健康饮食习惯的形成和巩固。宣传科学运动理念，培养运动健身习惯，加强个人体重管理，对成人超重、肥胖者进行饮食和运动干预。定期修订和发布居民膳食指南、成年人身体活动指南等。

提高运动人群营养支持能力和效果。建立运动人群营养网络信息服务平台，构建运动营养处方库，推进运动人群精准营养指导，降低运动损伤风险。及时修订运动营养食品相关国家标准和行业标准，提升运动营养食品技术研发能力，推动产业发展。

推进体医融合发展。调查糖尿病、肥胖、骨骼疾病等营养相关慢性病人群的营养状况和运动行为，构建以预防为主、防治结合的营养运动健康管理模式。研究建立营养相关慢性病运动干预路径。构建体医融合模式，发挥运动干预在营养相关慢性病预防和康复等方面的积极作用。

三、有关学生营养政策的法规

（一）学生营养餐计划

学生营养餐是以保证学生正常生长发育为目的，根据平衡膳食的要求，由生产单位按照带量食谱生产和供应的安全卫生、营养丰富、色香味俱佳的配餐。学生营养餐计划是在政府倡导和推动下，主要在大中城市实施的以午餐为重点、以中小学生为主要对象的营养改善专项计划。

为了贯彻《九十年代中国食物结构改革与发展纲要》和《中国营养改善行动计划》提出的“有计划、有步骤地普及学生营养午餐”，原卫生部及相关部门相继制定了学生营养餐有关的行业标准和规范。1996 年 8 月 27 日，原卫生部发布了《学生集体用餐卫生监督办法》，对学校集体用餐的定义、适用范围、监督管理、许可证办理、学生营养餐生产、经营、经营人员、管理人员及生产场所的卫生监督管理做出了具体规定，并提出了学生集体用餐营养要求。此后又分别于 1998 年和 1999 年发布了《学生营养午餐供给量》和《学生营养餐生产企业卫生规范》，前者明确了学生营养餐的概念，着重提出“要逐步建立中小学生营养餐制度”，规定了学生营养午餐营养素摄入标准值及各类食物的供给量，内容包括学生营养午餐定义、学生营养午餐标准、营养教育，以及食谱编制原则和方法。《学生营养餐生产企业卫生规范》规定了学生营养餐的生产单位生产、运输、销售的卫生要求，内容包括学生营养餐和学生课间餐定义、工厂设计与设施的卫生要求、原料采购、运输、储藏的卫生要求、食品初加工、烹调熟加工、营养餐的包装、运输与分发等。

根据国务院的批示，在对重点地区和城市的学生营养餐现状进行调查的基础上，国家经济贸易委员会同教育部、原卫生部于2001年2月联合颁布了《关于推广学生营养餐的指导意见》，要求把学生营养餐的推广列入政府重要议事日程、工作计划和长远规划，并作为教育工作的一部分；因地制宜，探索学生营养餐的发展途径与做法；坚持质量第一，抓好生产企业的认定与管理；严格把好卫生关，保证食物安全；贯彻科技兴国战略，充分发挥专业技术人员在经营管理、人员培训、系统研究、信息服务等方面的作用；大力开展宣传教育，取得全社会支持；与现有大豆行动计划、豆奶计划、学生奶计划等专项计划相配合，并加强行业管理与卫生监督。

2002年9月，教育部和原卫生部公布了《学校食堂与学生集体用餐卫生管理规定》，对学生集体用餐、食堂、食堂从业人员的内涵做出了界定；强调餐饮卫生必须坚持预防为主的工作方针，并对食堂建筑、设备与环境，食物采购、储存和加工，以及从业人员提出了卫生要求；在管理与监督方面提出了具体措施。

学生营养餐计划的推行使学生获得了营养知识，利于学生养成良好的饮食习惯，促进了学生的体格发育和健康水平，提高了学生的学习能力，值得大力推广。

（二）学生饮用奶计划

在政府的政策扶持、行政推动和消费引导下，通过专项计划向学生提供奶制品，即开展"学生饮用奶计划"，是世界上许多国家为改善学生营养和健康状况而采取的一种通用而有效的做法，得到有关国际组织的充分肯定与支持。我国"学生饮用奶计划"的启动表明坚持改革开放的中国已加入世界实施"学生饮用奶计划"国家的行列。

农业部、国家发展计划委员会、教育部、财政部、原卫生部、国家质量技术监督局、国家轻工业局等7个部委拟订了《学生饮用奶计划》。2000年8月29日，7部委联合发出了《关于实施国家"学生饮用奶计划"的通知》，提出"安全、营养、方便、价廉"的原则和"统一部署、规范管理、严格把关、确保质量"的工作方针；并制定了《国家"学生饮用奶计划"实施方案》。要求在全国各省（市、自治区）和推广城市设立学生奶计划的三级管理机构，由学校通过招标，从统一认定的生产企业中选定供奶单位，在坚持自愿原则下，向中小学生提供学生奶。2000年10月13日，农业部、教育部、国家质量技术监督局发布了《国家"学生饮用奶计划"暂行管理办法》，重点界定了"学生饮用奶"的内涵，确定了生产企业的基本条件与供奶资格及学校准入与配送。这一管理办法是上述文件的具体化规定。

2000年10月20日，根据上述两项文件，农业部发布了《中国学生饮用奶计划标志暂行管理办法》和《中国学生饮用奶计划标志使用规范》，对中国学生奶的标准图形与使用办法做出了具体规定。2001年1月5日，农业部、教育部、国家质量技术监督局、国家轻工业局发布了《学生饮用奶定点生产企业申报认定暂行办法》，要求定点生产企业必须拥有足够稳定和优质的奶源基地。

2007年"学生饮用奶计划"被写进国务院31号文件，有近200个城市教委下发了相关开展文件，支持学生饮用奶计划的推广。"八字方针"——安全：优质奶源+瞬时灭菌+保温实验；营养：高质量的液态奶，不添加任何营养强化剂和防腐剂；方便：直接饮用，常温保存；价廉：低于同类产品市场零售价，是政府给学生的福利。

第五节 食品强化与保健食品

一、食品强化

根据不同人群的营养需要，向食物中添加一种或多种营养素或某些天然食物成分的食品添加剂，用以提高食品营养价值的过程称为食品营养强化，或简称食品强化。这种经过强化处理的食品称为营养强化食品。所添加的营养素（包括天然的和合成的）称为食品强化剂。

食品强化剂是指为增强营养成分而加入食品中的天然的或者人工合成的属于营养素范围的食品添加剂。强化食品是指按照标准的规定加入了一定量的营养强化剂的食品。这一定义清楚地描述了营养强化剂加入食品的目的在于增强营养，而且该物质所包含的强化成分属于公认的营养素，如维生素、矿物质和氨基酸等。

目前，国际上批准使用的营养强化剂有 100 多种。我国在 1994 年制订了有关营养强化剂使用的国家标准（GB 14880），最新修订版列入名单的共 37 种，在促进和规范食品营养强化方面取得了明显的成效。各地也不断生产出一些用维生素、矿物质和氨基酸强化的食品，如核黄素面包、高钙饼干和人乳化配方奶粉等。

（一）营养强化的意义

（1）弥补天然食物的营养缺陷：除母乳以外，自然界中没有一种天然食品能满足人体的各种营养素需要。

例如，含有丰富优质蛋白质的乳、肉、禽、蛋等食物，其维生素含量则多不能满足人类的需要，尤其缺乏维生素 C。

（2）补充食品在加工、储存及运输过程中营养素的损失：多数食品在消费之前需要储存、运输、加工、烹调，才能到达消费者手中。在这一系列过程中，机械、化学、生物因素均会引起食品部分营养素的损失，有时甚至造成某种或某些营养素的大量损失。如在碾米和小麦磨粉时有多种维生素的损失，而且加工精度愈高，损失愈大，有的维生素损失高达 70%以上。又如，在水果、蔬菜的加工过程中，很多水溶性和热敏性维生素均被损失 50%以上。因此，为了弥补营养素在食品加工、储存等过程中的损失，满足人体的营养需要，在上述食品中适当增补一些营养素是很有意义的。

（3）简化膳食处理，方便摄食：由于天然的单一食物不可能含有人体所需全部营养素，人们为了获得全面的营养就必须同时进食多种食物。

例如，在乳制品中强化多种维生素和矿物元素等供给婴儿食用，可以很方便地满足婴儿的营养需要。

（4）适应不同人群的营养需要：例如，婴儿是人一生中生长发育最快的时期，需要有充足的营养素供给。婴儿以母乳喂养最好，一旦母乳喂养有问题，则需要有适当的“代乳食品”。

（5）预防营养不良：营养强化是营养干预的主要措施之一，在改善人群的营养状况中发挥着巨大的作用。从预防医学的角度看，食品营养强化对预防和减少营养缺乏病，特别是某些地方性营养缺乏病具有重要的意义。如对缺碘地区的人采取食盐加碘可大大降低甲状腺肿的发病率（下降率可达40%～95%）。

（二）对食品营养强化的基本要求

（1）有明确的针对性：食品营养强化前必须对本国、本地区的食物种类及人们的营养状况做全面细致的调查研究，从中分析缺少哪种营养成分，然后根据本国、本地区人们摄取的食物种类和数量，选择需要进行强化的食物载体，以及强化剂的种类和用量。

（2）符合营养学原理：人体所需各种营养素在数量之间有一定的比例关系，应注意保持各营养素之间的平衡，避免造成某些新的不平衡。

这些平衡关系主要有：必需氨基酸之间的平衡，脂肪酸之间的平衡，产能营养素之间的平衡，维生素 B_1、维生素 B_2、烟酸与能量之间的平衡，以及钙、磷平衡等。

（3）符合国家的卫生标准：食品营养强化剂的卫生和质量应符合国家标准，如食品营养强化剂使用标准（GB 14880）。

（4）尽量减少食品营养强化剂的损失：许多食品营养强化剂遇光、热和氧等会引起分解、转化而遭到破坏。因此，在食品的加工及储存等过程中会发生部分损失。为减少这类损失，可通过改善强化工艺条件和储藏方法，也可以通过添加稳定剂、保护剂来实现。同时，考虑到营养强化食品在加工、储藏等过程中的损失，进行营养强化食品生产时，需适当提高营养素的添加量。

（5）保持食品原有的色、香、味等感官性状：不应损害食品的原有感官性状而影响消费者的接受性。

（6）经济合理、有利于推广。

（三）载体和强化剂的选择标准

1. 食物载体的选择标准

（1）食物的消费覆盖率高：载体食物的消费覆盖率指应用人群广泛与否的程度，特别是能覆盖营养素缺乏最普遍的农村和贫困人群，而且这种食物可以工业化生产。

（2）食物的摄入量均衡：稳定的或者相似的消费量是便于比较和方便准确地计算营养素添加量的基础，尤其是能避免由于大量摄入（如软饮料、零食）而发生过量的可能性。

（3）不同人群消费量的变异数小：地区间和个体间消费水平变异小，制作方式和食用方法相对变化较小。

（4）不因强化而改变品质：注意载体食物和强化营养素之间的匹配，防止由于强化造成的强化剂或者载体食物在质量上的改变。

（5）不因强化而改变口感。

2. 选择营养强化剂的要求

（1）能够集中式加工。

（2）强化的营养素和强化工艺应该是低成本和技术简便。

（3）在强化过程中，不改变食物原有感官性状（用载体的深色与强烈气味来掩盖强化剂带来的轻微的颜色与气味的改变）。

（4）维生素和某些氨基酸等在食品加工及制品的保存过程中损失较少，终产品中微量营养素的稳定性高，储藏过程中稳定性良好。

（5）终产品中微量营养素的生物利用率高。

（6）强化剂与载体亲和性高。

（7）营养素间不发生相互作用。

（8）食品强化的费用尽量降低。

（四）常用的食品营养强化剂

1. 维生素类

（1）维生素A：常用于食品强化的维生素A有粉末和油剂两类，一般以视黄醇、视黄脂、棕榈酸视黄醇的形式添加。

β-胡萝卜素是在许多植物性食品中均含有的色素物质，既具有维生素A的功效，又可作为食用天然色素使用，是一比较理想的食品添加剂。

（2）B族维生素：通常用于强化的B族维生素包括维生素B_1、维生素B_2、烟酸、叶酸等。硫胺素盐酸盐通常多用于强化面粉（面包、饼干等制品）及牛乳和豆腐等；维生素B_2目前多用于亲油性的核黄素丁酸脂；烟酸可用于面包、饼干、糕点及乳制品等的强化。

（3）维生素C：维生素C是常用的强化剂。L-抗坏血酸除用于多种食品的维生素C强化外，还广泛用于防止氧化、保持鲜度及作为肉的发色助剂等。主要用于强化果汁、面包、饼干、糖果等。

2. 矿物元素强化剂

（1）钙：常用葡萄糖酸钙、乳酸钙、碳酸钙、磷酸氢钙等。

（2）碘：在碘盐中经常以碘酸钾的形式来强化。

（3）铁：以铁来源的不同可分为血红素铁与非血红素铁两类。

（4）锌：常用的锌强化剂有硫酸锌、乳酸锌和葡萄糖酸锌等可溶解的锌化合物。

3. 氨基酸类强化剂　赖氨酸在大多数植物性蛋白质中含量都较低，是限制其生物利用率的“第一限制性氨基酸”，谷类食品中，按人体氨基酸需要模式添加可成倍提高蛋白质生物价值。

4. 蛋白质　大豆蛋白质是优质蛋白质，是理想的蛋白质强化物。目前，常用于食品强化的蛋白质有大豆蛋白、乳清蛋白、脱脂乳粉、酵母粉、鱼粉等。

二、保健食品概述

（一）保健食品的概念

GB 16740-2014《食品安全国家标准 保健食品》定义保健食品是“声称并具有特定保健功能或者以补充维生素、矿物质为目的的食品。即适用于特定人群食用，具有调节机体功能，不以治疗疾病为目的，并且对人体不产生任何急性、亚急性或慢性危害的食品”。

（二）保健食品的要素

根据上述内容，对保健食品的正确理解应当包含下列几个要素。

其一，在属性方面，保健食品必须是食品，必须无毒、无害，符合应有的食品要求，而且在日常膳食中可望达到的消费量就能显示效果。对人体不产生任何急性、亚急性或慢性危害。

其二，在成分和加工方面，它可以是含有某种成分的天然食品；或者是食物中添加了某些成分，或者是通过食品工艺技术去除了其中某种成分的食品。

其三，在功能方面，它具有明确的、具体的，而且经过科学验证是肯定的保健功能。保健食品通常是针对某方面功能需要调节的特定人群而研制生产的，所以可能只适用于某些特定人群，如限定年龄、性别或限定遗传结构的人群，不可能对所有人都有同样作用。

其四，保健食品不以治疗为目的，不能取代药物对患者的治疗作用；而且保健食品的特定功能也不能取代人体正常的膳食摄入和对各类必需营养素的需求。

（三）保健食品常用的功效成分

功效成分指保健食品中产生保健作用的组分。保健食品常用功效成分分为以下几类：①肽与蛋白质类，如谷胱甘肽、免疫球蛋白、超氧化物歧化酶、大豆多肽、牛磺酸等。②功能性油脂（脂肪酸）类，如多不饱和脂肪酸、磷脂、胆碱等。③多糖类，如膳食纤维、香菇多糖等。④功能性甜味料（剂）类，如单糖、低聚糖、多元糖醇等。⑤维生素类，如维生素 A、维生素 E、维生素 C 等。⑥微量元素类，如硒、锌等。⑦自由基清除剂类，如超氧化物歧化酶（SOD）、谷胱甘肽过氧化酶等。⑧活性菌类，如乳酸菌、双歧杆菌、益生链球菌等。⑨其他还有二十八烷醇、植物甾醇、皂苷等。

（四）保健食品的功能原理

保健食品按照功能划分共有 27 种：增强免疫力功能，辅助降血脂功能，辅助降血糖功能，抗氧化功能，辅助降血压功能，改善睡眠功能，促进泌乳功能，缓解疲劳功能，提高缺氧耐受力功能，对辐射危害有辅助保护功能，对化学性肝损伤有辅助保护功能，祛痤疮功能，祛黄褐斑功能，改善皮肤水分功能，改善皮肤油分功能，调节肠道菌群功能，促进消化功能，通便功能，对胃黏膜有辅助保护功能，等等。

（五）保健食品标识规定

食品标识，即通常所说的食品标签，包括食品包装上的文字、图形、符号及说明物，借以显示或说明食品的特征、作用、保存条件与期限、食用人群与食用方法，以及其他有关信息。最小销售包装，指销售过程中，以最小交货单元交付给消费者的食品包装。卫生部 1996 年 7 月 18 日卫监发［1996］38 号发布的《保健食品标识规定》适用于在国内销售的一切国产和进口保健食品。

保健食品标识与产品说明书的所有标识内容必须符合以下基本原则：保健食品名称、保健作用、功效成分、适宜人群和保健食品批准文号必须与卫生部颁发的《保健食品批准证书》所载明的内容相一致。应科学、通俗易懂，不得利用封建迷信进行保健食品宣传。应与产品的质量要求相符，不得以误导性的文字、图形、符号描述或暗示某一保健食品或保健食品的某一性质与另一产品相似或相同。不得以虚假、夸张或欺骗性的文字、图形、符号描述或暗示保健食品的保健作用，也不得描述或暗示保健食品具有治疗疾病的功用。

配料、复合配料、原始配料的名称必须使用能表明该配料真实属性的专用名称，或国家、行业标准中的规定名称。食品添加剂名称必须使用 GB 2760《食品添加剂使用标准》中的规定名称，营养强化剂名称必须使用 GB 14880《食品营养强化剂使用标准》中的规定名称。

所有功效成分均以每 100 g 和（或）每 100 mL，或每份食用量的保健食品计算其实际含量，实际含量可以用平均值表示，也可以用含量范围表示。实测值的允许偏差范围参照

相应的国家标准、行业标准或企业标准执行。凡通过调整食品中的能量产生保健作用的保健食品，必须标示食品中的能量含量。能量以 J（cal）表示。已列入 GB 14880《食品营养强化剂使用标准》的营养素，其名称应使用该标准规定的名称。各营养素的单位如下所列：蛋白质、氨基酸及碳水化合物以克为单位；脂肪及脂类物质以克或毫克为单位；总碳水化合物及分类碳水化合物以克为单位；应以百分比标示其中的蔗糖含量；膳食纤维以克为单位；维生素以毫克、微克或国际单位为单位；矿物质以克、毫克、微克为单位。其他功效成分依不同物质以克、毫克、微克或其他单位标示。微生态产品需标示在保质期内所含每种活性生物体的数量。

保健作用应与卫生部颁发的《保健食品批准证书》所载明的内容相同。不得用“治疗”“治愈”“疗效”“痊愈”“医治”等词汇描述和介绍产品的保健作用，也不得以图形、符号或其他形式暗示前述意思。当保健食品不适宜某类人群时，应在“适宜人群”之后，标示不适宜食用的人群，其字体应略大于“适宜人群”的内容。

应准确地标示每日食用量和（或）每次食用量。食用量可以用质量或体积数表示，如只、瓶、袋、匙等。

保质期的标示可采用下列方式：A. 保质期……个月；B. 保质期至……；C. 在……之前食（饮）用；D.……之前食（饮）用。日期的标示为年 - 月 - 日，如 1996-08-12。

如保健食品的保健期与贮藏方法有关，应标示其贮藏条件与贮藏方式。保健食品的贮藏方法应标于“信息版面”，标题为“贮藏方法”。

必须标示所执行的标准代号和编号。执行标准应标于“信息版面”，标题为“执行标准”。

保健食品制造、分装、包装的企业名称和地址，进口保健食品的国内进口商的名称和地址必须与依法登记注册的相一致。进口保健食品必须标示原产国、地区（港、澳、台）名称及国内进口商或经销代理商的名称。

特殊标识内容：经电离辐射处理过的保健食品，必须在“主要展示版面”的保健食品名称附近标明“辐射食品”或“本品经辐射”。经电离辐射处理过的任何配料，必须在配料表中的该配料名称后标明“经辐射”。应在“主要展示版面”右下方的明显位置标示原卫生部颁发的《保健食品批准证书》中载明的“警示性标示内容”。

（萨如拉　周翟陆　齐宝宁　韩　平　庄伊沪）

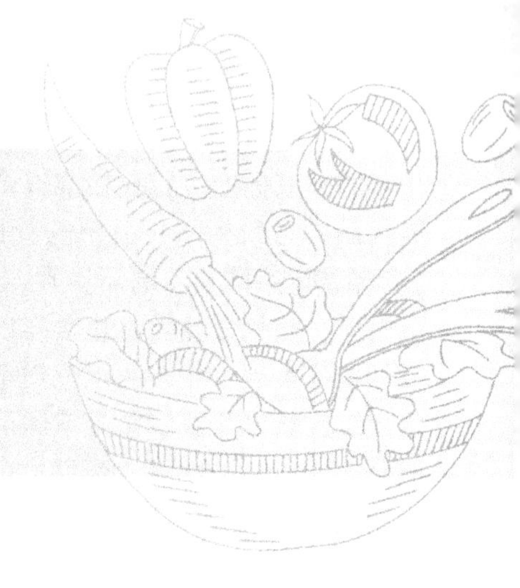

第六章
营养相关慢性病

第一节　营养与动脉粥样硬化

冠状动脉粥样硬化性心脏病（coronary atherosclerotic heart disease）简称冠心病，是冠状动脉粥样硬化使血管腔阻塞导致心肌缺血缺氧而引起的心脏病。其危险因子有高血压、高脂血症、糖尿病、肥胖、缺少运动锻炼、饮食因素（喜食肥肉、重盐饮食）、吸烟等。

冠心病主要的病理基础是冠状动脉粥样硬化，使冠状动脉血流减慢、狭窄或阻塞导致心肌缺血缺氧而引起的心脏病。动脉粥样硬化有3种基本的病理改变：脂肪条纹形成；纤维斑块形成，导致管腔狭窄、变形、血流缓慢，是进展性动脉粥样硬化的特征性病变和各种临床症状的最主要原因；进展性斑块形成，大量的脂质聚集、逐渐坏死、崩解，并引起结缔组织的增生和炎症，发生钙化，使冠状动脉管腔严重狭窄或完全性闭塞。

冠心病的发生发展是一个缓慢渐进的过程，患者从青少年起即开始有血管壁的脂肪条纹形成，至40岁左右病变的血管逐渐明显变窄，冠状动脉供血减少，并可能发生出血、溃疡、血栓等改变，导致相应的临床症状，如心绞痛、心肌梗死、冠状动脉猝死等。

一、冠心病的预防

（一）一级预防

防止动脉粥样硬化，预防冠心病。

（1）平衡膳食。

（2）控制和治疗高血压、高脂蛋白血症及糖尿病。

（3）生活规律化，避免精神紧张，进行适当的体育锻炼。

（二）二级预防

确诊冠心病后，应尽量保持心态平和，避免情绪激动。需戒烟酒，防止过饱餐并进行适当的体力活动，可选择适合自己且易于坚持的有氧耐力运动，如购物、散步、打太极拳等，不宜进行无氧剧烈运动，如短跑、长距离骑车、长距离游泳等，也不宜参加体育竞技比赛，要注意保暖，避免寒冷刺激。

二、营养治疗目的

营养治疗目的是通过膳食中各营养素合理调整，预防动脉粥样硬化发生和发展，防止冠心病的病情恶化，对危险因子进行饮食干预治疗可防止疾病反复，减少死亡率，延长寿命。

三、营养治疗措施

（1）控制总热量：热量的摄入应根据患者的标准体重、工作性质需要，不能过高，以保持标准体重为度。40 岁以上应注意预防肥胖，尤其对于有肥胖症家族史者，若超过标准体重，应减少每日的总热量，力求使体重接近或达到标准体重。在发生急性心肌梗死时，热量摄入应控制，每天供能一般在 4184 kJ（1000 kcal）以内。

（2）限制脂肪摄入量：不管对高脂血症患者还是血脂正常者，或是年龄＞ 40 岁者，每天脂肪的摄入量应控制在总热量的 30%以内。其中动物脂肪量应＜ 10%。每天胆固醇摄入量应控制在 300 mg 以下，不饱和脂肪酸及饱和脂肪酸之比以保持在 1.5 为宜，应避免食用过多的动物性脂肪和富含胆固醇的食物，如肥肉、动物内脏、螺肉、墨鱼、鱼籽、蟹黄、油炸食品等。

（3）适量的碳水化合物和蛋白质：过多摄入碳水化合物易导致血中三酰甘油升高，碳水化合物应占总热量的 50%～ 60%，少用蔗糖和果糖。蛋白质供给要注意动物性蛋白质和植物性蛋白质的合理搭配。

动物性蛋白质摄入时饱和脂肪酸和胆固醇也相应摄入增加。故提倡动物性蛋白质摄入量占总蛋白质摄入量的 50%。摄入适量的蛋白质，每日 1.0 g/kg 左右，约占总能量的 15%。每日可饮脱脂牛奶 250 mL 左右，并可吃 1 个鸡蛋白。每周可吃 2 ～ 3 个鸡蛋。鱼类肉质细嫩，易于消化吸收，含有丰富的多不饱和脂肪酸，可每周吃 2 ～ 3 次，每次 200 g 左右，烹饪方法以清炖和清蒸为主。

黄豆及其制品含植物固醇较多，有利于胆酸的排出，可减少胆固醇的合成。

（4）制钠的摄入量：冠心病患者往往合并高血压，尤其在合并心功能不全时，由于肾血管有效循环血量减少，肾小球滤过率下降，导致水钠潴留，血容量增加，心脏负担加重，更应控制钠的摄入，一般应控制每日钠盐摄入 5 g 以下，中度以上心功能不全患者每天钠盐摄入量应控制在 3 g 以下。水的摄入量也应适当控制，特别对难治性心功能不全患者，每天水供应量应控制在 800 mL 左右。

（5）补充维生素：冠心病患者有动脉粥样硬化的基础。维生素与动脉粥样硬化有密切的关系。维生素能改善心肌代谢和心肌功能，维生素 B_6 能降低血脂水平。维生素 C 能使部分高胆固醇血症患者的血胆固醇水平下降，还能增强血管的弹性，保护血管壁的完整性，防止出血。尤其对于心肌梗死的患者，维生素 C 能促进心肌梗死病变的愈合。维生素 E 是抗氧化剂，能防止脂肪过氧化，改善冠状动脉血液供应，降低心肌氧耗量。在平时应注意补充富含 B 族维生素、维生素 C、维生素 E 的食物。

（6）供给充足的维生素和矿物质，膳食纤维以每日摄入 20 ～ 25 g 为宜。

（7）禁烟、禁酒。

第二节 膳食、营养与糖尿病

糖尿病（diabetes mellitus）是一组由于胰岛素分泌和作用缺陷所导致的碳水化合物、脂肪、蛋白质等代谢紊乱，而以长期高血糖为主要表现的综合征。主要特征为血糖过高和糖尿，典型病例可出现多尿、多饮、多食、消瘦等表现，即“三多一少”症状，严重病例可发生酮症酸中毒，甚至昏迷。糖尿病可导致感染、心脏病变、脑血管病变、肾衰竭、双目失明、下肢坏疽等而成为致死致残的主要原因。

2002 年全国营养调查显示，我国 18 岁及以上居民糖尿病患病率为 2.6%，空腹血糖受损率为 1.9%。估计全国糖尿病现患病人数 2000 多万，另有近 2000 万人空腹血糖受损。城市患病率明显高于农村，一类农村明显高于四类农村。与 1996 年糖尿病抽样调查资料相比，大城市 20 岁以上糖尿病患病率由 4.6% 上升到 6.4%，中小城市由 3.4% 上升到 3.9%。

1985 年 WHO 将糖尿病分为 1 型和 2 型。1997 年美国糖尿病协会（ADA）公布了新的诊断标准和分型的建议，1999 年 WHO 也对此做了认可，目前已被普遍采用。

1 型糖尿病原来称作胰岛素依赖型糖尿病，胰腺分泌胰岛素的 B 细胞自身免疫性损伤引起胰岛素绝对分泌不足。在我国糖尿病患者中约占 5%。起病较急，多饮、多尿、多食、消瘦等三多一少症状明显，有遗传倾向，儿童发病较多，其他年龄也可发病。

2 型糖尿病多发于中老年，占我国糖尿病患者的 90%～95%，起病缓慢、隐匿，体形常肥胖，尤以腹型肥胖或超重多见，可涉及其生活方式的不合理，如饮食为高脂、高碳水化合物、高能量及少活动等。遗传因素在本型中较 1 型更为明显重要。2 型糖尿病基本病理变化是胰岛 B 细胞功能缺陷和胰岛素抵抗。

妊娠糖尿病一般在妊娠后期发生，占妊娠妇女的 2%～3%。发病与妊娠期进食过多及胎盘分泌的激素抵抗胰岛素的作用有关，大部分患者分娩后可恢复正常，但成为今后发生糖尿病的高危人群。

其他类型糖尿病是指某些内分泌疾病、化学物品、感染及其他少见的遗传、免疫综合征所致的糖尿病，国内非常少见。糖尿病诊断标准如表 6-1 所示。

表 6-1 糖尿病、糖耐量减退和空腹血糖调节受损的诊断标准

项目	静脉血糖	
	空腹（mmol/L）	餐后 2 小时（mmol/L，口服葡萄糖 75 g）
正常人	＜ 6.1	＜ 7.8
糖尿病	≥ 7.0	≥ 11.1（或随机血糖）
糖耐量减退（IGT）	＜ 7.0	7.8 ～ 11.1
空腹血糖调节受损（IFG）	6.1 ～ 7.0	＜ 7.8

一、营养治疗目标

美国糖尿病学会（ADA）2000 年提出的营养治疗目标：①实现热量与营养素摄入、

锻炼水平及药物治疗三者的平衡，由此达到并接近正常的血糖水平。②达到并维持理想的血脂和血压水平。③通过调整热量摄入及构成比例，达到并维持标准体重或合理体重。④预防并治疗各类急性、慢性并发症。⑤通过合理的营养干预，改善总体健康状况，并提高生活质量。

二、营养治疗原则

（一）一般原则

饮食治疗是糖尿病治疗五项治疗方法（饮食、运动、药物、自我监测与教育）中最基本的治疗方法。

（二）治疗原则

（1）合理控制能量是糖尿病营养治疗的首要原则，以维持或略低于标准体重为宜。糖尿病患者每日热能供给量可参考表 6-2 计算。

表 6-2　糖尿病患者每日热能供给量 [kJ（kcal）/（kg 体重）]

体型	卧床	轻体力	中等体力	重体力
消瘦	84 ～ 105（20 ～ 25）	146（35）	167（40）	188 ～ 209（45 ～ 50）
正常	63 ～ 84（15 ～ 20）	125（30）	146（35）	167（40）
肥胖	63（15）	84 ～ 105（20 ～ 25）	125（30）	146（35）

注：正常体重（kg）= 身高 − 105（cm），高（低）于标准体重的 20% 为肥胖（消瘦）。

（2）稍高的碳水化合物可改善糖耐量，也不增加胰岛素需要量，还可提高胰岛素的敏感性（占 60% 左右，250 ～ 350 g/d）。

（3）适当降低脂肪供给量，防止和延缓心脑血管病及高脂血症等（FAT 20% ～ 30% 或 0.7 ～ 1.0 g/kg；胆固醇＜ 300 mg/d，合并高胆固醇血症时＜ 200 mg/d）。

（4）适当增加蛋白质的供给量，保证氮平衡 [占总能量的 10% ～ 20%；成人 1.2 ～ 1.5 g/（kg • d），孕妇、乳母 1.5 ～ 2.0 g/（kg • d），儿童 2.0 ～ 3.0/（kg • d）；伴有肾功能损害的 0.5 ～ 0.8 g/（kg • d）]。

（5）必要时补充维生素 B_1、维生素 B_{12}、维生素 C、维生素 A，减缓并发症。

（6）适当限制钠盐摄入，增加钾、镁、钙、铬、锌等的补充。

（7）膳食纤维可降低餐后血糖和改善糖耐量，还可降血脂、降血压、降胆固醇、防止便秘等。但过量可影响矿物质的吸收，一般认为每 1000 kcal 能量补充 12 ～ 28 g 食物纤维即可。

（8）至少一日三餐，可每日加 2 ～ 3 餐，定时定量；不宜饮酒。

第三节　膳食、营养与肥胖

肥胖病（obesity）是能量摄入超过能量消耗而导致体内脂肪积聚过多达到危害程度的一种慢性代谢性疾病。肥胖目前在全球范围内广泛流行，在欧洲、美国和澳大利亚等发达地区中，肥胖的患病率高。在我国，肥胖人数也日益增多，肥胖已经成为不可忽视的严重威胁国民健康的危险因素。

2002 年全国营养调查显示，我国成人超重率为 22.8%，肥胖率为 7.1%，估计人数分别为 2.0 亿和 6000 多万。大城市成人超重率与肥胖现患率分别高达 30.0% 和 12.3%，儿童肥胖率已达 8.1%，应引起高度重视。与 1992 年全国营养调查资料相比，成人超重率上升 39%，肥胖率上升 97%，预计今后肥胖患病率将会有较大幅度增长。

一、临床评价

判断肥胖病的常用指标如下。

（一）体质指数

体质指数（BMI）计算公式如下：

体质指数（BMI）= 体重（kg）/ 身高（m^2）

该指标考虑了身高和体重两个因素，常用来对成人体重过低、体重超重和肥胖进行分类，且不受性别影响，并且简便、实用，但是对于某些特殊人群如运动员等，BMI 就不能准确反映超重和肥胖的程度。

（二）腰围

腰围（WC）用来测定腹部脂肪的分布。测量方法是：双足分开 25 ～ 30 cm，取髂前上棘和肋弓下缘连线的中点，水平位绕腹一周，皮尺应紧贴软组织，但不压迫，测量值精确到 0.1 cm。腰围与身高无关，但与 BMI 和腰臀比紧密相关，是腹内脂肪量和总体脂的一个近似指标。

（三）腰臀比

（1）测量方法：臀部最隆起的部位测得的身体水平周径为臀围，腰围与臀围之比称为腰臀比（WHR）。

（2）评价标准：男性＞ 0.9 或女性＞ 0.8 可诊断为中心性肥胖，但其分界值随着年龄、性别、人种不同而不同。目前，有用腰围代替腰臀比来预测向心性肥胖的倾向。

（四）标准体重

标准体重计算公式如下：

标准体重（kg）= 身高（cm）－ 105

（五）皮褶厚度

对均匀性肥胖者来说，以皮下脂肪厚度判断的肥胖程度与用 BMI 判断的肥胖程度大致相同。测量皮下脂肪厚度可在一定程度上反映身体内的脂肪含量。

（六）肥胖的判定标准

（1）现在体重与标准体重比，可对肥胖程度进行粗略估计。

判断标准：体重超过标准体重 10% 为超重，超过 20% 以上即认为是肥胖，其中超过 20%～ 30% 为轻度肥胖，超过 30%～ 50% 为中度肥胖，超过 50% 以上为重度肥胖，超过 100% 为病态肥胖。

（2）体质指数（BMI）是目前应用较普遍的指标。中国成人判断超重和肥胖的界限值如下：

BMI：18.5 ～ 23.9 为正常。

BMI：≥ 24 为超重。

BMI：＞ 28 为肥胖。

（3）腰围 WHO 建议标准：男性＞ 94 cm、女＞ 80 cm 作为肥胖的标准。

（4）腰臀比超过 0.9（男）或 0.8（女）可视为中心性肥胖。

（5）脂肪含量按体内脂肪的百分量计算，男性＞ 25%、女性＞ 30%则可诊断为肥胖病。

二、临床表现

（一）一般表现

（1）气喘是超重者的常见症状和特有主诉，由于肥胖常导致呼吸道机械性压迫，患者往往感觉呼吸困难，同时代谢率升高也使患者需要吸入更多的氧气，排出更多的二氧化碳，因此就像负重行走一样。另外，肥胖易导致原有呼吸系统疾病加重、呼吸道感染，特别是手术后感染机会明显增多。

（2）关节痛是肥胖患者最多见的症状。主要是机械性损伤、进行性关节损害及其症状加重引起疼痛。但也有代谢的原因，如脂肪增加引起的代谢改变。双手的骨关节病多见于超重患者，痛风也多见于肥胖患者。

（二）内分泌代谢紊乱

近期研究表明，脂肪细胞不仅仅是脂肪库，而且还可作为内分泌细胞，生成某些激素，也可作为许多激素的靶细胞。肥胖患者的激素作用模式有所改变，尤其是腹内脂肪过多积聚者。

（1）高胰岛素血症：胰岛素抵抗与肥胖者有关，尤其是腹部脂肪量增加明显的患者，表现为高胰岛素血症。特定器官或组织的抗胰岛素性不同，可能是造成局部脂肪堆积和中心性脂肪堆积的原因。

（2）对生殖激素分泌的影响：体脂过多尤其是腹部肥胖与排卵功能障碍、雄性激素过多有关。中度肥胖与多囊卵巢综合征的发生亦有关，肥胖者常伴有月经紊乱。

（三）消化系统的表现

反流性食管炎、脂肪肝、胆囊炎、胆结石是肥胖人群的高发病。

三、肥胖并发症

（一）肥胖性心肺功能不全综合征

肥胖还可损伤肺功能和结构的改变，由于腹部与胸部脂肪过度堆积，腹腔内压力增加，横膈抬高，膈肌活动幅度降低，腹式呼吸受阻，胸式呼吸也受到一定限制，造成呼吸效率降低，成为低换气状态。使肺内气体交换减少，血氧浓度降低，二氧化碳浓度增加。呼吸中枢长期处于高二氧化碳分压状态下，对二氧化碳反应性降低。这些因素均造成肺泡通气不良，换气受阻，二氧化碳潴留，血氧饱和度下降，出现呼吸性酸中毒、发绀、红细胞增多、意识不清、嗜睡及昏睡等。重度肥胖患者呼吸功能不全，使呼吸耗氧增加，加重了缺氧。同时由于胸腔阻力增加，静脉回流受阻，静脉压升高，而出现右心功能不全综合征，如颈静脉怒张、肺动脉高压、肝大、水肿等。加之肥胖者血液循环量增加、心排血量与心搏量

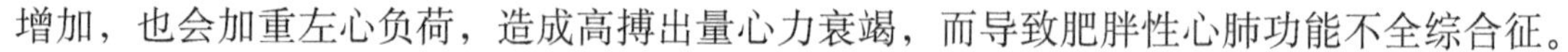

增加，也会加重左心负荷，造成高搏出量心力衰竭，而导致肥胖性心肺功能不全综合征。

（二）睡眠呼吸暂停综合征

该综合征与肥胖病的气喘有关，发病隐匿，有时可能危及生命。该并发症的特点为睡眠中阵发性呼吸暂停，往往由其他人首先发现。下列症状提示可能患该综合征：打鼾、睡眠质量差或出现低氧血症，醒后不能恢复精神。严重时，由于较易发生低氧性心律失常，常可导致患者死亡。也会发生低氧性痉挛。

（三）心血管疾病

肥胖者易出现高血压、胆固醇升高和糖耐量降低等，而这些都是心血管病的危险因素。长期的前瞻性研究结果提示，肥胖是心血管疾病发病和死亡的一个重要的独立危险因素，BMI 与心血管疾病发生呈正相关。

（四）糖尿病

许多调查已观察到肥胖与 2 型糖尿病的危险呈正相关。对 30 ～ 55 岁的妇女观察研究了 14 年，结果发现，肥胖妇女发生糖尿病的危险是正常妇女的 40 多倍。发生糖尿病的危险随 BMI 增加而增加，随着体重减轻而下降。

（五）胆囊疾病

肥胖病是胆石症的一个危险因素，肥胖者发生胆石症的危险是非肥胖者的 3 ～ 4 倍，而腹部脂肪过多者发生胆石症的危险则更大。发生胆石症的相对危险随 BMI 增加而增加。肥胖者胆汁内胆固醇过饱和、胆囊收缩功能下降是胆石症形成的因素。此外，由于胆石症常合并胆囊炎，所以急慢性胆囊炎也在肥胖者中多见。急性胰腺炎是可能的并发症。

四、肥胖的营养治疗

膳食疗法是肥胖治疗最基本的方法之一，无论采取其他哪种治疗方法，都必须辅以膳食疗法；同样地，在实施膳食治疗的同时也必须辅以运动疗法、行为疗法等其他治疗方法。一般来说，在膳食疗法开始后的 1 ～ 2 个月，可减重 3 ～ 4 kg，此后可与运动疗法并用，保持每月减重 1 ～ 2 kg，这样可获得比较理想的治疗效果。

（一）总原则

总原则是低能量平衡膳食加有氧运动，具体地说，基本原则如下。

（1）能量摄入要逐步减低，轻体力劳动以每天 20 ～ 25 kcal/kg 为宜，体重以标准体重计算。

（2）保证蛋白质的供给量，供能 15% ～ 20%，每天 1.0 ～ 1.2 g/kg。

（3）增加膳食纤维的供给，25 ～ 30 g/d 以上。

（4）限制脂肪摄入，占能量 25% ～ 30%，胆固醇 < 300 mg/d，血胆固醇增高者 < 200 mg/d；限制碳水化合物的摄入，占总能 50% ～ 60%。

（5）保证维生素和无机盐的供给。

（6）限制钠盐 3 ～ 5 g/d，禁用或少用含盐高的食物。

（7）限制高嘌呤食物（动物内脏、肥肉等），预防痛风。

（8）合理安排餐次，可以少量多餐。一天 3 ～ 6 餐。

（9）宜食用低热、低脂肪、低胆固醇、高膳食纤维的食物，禁用高糖、高胆固醇、高

嘌呤、高动物脂肪的食物。

（二）营养治疗方法

按照能量摄入的控制程度，可以分为以下几种方法：节食疗法、低能量疗法、极低能量疗法。

节食疗法是指每天摄入的能量为 5020 ～ 7530 kJ（1200 ～ 1800 kcal），其中脂肪占总能量 20%，蛋白质 20%～ 25%，碳水化合物 55%。低能量疗法是指每天摄入的能量为 2510 ～ 4150 kJ（600 ～ 1000 kcal），脂肪＜ 20%，蛋白质 20%。两种疗法主要适用于轻、中度肥胖者。肥胖者可根据自己的情况选择其中任何一种治疗方法，但是，最好在营养师或医师的指导下进行。

1. *控制能量的摄入量* 1 kg 人体脂肪大约含有 29 290 kJ（7000 kcal）的能量，因此，减轻体重（脂肪）1 kg，必须约减少 29 290 kJ（7000 kcal）的能量摄入。如果每天减少能量摄入 2092 ～ 2929 kJ（500 ～ 700 kcal），则需要 10 ～ 14 天时间，才能实现减掉 1 kg 脂肪的目标。一般来说，在实际操作过程中，一般规定年轻男性每天能量的摄入低限为 6690 kJ（1600 kcal），年轻女性为 5860 kJ（1400 kcal）。

全天能量的分配：一日三餐，早餐 30%，午餐 40%，晚餐 30%，为解决饥饿问题，可在总量控制的前提下，适当增加餐次。

2. *适当的营养素分配比例*

（1）供能营养素的能量分配比例：由于限制了能量的摄入，所以要保证必需的营养素供给，才能保证人体正常的生理功能。在减肥过程中，三大供能营养素的分配是至关重要的。正常平衡膳食的三大营养素分配比例是蛋白质占总热能的 12%～ 15%，脂肪为 25%～ 28%，碳水化合物为 60%，而肥胖治疗膳食的三大营养素分配原则是蛋白质占总热能的 25%，脂肪占 15%，碳水化合物占 60%。在蛋白质的选择中，动物性蛋白质可占总蛋白质的 50%左右，烹调油应选择橄榄油、茶油、葵花子油、玉米油、花生油、豆油等。

（2）保证维生素和无机盐的供给：因为受摄入的能量限制，所以在膳食减肥时，常常会出现维生素和无机盐摄入不足的问题。容易缺乏的维生素主要有维生素 B_1、维生素 B_2、烟酸等，容易缺乏的无机盐有钙、铁等。为了防止维生素和无机盐缺乏病，在进行膳食治疗的过程中，必须注意合理的食物选择和搭配。新鲜蔬菜、水果、豆类、动物内脏如肝脏、牛奶等是维生素和无机盐的主要来源。另外，在医生的指导下，可以适当服用多种维生素和无机盐制剂。

（3）增加膳食纤维的供给：肥胖患者常有便秘的问题，适当增加膳食纤维的摄入不仅有助于缓解便秘，还可以减少脂肪和糖的吸收。所以提倡食用富含膳食纤维的食物，最好能保证每天的膳食纤维摄入量为 30 g 左右，相当于 500 ～ 750 g 绿叶蔬菜和 100 g 粗杂粮中含的膳食纤维。

（4）戒酒：在进行膳食治疗时，最好不要饮酒，酒类主要含有乙醇，而不含其他营养素，1 mL 乙醇可提供能量 7 kcal，因此饮酒常常导致摄入的能量过高而使减肥失败。

3. *膳食习惯和行为的改变* 纠正不良的膳食习惯是减肥成功的关键之一。肥胖者常见的不良膳食习惯有不吃早餐，而午餐和晚餐特别是晚餐进食过量；爱吃零食、甜食；进餐速度过快等。肥胖者应针对自己的这些不良习惯，提出相应的纠正方法对于减肥具有事半功倍的作用。

极低能量疗法，是指每天摄入的能量控制在2510 kJ (600 kcal) 以下，也称半饥饿疗法。极低能量疗法主要适用于重度和恶性肥胖患者，实施极低能量疗法时，通常需要在密切观察下进行治疗。极低能量疗法不是肥胖膳食治疗的首选方法，不适用于生长发育期的儿童、孕妇及患有重要器官功能障碍的患者，而仅仅适用于节食疗法治疗不能奏效的肥胖患者或顽固性肥胖患者。

极低能量疗法的治疗时间通常为 4 周，最长不超过 8 周。严格地说，使用极低能量疗法治疗的患者必须住院，在营养师或医师的密切观察下接受治疗，不可在门诊或患者自己在家进行。在实施极低能量疗法之前，需要进行 2 ～ 4 周的临床观察，在这期间内确认使用极低能量疗法的必要性、可行性及健康检查，然后转入极低能量疗法。

根据以往的研究结果，极低能量疗法在 1 周内男性可减重 1.5 ～ 2.0 kg，女性可减 1.0 ～ 1.5 kg，1 个月可减 7 ～ 10kg。在开始治疗的前 2 周，减重效果比较明显，此后减重的速度逐渐减慢。在治疗的前2周，主要丢失的是水分和瘦体组织，出现负氮平衡；在3～4周以后，负氮平衡逐渐恢复。如果在治疗开始后 4 周，氮平衡为负氮平衡，并且前白蛋白、视黄醇结合蛋白在正常值的下限以下，则应考虑停止极低能量疗法。另外如果在治疗过程中，出现进行性的贫血、肝功能异常、严重的电解质紊乱特别是低钙血症、心律失常等症状，应及早停止极低能量疗法。

极低能量疗法的不良反应有较重的饥饿感、头痛、乏力、恶心、呕吐、腹痛、腹泻、注意力不集中，但是这些症状在治疗开始 1 周以后便逐渐缓解。在极低能量疗法停止以后，不可直接恢复到正常膳食，因为这样会突然加重肾脏负担，造成肾功能损害。另外，为保证减轻体重以后不迅速反弹，可采用节食疗法继续进行减肥治疗，节食疗法可进行 6 ～ 8 周，在此期间体重可有反弹，但不会超过极低能量疗法之前的体重。如果有必要，可再度实施极低能量疗法。极低能量疗法在短期内的减肥效果是很明显的，但是在治疗后的 1 ～ 2 年，半数以上的患者出现体重大幅度的反弹，这是极低热量疗法的最大缺点。

第四节　膳食、营养与肿瘤

肿瘤（tumor）是一大类以细胞异常增生为特点的疾病，常常在机体局部形成肿块。有些肿瘤生长缓慢，没有侵袭性或者侵袭性较弱，不从原发部位播散到身体其他部位，对人体危害较小，称为良性肿瘤；反之称为恶性肿瘤（上皮组织的恶性肿瘤统称为癌）。肿瘤细胞与正常细胞相比，有结构、功能和代谢的异常，它们具有超过正常的生长能力，这种增生和机体不相协调。恶性肿瘤是危害人类生命和健康的一种严重疾病，全世界每年约有 700 万人死于恶性肿瘤，中国每年因恶性肿瘤死亡的人数约有 130 万，1997 年以来占城市死因的第一位。因此，恶性肿瘤的防治已是世界性的保健问题，是世界卫生组织疾病防治目标中重点防治的疾病。

肿瘤的病因至今尚未十分清楚，国内外学者认为大部分的病因与环境因素有关，遗传

因素亦有一定的关系，主要是影响对环境因素的易感性。据估计，吸烟因素占30%，饮食因素占35%（10%～70%），生育和性行为因素占7%，职业因素占4%，酒精因素占3%，地理物理因素占3%，污染因素占2%，药物和医疗过程因素占1%。近年来，不少学者认为肿瘤的发生是多因素综合作用的结果，其中以饮食因素比重较大。在饮食中的食品污染，目前已知的致癌物有N-亚硝基化合物、多环芳烃类化合物、蛋白质和氨基酸的热解产物、黄曲霉素及其他霉菌毒素的污染等。某些营养素的缺乏、过多或不平衡亦与肿瘤的发生有着重要的关系。

一、营养素与肿瘤发生发展的关系

（一）热能

热能是反映三大生热营养素的间接指标。动物实验资料表明，限制进食的动物比自由进食的动物自发性肿瘤的发病率低，肿瘤发生的潜伏期延长；不限制摄入热能但强迫动物运动以促进总热能的消耗，也可以抑制化学致癌物对实验动物的致癌作用。但国内外流行病学的资料报道，在社会经济条件较差及生活水平较低的人群中，胃癌的死亡率较高，因总能量减少，反映了食物摄入量的减少，其他营养素和蛋白质等的减少，会影响人体的抵抗力和导致肿瘤的发生。因此，对中老年人来说，在适当减少总热量摄入的同时，必须满足蛋白质、维生素和无机盐的需要，以增强体质。

（二）蛋白质

蛋白质的摄入过低或过高均会促进肿瘤的生长。流行病学调查表明，食管癌和胃癌患者得病前的饮食中蛋白质的摄入量较正常对照组为低。日本平山雄的肿瘤前瞻性观察发现，经常饮两瓶牛奶的人较不饮牛奶的人胃癌发病率为低。动物实验表明，牛奶酪蛋白对胃内致癌物亚硝胺合成有抑制作用。上海第二医科大学预防医学教研室的调查研究表明，经常服用大豆制品者，胃癌的相对危险度为0.57，而经常饮豆浆者相对危险度更低，为0.35。平山雄的肿瘤前瞻性观察发现，人群中经常饮用“味增汁”（一种由大豆酱、卷心菜、豆腐、紫菜等所制成的酱汤）者胃癌发病率亦低。大豆中不仅含有丰富的蛋白质，而且含有抑癌作用的物质——异黄酮。

但动物性蛋白质增加过多，常伴随脂肪的摄入增加，容易引起结肠癌，两者呈正相关。即使脂肪摄入量并不增加，蛋白质增加过多亦会增加肿瘤的发病率。

由此可见，蛋白质摄入过低，易引起食管癌和胃癌；蛋白质摄入过多，易引起结肠癌、乳腺癌和胰腺癌。因此，蛋白质的摄入应当适量。一般成年人蛋白质占总热能的10%～15%，以每日摄入70～80 g蛋白质为宜。

（三）脂肪

肿瘤流行病学的资料表明，脂肪的摄入量与结肠癌、乳腺癌、动脉粥样硬化性心脏病的发病率呈正相关，而与胃癌呈负相关。

（四）碳水化合物

膳食纤维是不能被人体吸收的多糖，在防癌上起着重要的作用。流行病学的调查及动物实验表明，它能降低结、直肠癌的发病率。其主要作用是吸附致癌物质和增加容积稀释致癌物。

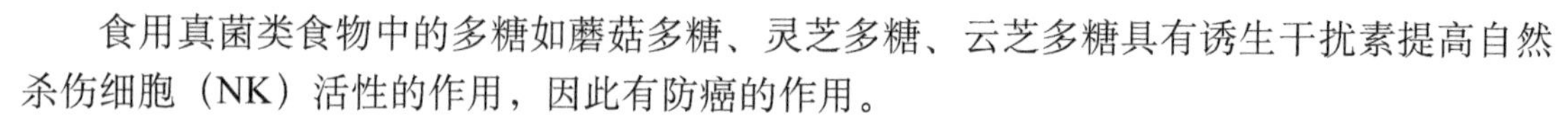

食用真菌类食物中的多糖如蘑菇多糖、灵芝多糖、云芝多糖具有诱生干扰素提高自然杀伤细胞（NK）活性的作用，因此有防癌的作用。

（五）维生素

对维生素与肿瘤关系的研究主要集中在维生素 A、维生素 C 和维生素 E 方面。维生素 B_2 缺乏对食管癌的发生亦有影响。维生素 D 亦有防癌的作用，补充叶酸可防结肠癌，防止胃癌癌前病变向胃癌转化。

（1）维生素 A：对吸烟人群调查发现，维生素 A 摄入量越少，肺癌发生率越高。动物实验表明，维生素 A 对亚硝胺及多环芳烃诱发的小鼠前胃癌、膀胱癌、结肠癌、乳腺癌及大鼠肺癌、鼻咽癌等均有明显的抑制作用。细胞培养研究发现全反式维 A 酸可对早幼粒白血病细胞株（HL60）产生诱导分化的作用。临床研究也报道，连续治疗 3 ～ 12 个月，病情可达完全和部分缓解。

β- 胡萝卜素不仅在体内能转化为维生素 A，而且无毒性，较大剂量服用不会引起中毒。而且它是一种能消除过量氧自由基的抗氧化剂，属脂溶性维生素，易被胃肠道很快吸收，并容易进入组织和细胞内，是一种细胞内的抗氧化剂。

（2）维生素 C 和维生素 E：它们都有清除氧自由基和防癌的作用。体外试验发现，维生素 C 还能分解亚硝酸盐，阻止亚硝胺的合成，有抑制甲基硝基亚硝基胍（MNNG）的致突变作用。流行病学前瞻性研究表明，癌症患者血清中的维生素 E 低下。动物实验表明，维生素 E 对小鼠移植肿瘤有抑制作用，能降低二甲基肼诱发大鼠结肠癌的概率，并有增强亚硒酸钠的防癌作用。

（六）无机盐

无机盐与肿瘤有关的研究，特别是微量元素更是人们所关注的。常量元素钙有预防消化道肿瘤的作用，微量元素硒有防癌作用，而镍和 6 价的铬有促癌作用，土壤和水中的镍含量与胃癌死亡率呈正相关，镍有促鼻咽癌发生的作用。

（1）钙：钙有抑制脂质过氧化的作用。它能与脱氧胆酸等相结合形成不溶性钙盐，能保护胃肠道免受次级胆酸的损伤。一些报道认为，钙的摄入量与结、直肠癌呈负相关。在中国膳食中常易缺乏钙，因此增加钙的摄入对防癌更有实际意义。

（2）锌与铜：在肺癌、食管癌、胃癌、肝癌、膀胱癌、白血病患者血清中均可见到铜高锌低现象，Cu/Zn 比值升高的现象，尤以病情恶化或有转移者更为明显。此系疾病的结果而非病因。锌的摄入量过低，可降低机体的免疫功能，但锌的摄入量过高亦会降低机体的免疫功能。锌的过量还能影响硒的吸收。适当补充锌是需要的。

（3）硒：硒的防癌作用比较肯定。流行病学的资料表明土壤和植物中的硒含量、人群中硒的摄入量、血清中硒水平与人类各种癌症（肺癌、食管癌、胃癌、肝癌、肠癌、乳腺癌等）的死亡率呈负相关。动物实验表明，硒有抑制致癌物诱发食管癌、胃癌、肝癌、乳腺癌的作用。细胞培养表明，亚硒酸钠可抑制食管癌、胃癌、肝癌、口腔癌细胞的生长。在人群预防肝癌癌前病变的阻断中均有良好的效果。硒是谷胱甘肽过氧化酶的重要组成成分，它能清除氧自由基，保护细胞和线粒体膜的结构和功能。硒还有加强细胞免疫功能的作用，因此有防癌作用。

二、肿瘤的营养防治措施

肿瘤的饮食预防

1. 减少食物中的致癌物和致癌前体物的摄入　受黄曲霉菌污染的霉变食物中的黄曲霉毒素，烟熏油炸食物中所含的多环芳烃和3，4-苯并芘，油煎蛋白质食物产生的热解色氨酸和谷氨酸都是致癌物质。此外，腌制食品中含有蛋白质分解的仲胺及亚硝酸盐，两者为致癌前体物，可在胃内合成致癌物亚硝胺，因此对此类含致癌物或致癌前体物的食物，应不食或少食，即不食或少食油炸烟熏食物、腌制食品（咸肉、咸鱼、咸菜），以及不食霉变食物（发霉的花生、玉米）。

2. 平衡的膳食结构　膳食结构的不平衡，易引起肿瘤的发生，热能的摄入过多，易发生肥胖，肥胖者易患结肠癌、乳腺癌，脂肪的摄入过多与结肠癌、乳腺癌、前列腺癌、胰腺癌的死亡率呈正相关，食盐的摄入过多，会增加胃癌的发生。因此，应控制热能的摄入，保持正常的体重；脂肪应当适量，占总热能的20%～25%；食盐要限量，每人每日＜6 g。

3. 增加保护性的营养

（1）增加抗氧化的营养素：流行病学资料表明，癌症患者摄入及血中的抗氧化营养素如β-胡萝卜素、维生素E、维生素C、硒等都比正常对照组低，补充抗氧化营养素有防癌的作用。蔬菜中含丰富的β-胡萝卜素、维生素C、维生素E，美国癌症研究机构1997年报道，根据各国肿瘤流行病学的资料分析，蔬菜是最佳的防癌食物，其中以喉癌、食管癌、肺癌、胃癌、结肠癌、乳腺癌、膀胱癌的预防作用最为明显。

（2）增加膳食纤维的摄入：膳食纤维为不能被人体消化吸收利用的物质，包括有纤维素、半纤维素、木质素、果胶、粘胶、藻类多糖等，除木质素外，其他均属多糖。膳食纤维能稀释肠内致癌物并促进其排泄，有防癌作用，尤以水溶性的膳食纤维为佳，每日需要20～40 g，可来自蔬菜和水果。每人每日需要蔬菜500 g。

（3）适当增加蛋白质和钙：多饮牛奶或豆浆，蛋白质能减少胃内亚硝胺的合成，对胃癌有预防作用。钙能与肠内次级胆酸中的脱氧胆酸结合成不溶性物质，有预防结肠癌的作用。

（4）食用抗致病菌的食物：已知胃癌的发生与幽门螺杆菌的存在有关，而大蒜、韭菜等食物有抑制幽门螺杆菌的生长作用，山东省医学科学院肿瘤研究所流行病学的前瞻性研究也证实，大蒜有防胃癌的作用。美国北加利福尼亚大学研究小组研究显示，常吃大蒜似乎有很好的长效免疫功能，患胃癌的机会要少近一半，可降低至少2/3患结、直肠癌的概率。

（5）提高免疫功能的食物：真菌类食物中的多糖有提高人体免疫功能的作用，如香菇多糖、蘑菇多糖、云芝多糖等。此外，枸杞多糖、黄芪多糖、牛膝多糖等亦有提高免疫功能的作用。另外，精神的愉快、适当的体育锻炼对提高免疫功能和抗氧化能力亦是有帮助的。

三、1999年5月中国抗癌协会与世界癌症研究基金会在北京提出14条建议

1. 选择以植物性食物为主、多样化且营养丰富的食物；植物性食物占2/3以上，但不意味着素食。

2. BMI维持在18.5～25，保持适宜体重，避免过高过低，整个成年期体重增加限制

在 5 kg 以内。

3. 轻、中体力活动，每天应坚持 1 h/d 步行或类似的活动，每周还应该安排 1 h 较剧烈的活动，终身坚持体力活动。

4. 鼓励全年多吃蔬菜水果，400 ～ 800 g/d。

5. 选用富含淀粉和蛋白质的植物性主食，应占总能量的 45% ～ 60%，精制糖限制在 10% 以内；淀粉类食物 600 ～ 800 g/d，尽量采用加工度较低的。

6. 不要饮酒，尤其不要过多饮酒。男性限制在 2 杯，女性 1 杯以内（1 杯：啤酒 250 mL，葡萄酒 100 mL，白酒 25 mL）。

7. 红肉（牛羊猪）< 80 g/d，最好选鱼禽类或非家养动物肉类。

8. 限制脂肪摄入量，尤其是动物性脂肪，植物油也适量，占总能量的 15% ～ 20%。

9. 限制食盐，< 6 g/d。

10. 妥善保存，减少真菌污染。

11. 易腐败的食物应冷冻冷藏或用其他方法储存。

12. 对食品添加剂和农药残留物及各种化学污染物应制定并检测其安全用量。

13. 营养补充剂：对遵循本建议的人来说，一般不需要补充。

14. 不食烧焦的食物，也不经常食用炙烤、腌制、熏制的肉、鱼，尽量少吃在火上直接熏烤的食物。

四、肿瘤患者营养支持原则

严重营养不良或胃肠道障碍和其他代谢、药物、放射治疗等毒性因素预期患者饮食不足超过 1 周者，应给予肠内或肠外营养支持，并尽可能同时行抗癌治疗。营养良好或仅有轻度营养不良并预期自然饮食足够的癌症患者在放射治疗、化学治疗、手术时无须特殊营养治疗。没有证据表明对化疗或放疗无效的进展期患者，肠外营养能产生有益的作用。

主要营养素供给量建议如下。

（1）热量：无明显消耗每天 25 ～ 45 kcal/kg；有明显消耗每天 50 ～ 60 kcal/kg；多数每天 35 ～ 45 kcal/kg。

（2）蛋白质：营养良好每天 0.8 ～ 1.2 g/kg；严重消耗每天 1.5 ～ 2.0 g/kg。

（3）水和电解质：水每天 30 ～ 50 mL/kg，量出为入，按缺补入；老年人心、肺、肾衰竭时应防止补液过多。

五、结论

1. 营养不良　能影响癌症患者各种并发症的发生率和生存期。

2. 营养支持　能逆转或至少能阻止营养状况的恶化。

3. 营养支持的指导原则　①全部癌症患者均应进行营养评价。②胃肠功能允许，优先肠内营养。③未能证明特殊营养配方有特殊效果（不否认支持效果）。④重度营养不良（体重下降 10% 以上），术前营养支持有明显的治疗效果。⑤放、化疗患者不适合给予常规肠内营养支持。⑥重度营养不良要避免营养状况进一步恶化。

（刘晓芳　石　磊　任晓梅　袁　婕）

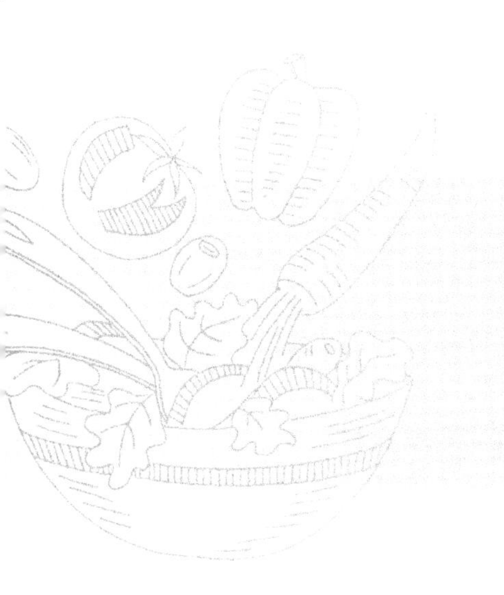

第七章 健康食谱编制

将每日各餐主、副食的品种、数量、烹调方法、用餐时间排列成表，称为食谱。食谱有一日食谱和一周食谱之分。

食谱编制的目的：对正常人来说是保证其合理营养的具体措施；对营养性疾病患者来说是一种基本的治疗措施。食谱也是烹调人员配餐的依据，可以提高工作效率，保证工作质量。

食谱编制是将“中国居民膳食指南”和“中国居民膳食营养素参考摄入量”具体落实到用膳者每餐中，使其按照人体生理需要量摄入足够的能量和各种营养素，以达到合理营养、促进健康的目的。

根据人体对各种营养素的需要，结合当地的实际情况、生产情况、经济条件和个人饮食习惯合理选择各类食物，可以提高人民的生活质量，用有限的经济开支来取得最佳的营养效果，节约食物资源。

编制原则：总的原则就是平衡膳食、合理营养。

(1) 满足每日膳食营养素和能量的供给量：根据用膳者的年龄、生理特点、劳动强度等，选用食物并计算其用量，使一周内平均每日能量和营养素的摄入量达到膳食供给量标准，以满足人体的需要。

(2) 各营养素之间比例适当：除了全面达到能量和各种营养素的需要量以外，还要考虑到各种营养素之间的合适比例，充分利用不同营养素之间的互补作用，使其发挥最佳的协同作用。如果营养素供给量达到推荐摄入量（RNI）或AI的90%以上，认为食谱是合适的；如果达到80%以上，认为尚可接受，但要改进；如果达不到80%，认为必须进一步调整食谱，直至符合要求。

(3) 食物多样：每天应从“膳食宝塔”的各类食物中每一类选择1～3种适量食物，组成平衡膳食，对同一类食物可更换品种和烹调方法，尽量做到主食有米、面、杂粮，副食有荤、素、菜汤，注意菜肴的色、香、味、形。

(4) 食品应新鲜卫生，符合国家食品安全标准，同时要防止食品再次污染。

(5) 合理烹调减少营养素的损失。

(6) 考虑用膳者饮食习惯、进食环境、用膳目的、经济能力、食物供应、食堂条件、烹调技术等。

(7) 及时更换、调整食谱：每 1 ～ 2 周更换一次食谱，食谱实行一段时间后应对其效果进行评价，不断调整食谱。

通常有 3 种食谱编制方法：营养成分计算法、食物交换份法、计算机软件法。

第一节 营养素计算法编制食谱

营养素计算法比较适合理论学习，但是在实践中，如果不与交换份法结合，缺乏操作性，意义不大。简要介绍如下。

一、编制步骤

1. *确定用餐对象全日能量供给量* 用膳者一日三餐的能量供给量可参照膳食营养素参考摄入量（DRIs）中能量的推荐摄入量（RNI），根据用餐对象的劳动强度、年龄、性别等确定。例如，办公室男性职员按轻体力劳动计，其能量供给量为 10.03 MJ（2400 kcal）。集体就餐对象的能量供给量标准可以以就餐人群的基本情况或平均数值为依据，包括人员的平均年龄、平均体重，以及 80%以上就餐人员的活动强度。如就餐人员的 80%以上为中等体力活动男性，则每日所需能量供给量标准为 11.29 MJ（2700 kcal）。

能量供给量标准只是提供了一个参考的目标，实际应用中还需参照用餐人员的具体情况加以调整，如根据用餐对象的胖瘦情况制定不同的能量供给量。因此，在编制食谱前应对用餐对象的基本情况有一个全面的了解，应当清楚就餐者的人数、性别、年龄、机体条件、劳动强度、工作性质及饮食习惯等。

2. *计算宏量营养素* 全日应提供能量的主要来源为蛋白质、脂肪和碳水化合物，为了维持人体健康，这三种能量营养素占总能量比例应当适宜，一般蛋白质占 10%～ 15%，脂肪占 20%～ 30%，碳水化合物占 50%～ 65%，具体可根据本地生活水平，调整上述 3 类能量营养素占总能量的比例，由此可求得 3 种能量营养素的一日能量供给量。

如已知某人每日能量需要量为 11.29 MJ（2700 kcal），若 3 种产能营养素占总能量的比例取中等值分别为蛋白质占 15%、脂肪占 25%、碳水化合物占 60%，则三种能量营养素各应提供的能量计算如下：

蛋白质 11.29 MJ（2700 kcal）× 15% =1.6935 MJ（405 kcal）

脂肪 11.29 MJ（2700 kcal）× 25% =2.8225 MJ（675 kcal）

碳水化合物 11.29 MJ（2700 kcal）× 60% =6.774 MJ（1620 kcal）

3. *计算 3 种能量营养素每日需要量* 知道了 3 种产能营养素的能量供给量，还需将其折算为需要量，即具体的质量，这是确定食物品种和数量的重要依据。由于食物中的产能营养素不可能全部被消化吸收，且消化率也各不相同，消化吸收后，在体内也不一定完全彻底被氧化分解产生能量。因此，食物中产能营养素产生能量的多少按如下关系换算，即 1 g 碳水化合物产生能量为 16.7 kJ（4.0 kcal），lg 脂肪产生能量为 37.6 kJ（9.0 kcal），1 g 蛋白质产生能量为 16.7 kJ(4.0 kcal)。根据三大产能营养素的能量供给量及其能量折算系数，可求出全日蛋白质、脂肪、碳水化合物的需要量。如根据上一步的计算结果，可算出三种

能量营养素需要量如下。

蛋白质 1.6935 MJ ÷ 16.7 kJ/g=101 g（405 kcal ÷ 4 kcal/g=101 g）

脂肪 2.8225 MJ ÷ 37.6 kJ/g=75 g（675 kcal ÷ 9 kcal/g=75 g）

碳水化合物 6.774 MJ ÷ 16.7 kJ/g=406 g（1620 kcal ÷ 4 kcal/g=405 g）

4. 计算3种能量营养素每餐需要量　知道了3种能量营养素全日需要量后，就可以根据三餐的能量分配比例计算出三大能量营养素的每餐需要量。一般三餐能量的适宜分配比例为：早餐占30%，午餐占40%，晚餐占30%。

如根据上一步的计算结果，按照30%、40%、30%的三餐供能比例，其早、中、晚三餐各需要摄入的三种能量营养素数量如下。

早餐：蛋白质 101 g × 30% =30 g
　　　脂肪 75 g × 30% =23 g
　　　碳水化合物 406 g × 30% =122 g

中餐：蛋白质 101 g × 40% =40 g
　　　脂肪 75 g × 40% =30 g
　　　碳水化合物 406 g × 40% =162 g

晚餐：蛋白质 101 g × 30% =30 g
　　　脂肪 75 g × 30% =23 g
　　　碳水化合物 406 g × 30% =122 g

在营养学中，不要求一日三餐的蛋白质、脂肪、碳水化合物的摄入量也按照供给量的30%、40%、30%分配，只推荐能量这样分配。所以这一步实属不必。但不这样的话，营养素计算法似乎又无从下手了。

5. 主、副食品种和数量的确定　已知3种能量营养素的需要量，根据食物成分表，就可以确定主食和副食的品种和数量了。

（1）主食品种、数量的确定：由于粮谷类是碳水化合物的主要来源，因此主食的品种、数量主要根据各类主食原料中碳水化合物的含量确定。

主食的品种主要根据用餐者的饮食习惯来确定，北方习惯以面食为主，南方则以大米居多。根据上一步的计算，早餐中应含有碳水化合物122 g，若以小米粥和馒头为主食，并分别提供20%和80%的碳水化合物。查食物成分表得知，每100 g小米粥含碳水化合物8.4 g，每100 g馒头含碳水化合物44.2 g，则：

所需小米粥重量 =122 g × 20% ÷（8.4/100）=290 g

所需馒头重量 =122 g × 80% ÷（44.2/100）=220 g

每种食物都要如此计算，工作量很大，而且结果也是近似的结果。

（2）副食品种、数量的确定：根据3种产能营养素的需要量，首先确定了主食的品种和数量，接下来就需要考虑蛋白质的食物来源了。蛋白质广泛存在于动植物性食物中，除了谷类食物能提供蛋白质，各类动物性食物和豆制品也是优质蛋白质的主要来源。因此副食品种和数量应在已确定主食用量的基础上，依据副食应提供的蛋白质重量确定。

计算步骤如下：①计算主食中含有的蛋白质重量。②用应摄入的蛋白质重量减去主食中蛋白质重量，即为副食应提供的蛋白质重量。③设定副食中蛋白质的 2/3 由动物性食物供给，1/3 由豆制品供给，据此可求出各自的蛋白质供给量。④查表并计算各类动物性食物及豆制品的供给量。⑤设计蔬菜的品种和数量。

仍以上一步的计算结果为例，已知该用餐者午餐应含蛋白质 40 g、碳水化合物 162 g。假设以馒头（富强粉）、米饭（大米）为主食，并分别提供 50%的碳水化合物，由食物成分表得知，每 100 g 馒头和米饭含碳水化合物分别为 44.2 g 和 25.9 g，按上一步的方法，可算得馒头和米饭所需重量分别为 184 g 和 313 g。

由食物成分表得知，100 g 馒头（富强粉）含蛋白质 6.2 g，100 g 米饭含蛋白质 2.6 g，则：

主食中蛋白质含量 =184 g×（6.2/100）+313 g×（2.6/100）=20 g

副食中蛋白质含量 =40 g － 20 g=20 g

设定副食中蛋白质的 2/3 应由动物性食物供给，1/3 应由豆制品供给，因此：

动物性食物应含蛋白质重量 =20 g×66.7% =13 g

豆制品应含蛋白质重量 =20 g×33.3% =7 g

若选择的动物性食物和豆制品分别为猪肉（脊背）和豆腐干（熏），由食物成分表可知，每 100 g 猪肉（脊背）中蛋白质含量为 20.2 g，每 100 g 豆腐干（熏）中蛋白质含量为 15.8 g，则：

猪肉（脊背）重量 =13 g÷（20.2/100）=64 g

豆腐干（熏）重量 =7 g÷（15.8/100）=44 g

确定了动物性食物和豆制品的重量，就可以保证蛋白质的摄入。最后是选择蔬菜的品种和数量。蔬菜的品种和数量可根据不同季节市场的蔬菜供应情况，以及考虑与动物性食物和豆制品配菜的需要来确定。

每种食物都要如此计算，工作量很大，而且结果也是近似的结果，非精确的结果。特别指出的是，营养学体现在食谱编制上，应该算近似准确的学科，毕竟我们两个因素无法确定：一是无法确定一个个体到底需要多少能量和营养素；二是无法准确知道一个个体到底摄入多少能量和营养素。我们只能从概率上得到一定的保证。在编制好一天的食谱以后，如果不引入交换份的概念，一周的食谱计算量将非常庞大。如果不进行计算，又脱离了该方法的理论基础。

6. 确定纯能量食物的量　油脂的摄入应以植物油为主，有一定量动物脂肪摄入。因此，以植物油作为纯能量食物的来源。由食物成分表可知每日摄入各类食物提供的脂肪含量，将需要的脂肪总含量减去食物提供的脂肪量即为每日植物油供应量。

7. 食谱的评价与调整　根据以上步骤设计出营养食谱后，还应该对食谱进行评价，确定编制的食谱是否科学合理。应参照食物成分表初步核算该食谱提供的能量和各种营养素的含量，与 DRIs 进行比较，相差在 10%左右，可认为合乎要求，否则要增减或更换食品的种类或数量。值得注意的是，制定食谱时，不必严格要求每份营养餐食谱的能量和各类营养素均与 DRIs 保持一致。一般情况下，每天的能量、蛋白质、脂肪和碳水化合物的量出入不应该很大，其他营养素以一周为单位进行计算、评价即可。

根据食谱的制定原则，食谱的评价应该包括以下几个方面。

（1）食谱中所含五大类食物是否齐全，是否做到了食物种类多样化？

（2）各类食物的量是否充足？

（3）全天能量和营养素摄入是否适宜?

（4）三餐能量摄入分配是否合理，早餐是否保证了能量和蛋白质的供应？

（5）优质蛋白质占总蛋白质的比例是否恰当？

（6）三种产能营养素（蛋白质、脂肪、碳水化合物）的供能比例是否适宜？

以下是评价食谱是否科学、合理的过程。

（1）首先按类别将食物归类排序，并列出每种食物的数量。

（2）从食物成分表中查出每100 g食物所含营养素的量，算出每种食物所含营养素的量，计算公式为：食物中某营养素含量 = 食物量（g）× 可食部分比例 ×100 g食物中营养素含量 /100。

（3）将所用食物中的各种营养素分别累计相加，计算出一日食谱中3种能量营养素及其他营养素的量。

（4）将计算结果与中国营养学会制定的“中国居民膳食中营养素参考摄入量”中同年龄、同性别人群的水平比较，进行评价。

（5）根据蛋白质、脂肪、碳水化合物的能量折算系数，分别计算出蛋白质、脂肪、碳水化合物三种营养素提供的能量及占总能量的比例。

（6）计算出动物性及豆类蛋白质占总蛋白质的比例。

（7）计算三餐提供能量的比例。

二、以10岁男生一日食谱为例，对食谱进行评价。

早餐：面粉150 g、火腿25 g、牛奶250 g、苹果100 g。

午餐：青椒100 g、瘦猪肉45 g、植物油6 g、熏干30 g、芹菜100 g、植物油5 g、面粉150 g。

晚餐：西红柿125 g、鸡蛋60 g、植物油5 g、韭菜25 g、南豆腐30 g、植物油3 g、大米125 g。

（1）按类别将食物归类排序，看食物种类是否齐全。

谷类薯类：面包150 g，面粉150 g，大米125 g。

禽畜肉及鱼类：火腿25 g，瘦猪肉45 g。

豆类及其制品：熏干30 g，南豆腐30 g。

奶类：牛奶250 g。

蛋类：鸡蛋60 g。

蔬菜水果：苹果100 g，青椒100 g，芹菜100 g，西红柿125 g，韭菜25 g。

纯热能食物：植物油19 g。

（2）食物所含营养素的计算：首先从食物成分表中查出各种食物每100 g的能量及各种营养素的含量，然后计算食谱中各种食物所含能量和营养素的量。以计算150 g面粉中所含营养素为例，从食物成分表中查出小麦粉100 g可食部为100%，含能量1439 kJ（344 kcal），蛋白质11.2 g，脂肪1.5 g，碳水化合物73.6 g，钙31 mg，铁3.5 mg，维生素B_1

0.28 mg，维生素 C 2.0 mg，故 150 g 面粉可提供的营养素如下。

$$能量=1439\times150/100=2158.5\ kJ\ (344\times150/100=516\ kcal)$$

$$蛋白质=11.2\times150/100=16.8\ g$$

$$脂肪=1.5\times150/100=2.25\ g$$

$$碳水化合物=73.6\times150/100=110.4\ g$$

$$钙=31\times150/100=46.5\ mg$$

$$铁=3.5\times150/100=5.25\ mg$$

$$维生素\ B_1=0.28\times150/100=0.42\ mg$$

$$维生素\ C=2.0\times150/100=3.0\ mg$$

其他食物计算方法和过程与此类似。计算出所有食物分别提供的营养素含量，累计相加，就得到该食谱提供的能量和营养素。如此食谱可提供：能量 8841 kJ（2113 kcal），蛋白质 77.5 g，脂肪 57.4 g，钙 602.9 mg，铁 20.0 mg，维生素 A 341.4 μg，维生素 B_1 0.9 mg，维生素 C 70 mg。

参考 10 岁男生每日膳食营养素参考摄入量（DRIs）：能量 8800 kJ（2100 kcal），蛋白质 70 g，钙 800 mg，铁 12 mg，维生素 A 600 μg，维生素 B_1 0.9 mg，维生素 C 80 mg。比较可见，除维生素 A 和维生素 C 不足之外，能量和其他营养素供给量基本符合需要。

维生素 A 不足可通过一两周补充一次动物肝脏来弥补，维生素 C 不足可用富含维生素 C 的蔬菜水果来补充，以弥补此食谱的不足之处。

（3）3 种供能营养素的供能比例：由蛋白质、脂肪、碳水化合物 3 种营养素的能量折算系数可以算得：

$$蛋白质提供能量占总能量比例=77.5\ g\times16.7\ kJ/g\div8841\ kJ=14.7\%$$

$$脂肪提供能量占总能量比例=57.4\ g\times37.6\ kJ/g\div8841\ kJ=24.4\%$$

$$碳水化合物提供能量占总能量比例=100\%-14.7\%-24.4\%=60.9\%$$

蛋白质、脂肪、碳水化合物适宜的供能比分别为 10%～15%、20%～30%、50%～65%。该例食谱的蛋白质、脂肪、碳水化合物的摄入比例还是比较合适的。

（4）动物性及豆类蛋白质占总蛋白质比例：将来自动物性食物及豆类食物的蛋白质累计相加，本例结果为 35 g，食谱中总蛋白质含量为 77.5 g，可以算得：

$$动物性及豆类蛋白质占总蛋白质比例=35\div77.5=45.2\%$$

优质蛋白质占总蛋白质的比例超过 1/3，接近一半，可认为优质蛋白质的供应量比较适宜。

（5）三餐提供能量占全天摄入总能量比例：将早、中、晚三餐的所有食物提供的能量分别按餐次累计相加，得到每餐摄入的能量，然后除以全天摄入的总能量得到每餐提供能量占全天总能量的比例：

早餐：$2980\div8841=33.7\%$

午餐：$3181\div8841=36.0\%$

晚餐：$2678\div8841=30.3\%$

三餐能量分配接近比较适宜的 30%、40%、30%。

总的看来，该食谱种类齐全，能量及大部分营养素数量充足，3 种产能营养素比例适宜，

考虑了优质蛋白质的供应，三餐能量分配合理，是设计比较科学合理的营养食谱。需要强调的是，以上的食谱制定和评价主要是根据宏量营养素的状况来进行讨论的。在实际的食谱制定工作中还必须对各种微量营养素的适宜性进行评价，而且需要检测就餐人群的体重变化及其他营养状况指标，以便对食谱进行调整。

三、营养餐的制作

有了营养食谱还必须根据食谱原料，运用合理的烹饪方法进行营养餐的制作。在烹饪过程中，食物中的蛋白质、脂肪、碳水化合物、维生素、矿物质、水等营养素发生着多种变化，了解这些变化，对于合理选用科学的烹调方法、严格监控烹饪过程中食物的质量、提高营养素在食物中的保存率和在人体中的利用率都有着重要作用。此外，营养餐的制作还应保证食物的色、香、味俱全，这样才能保证食物的正常摄入，达到营养配餐预期的营养素摄入量。

四、食谱的总结、归档管理

编制好食谱后，应该将食谱进行归档保存，并及时收集用餐者及厨师的反馈意见，总结食谱编制的经验，以便以后不断改进。随着计算机技术的发展，营养食谱的确定和评价也可以通过计算机实现。目前，出现了许多膳食营养管理系统软件，使用者只要掌握基本的电脑技能，就可以方便快捷地确定营养食谱，并且得出营养素的营养成分。

第二节　食物交换份法编制食谱

食物交换份法简单易行，易于被非专业人员掌握。该法是将常用食物按其所含营养素量的近似值归类，计算出每类食物每份所含的营养素值和食物质量，然后将每类食物的内容列出表格供交换使用，最后，根据不同能量需要，按蛋白质、脂肪和碳水化合物的合理分配比例，计算出各类食物的交换份数和实际重量，并按每份食物等值交换表选择食物。本法对患者和正常人都适用，此处仅介绍正常人食谱的编制。

一、简易方法

1. 首先将食物按照来源和性质分成几类　同类食物在相同重量内提供相近的蛋白质、脂肪、碳水化合物和能量，不同类食物提供的能量也是相近的。

包括六大类：主食类（谷类、米面类）、蔬菜类、水果类、乳类（含豆奶）、鱼肉类（含豆制品）、油脂类。每个交换份可提供 80 ～ 90 kcal 的能量，六类食物略有差别；所有食物均指可食部，即去皮、籽、核、骨等的净重；列出各类食物的交换份，可随意组配食谱。

2. 确定能量需要，选择食物结构组成　根据不同能量的各种食物需要量，参考食物交换带量表，确定不同能量供给量的食物交换份数。如对于在办公室工作的男性职员，根据中等能量膳食各类食物的参考摄入量，需要摄入谷类 400 g、蔬菜 450 g、水果 150 g、肉禽类 75 g、蛋类 40 g、鱼虾类 50 g、豆类及豆制品 50 g、奶类及奶制品 100 g、油脂 25 g，这相当于 8（400/50）份谷薯类食物交换份、1 ～ 2 份果蔬类交换份、4 份肉蛋奶等动物性食物交换份、2 份豆类食物交换份、5 份油脂类食物交换份。这些食物分配到一日三餐中可以做如下安排。

早餐：牛奶 250 g、白糖 20 g、面包 150 g、大米粥 25 g。

午餐：饺子 200 g（瘦猪肉末 50 g、白菜 300 g）、小米粥 25 g、炝芹菜 200 g。

加餐：梨 200 g。

晚餐：米饭 150 g、鸡蛋 2 个、炒莴笋 150 g（全日烹调用油 25 g）。

值得注意的是，食物交换带量表的交换单位不同，折合的食物交换份数也不同。（后文我们将参照《中国营养科学全书》里的定义讲解。）

还可以根据食物交换表，改变其中的食物种类，安排如下。

早餐：糖三角 150 g、高粱米粥 25 g、煎鸡蛋 2 个、咸花生米 15 g。

午餐：米饭 200 g、瘦猪肉丝 50 g、炒菠菜 250 g。

加餐：梨 200 g。

晚餐：烙饼 100 g、大米粥 25 g、炖大白菜 250 g、北豆腐 100 g（全日烹调用油 20 g）。

实际上这不算完整意义的交换份法，只是将膳食宝塔的数据简单的分配而已，无法保证三餐的能量分配，也无法保证三大营养素的供给比。只是在宝塔数据水平上得到安全性的保证。

食物交换份法是一个比较粗略的方法，实际应用中，可将计算法与食物交换份法结合使用，首先用计算法确定食物的需要量，然后用食物交换份法确定食物种类及数量。通过食物的同类互换，可以一日食谱为模本，设计出一周、一个月食谱。表 7-1 是《中国营养科学全书》的食物交换份分类方法。

二、专业方法

1. 首先将食物按照来源和性质分成几类（同上文）　表 7-2 是 1000 ～ 3200 kcal 不同能量需要的食物交换份举例，重量仅供参考，可以参照不同人群的需要量、膳食宝塔的数据进行校正。

2. 食品交换份法制订食谱步骤

（1）确定能量：查中国居民膳食能量参考摄入量表，或者以单位能量需要与标准体重相乘（参考表 2-7），确定一日总能量需要量。

（2）确定一日总的食物交换份：用总能量需要量除以 85 kcal 或 90 kcal。

（3）计算重量：根据生理、病理情况下的建议值或推荐值等，确定三大产能营养素（蛋白质、脂肪、碳水化合物）的比例（克数）（这一步可以省略）。

（4）确定餐次、各餐能量比例和六类食物选用比例（以交换份表示）：将总交换份分配到三餐六类食物里，零点计入相应的正餐。

（5）按照交换份数选择食物：通常先配副食、后配主食，最后计算烹调油及调味品（食物选择应充分考虑合理的饮食习惯、风俗习惯等）。

表 7-1　常见食物交换份

食物交换份表——主食类（谷类、米面类）

重量	食物举例
25 g	大米、籼米、小米、卷面、干玉米、绿豆、赤豆、芸豆、苏打饼干、面粉、通心粉、荞麦面、干粉条、藕粉
30 g	切面
35 g	淡馒头
37.5 g	咸馒头
75 g	慈菇
125 g	山药、土豆、藕、芋头
150 g	荸荠
300 g	凉粉

注：1 个主食类食物交换份可产生 376.2 kJ（90 kcal）能量，其中碳水化合物 19 g，蛋白质 2 g，脂肪 0.5 g

食物交换份表——鱼肉类（含豆制品）

重量	食物举例
15 g	猪肋条肉
20 g	太仓肉松、瘦香肠
25 g	瘦猪肉、猪大排、猪肝、猪小排
50 g	鸡肉、鸭肉、瘦牛肉、瘦羊肉、猪舌、鸽子、鲳鱼、鲢鱼、豆腐干、香干
55 g	鸡蛋、鸭蛋（中等大小）
70 g	猪肚、猪心
75 g	黄鱼、带鱼、鲫鱼、青鱼、青蟹
100 g	鹌鹑、河虾、牡蛎、蛤蜊肉、兔肉、淡菜、目鱼、鱿鱼、老豆腐
200 g	河蚌、蚬子、豆腐、豆腐脑

注：1 个鱼肉类食物交换份可产生 334.4 kJ（80 kcal）能量，其中含有蛋白质 9 g，脂肪 5 g

食物交换份表——蔬菜类

重量	食物举例
500 g	白菜、青菜、鸡毛菜、菠菜、芹菜、韭菜、莴笋、西葫芦、冬瓜、黄瓜、苦瓜、茄子、番茄、绿豆芽、花菜、鲜蘑菇、金瓜、菜瓜、竹笋、鲜海带
350 g	马兰、油菜、南瓜、甜椒、萝卜、茭白、豆苗、丝瓜
250 g	荷兰豆、扁豆、豇豆、四季豆、西蓝花
200 g	蒜苗、胡萝卜、洋葱
100 g	豌豆

注：1 个蔬菜类食物交换份可产生 334.4 kJ（80 kcal）能量，其中含有碳水化合物 15 g，蛋白质 5 g

食物交换份表——水果类

重量	食物举例
750 g	西瓜
300 g	草莓、杨桃
250 g	鸭梨、杏、柠檬
225 g	柚、枇杷
200 g	橙、橘子、苹果、猕猴桃、菠萝、李子、桃子、樱桃
125 g	柿子、鲜荔枝
100 g	鲜枣

注：1 个水果类食物交换份可产生 376.2 kJ（90 kcal）能量，其中含有碳水化食物 21 g，蛋白质 1 g

食物交换份表——乳类

重量	食物举例
15 g	全脂奶粉
20 g	豆浆粉、干黄豆
25 g	脱脂奶粉
100 mL	酸牛奶、淡全脂牛奶
200 mL	豆浆

注：1 个乳或豆类食物交换份可产生 376.2 kJ（90 kcal）能量，其中含有碳水化合物 6 g，蛋白质 4 g，脂肪 5 g

食物交换份表——油脂类

重量	食物举例
9 g	豆油、菜油、麻油、花生油
12 g	核桃仁
15 g	花生米、杏仁、芝麻酱、松子
30 g	葵花子、南瓜子

注：1 个油脂类食物交换份可产生 334.4 kJ（80 kcal）能量，其中含有脂肪 9 g

表 7-2　不同能量饮食内容的交换份分配模式

一日能量		主食类		蔬菜类		鱼肉类		乳类		水果类		油脂类	
kcal	总份	份	g	份	g	份	g	份	mL	份	g	份	g
1000	13	6	150	0.5	100	2	100	2	200	1	100	1.5	15
1200	14.5	7	175	0.5	150	2	100	2.5	250	1	100	1.5	15
1400	17	8	200	1	250	2	100	2.5	250	1.5	150	2	20
1600	18.5	9	225	1	300	2.5	125	3	300	1	200	2	20
1800	20	10	250	1	300	2.5	125	3	300	1	200	2.5	25
2000	23	12	300	1	350	3	150	3	300	1.5	300	2.5	25
2200	24.5	12	300	1.5	400	4	200	3	300	1.5	300	2.5	25
2400	27.5	14	350	1.5	450	4	200	3	300	2	400	3	30
2600	30.5	16	400	2	500	4.5	225	3	300	2	400	3	30
2800	32.5	18	450	2	500	4.5	225	3	300	2.5	500	3	30
3000	35	18	450	2	550	5	250	4	400	2.5	500	3.5	35
3200	37.5	20	500	2	550	5	250	4	400	3	600	3.5	35

小技巧：除早餐外，中餐和晚餐都保证 3 种以上的蔬菜、3 种以上动物性食物、每天都有奶制品 300 mL 左右、每天食谱中有豆制品，然后数量上严格按照分配的交换份数选取，但也不必太教条，至少保证每餐不要差 0.5 份，每天不要差 1.0 份，就可以保证主要营养素也能满足需求。

（6）制订食谱：经计算校正后如果满足要求，就可以根据交换份的理念调配 1 周食谱，简便快捷。

经验证明，我们可以有 95% 以上的概率保证每天的食谱都是满足需要的。表 7-3 食物交换份法制订食谱可供食谱编制时参考。

表 7-3　食物交换份法制订食谱

姓名：__________性别：____年龄：________职业：______________体力活动强度：____________

生理期：______________能量需要：________________kcal

	餐次	交换份数	主食类	蔬菜类	鱼肉类	乳类	水果类	油脂类
三餐总交换份（3 ：4 ：3）	早餐（含早点）							
	中餐（含午点）							
	晚餐（含晚点）							

续表

	餐次	交换份数	主食类	蔬菜类	鱼肉类	乳类	水果类	油脂类
三餐食物选择	早餐（含早点）							
	中餐（含午点）							
	晚餐（含晚点）							

第三节 计算机软件法编制食谱

利用计算机软件可以快速地计算营养需要，编制食谱。但是，还不能够直接给出一个合理的食谱。只能方便地选取食物，快速地进行计算调整，便捷地管理资料。但是，简便性有余，灵活性不足；可以作为辅助工具使用。

膳食营养管理系统软件有很多种，一般膳食营养管理系统软件都具有以下功能。

（1）提供自动挑选食物种类界面，将挑选出的食物自动编制出带量食谱，计算出各类食物的用量并自动将其合理地分配到一日三餐和零点中。

（2）进行食谱营养成分的分析计算，并根据计算结果进行调整。

（3）分析膳食的食物结构和计算分析各种营养素的摄入量、能量和蛋白质的食物来源等。许多软件采取开放的计算机管理方式，可随时扩充食物品种及营养成分。有的软件还可对个体和群体的膳食营养状况做出综合评价，针对儿童青少年还可实现生长发育状况的评价。另外，特殊营养配餐应用软件还有减肥配餐的设计功能及常见病患者膳食的设计功能。

（张胜利）

第八章 食品质量安全监督管理

第一节 食品质量安全监督管理策略

食品安全是指食品中不应含有可能损害或威胁人体健康的有毒、有害物质或因素，从而导致消费者发生急、慢性毒害或感染性疾病，或产生危及消费者及其后代健康的隐患。我国食品卫生法对食品的界定是：食品是安全的，食品是有营养的，食品是能促进健康的。其中，食品的安全性是食品必须具备的基本要素。然而，在食品科技不断进步的今天，发生在世界各地各种各样的食品安全事件不绝于耳。因此，食品安全问题已成为消费者关注的热点问题。

世界卫生组织、联合国粮食与农业组织及世界各国近年来均加强了食品安全工作。食品安全问题更受关注，尤其是生物技术和其他高新技术在食品中的应用范围扩大而导致的安全问题，资源开发、环境保护与食品安全之间的问题。绿色食品、有机食品、无公害食品的出现表明了大家对食品安全的重视。

一、《食品安全》决议

2001 年初世界卫生组织召开的第 53 届世界卫生大会上，全球 100 余个成员国针对食品安全问题达成了一项《食品安全》决议，决议评估了当前的国际性食品安全问题，提出了在国际水平、国家水平和地区水平上的食品安全控制策略。其中，对各成员国的建议如下。

（1）把食品安全作为公共卫生的基本职能之一，并提供足够的资源以建立和加强食品安全规划。

（2）制定、实施系统的、持久的预防措施，以显著减少食源性疾病的发生。

（3）建立和维护国家或区域水平的食源性疾病调查手段及食品中有关微生物和化学物的监测和控制手段，强化食品加工者、生产者和销售者在食品安全方面应负的关键责任；提高实验室能力，尤其是发展中国家。

（4）为防止微生物抗药性的发展，应将综合措施纳入到食品安全策略中。

（5）支持食品危险因素评估科学的发展，包括与食源性疾病相关的危险因素的分析。

（6）把食品安全问题纳入消费者卫生和营养教育及资讯网络，尤其是在小学和中学的课程中。开展针对食品操作人员、消费者、农场主及加工人员进行的、符合其文化特点的卫生和营养教育规划。

（7）从消费者角度建立食品安全改善规划，通过与食品企业（包括个体从业人员，尤其是在城市食品市场内的个体从业人员）的合作，探索方法来提高他们对良好的农业生产、卫生和生产规范的认识。

（8）协调国家级食品安全相关部门的食品安全活动，尤其是与食源性疾病危险性评估相关的活动。

（9）积极参与食品法典委员会及其工作委员会的工作，包括对新出现的食品安全风险的分析活动。

二、WHO推荐的食品安全策略

WHO推荐的食品安全策略包括以下7项：①加强食源性疾病监测体系的建设。②改进危险性评价的方法。③创建评价新技术食品安全性的方法。④加强WHO在食品法典委员会中科学性和公共健康方面的作用。⑤加强对危险因素的交流、提倡食品安全是公共卫生的首要问题。⑥增进国际、国内的协作。⑦加强发展中国家食品安全职能部门的建设。

三、我国的食品安全立法

经过10年的试行，1995年10月30日，第八届全国人民代表大会常务委员会第十六次会议审议通过了《中华人民共和国食品卫生法》，并公布实施。《中华人民共和国食品卫生法》共设九章五十七条，对食品卫生法律规范的适用条件、行为模式和法律后果都做了明确的规定，是我国食品卫生法律体系效力层级最高的规范性文件，是制定从属的食品卫生法规、规章及其他规范性文件的依据。

为保证食品安全，保障公众身体健康和生命安全，2009年2月28日第十一届全国人民代表大会常务委员会第七次会议通过《中华人民共和国食品安全法》，并于2009年6月1日实施。食品卫生法同时废止。食品安全法共10章、104条，对食品安全监管体制、食品安全标准、食品安全风险监测和评估、食品生产经营、食品安全事故处置等各项制度进行了补充和完善。2015年4月24日第十二届全国人民代表大会常务委员会第十四次会议修订，根据2018年12月29日第十三届全国人民代表大会常务委员会第七次会议《关于修改＜中华人民共和国产品质量法＞等五部法律的决定》第一次修正，根据2021年4月29日第十三届全国人民代表大会常务委员会第二十八次会议《关于修改＜中华人民共和国道路交通安全法＞等八部法律的决定》第二次修正，将第三十五条第一款修改为：国家对食品生产经营实行许可制度。从事食品生产、食品销售、餐饮服务，应当依法取得许可。但是，销售食用农产品和仅销售预包装食品的，不需要取得许可。仅销售预包装食品的，应当报所在地县级以上地方人民政府食品安全监督管理部门备案。《中华人民共和国食品安全法》共十章，包括总则、食品安全风险监测和评估、食品安全标准、食品生产经营、食品检验、食品进出口、食品安全事故处置、监督管理、法律责任及附则，共154条。

针对多头监管、政出多门的现状，食品安全法规定，国务院设立食品安全委员会。该委员会作为高层次的议事协调机构，对食品安全监管工作进行协调和指导。同时，食品安全法还进一步明确了各部门的职责。

食品安全法规定，国家建立食品安全风险监测和评估制度，对食源性疾病、食品污染及食品中的有害因素进行监测，对食品、食品添加剂中生物性、化学性和物理性危害进行风险评估。

在总结“三鹿事件”教训的基础上，食品安全法特别明确，要对食品添加剂加强监管。食品添加剂应当在技术上确有必要且经过风险评估证明安全可靠，方可列入允许使用的范围，严禁往食品里添加目录以外的物质。

食品安全法还就统一食品安全国家标准，以及保健食品、食品广告等的监管做了规定。此外，食品安全法还加大了对违法行为的处罚力度。

第二节　食品质量认证

一、绿色食品

（一）绿色食品的概念与分类

绿色食品是指产自优良生态环境、按照绿色食品标准生产、实行全程质量控制并获得绿色食品标志使用权的安全、优质食用农产品及相关产品。1990 年 5 月，中国农业部正式规定了绿色食品的名称、标准及标志。《绿色食品标志管理办法》经 2012 年 6 月 13 日农业部第 7 次常务会议审议通过，2012 年 7 月 30 日中华人民共和国农业部令 2012 年第 6 号公布。该《办法》分总则、标志使用申请与核准、标志使用管理、监督检查、附则 5 章 32 条，自 2012 年 10 月 1 日起施行。农业部 1993 年 1 月 11 日印发的《绿色食品标志管理办法》[1993] 农（绿）字第 1 号予以废止。

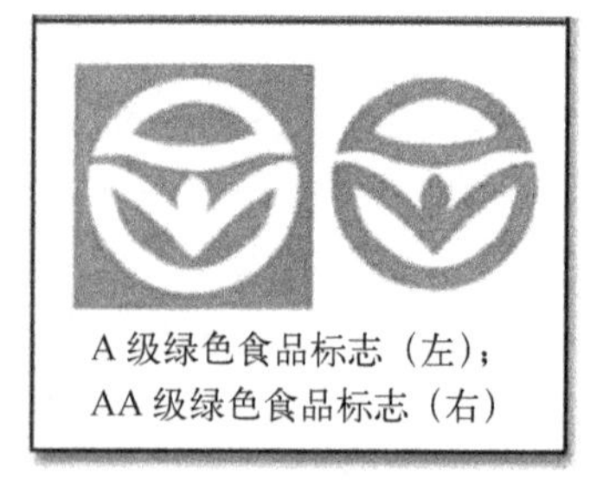
A 级绿色食品标志（左）；
AA 级绿色食品标志（右）

绿色食品的标志为绿色正圆形图案，上方为太阳，下方为叶片与蓓蕾，标志的寓意为保护。AA 级绿色食品标志与字体为绿色，底色为白色；A 级绿色食品标志与字体为白色，底色为绿色。标志为正圆形，意为保护。整个图形描绘了一幅明媚阳光照耀下的和谐生机，告诉人们绿色食品是出自纯净、良好生态环境的安全、无污染食品，能给人们带来蓬勃的生命力。绿色食品标志还提醒人们要保护环境和防止污染，通过改善人与环境的关系，创造自然界新的和谐。

（二）绿色食品所具备的条件

（1）产品或产品原料产地必须符合绿色食品生态环境质量标准。

（2）农作物种植、畜禽饲养、水产养殖及食品加工必须符合绿色食品生产操作规程。

（3）产品必须符合绿色食品标准。

（4）产品的包装、贮运必须符合绿色食品包装贮运标准。

（三）绿色食品的分级标准

在绿色食品申报审批过程中区分 A 级和 AA 级绿色审批。

AA 级绿色食品系指生态环境质量符合规定标准的产地，生产过程中不使用任何有害化学合成物质，按特定的生产操作规程生产、加工，产品质量及包装经检测、检查符合特定标准，并经专门机构认定，许可使用 AA 级绿色审批标志的产品。AA 级绿色食品在生产过程中不使用任何有害化学合成物质。

A 级绿色食品系指生态环境质量符合规定的产地，生产过程中允许限量使用限定的化学合成物质，按特定的生产操作规程生产、加工，产品质量及包装经检测、检查符合特定标志，并经专门机构认定，许可使用 A 级绿色食品标志的产品。A 级绿色食品在生产过程中允许限量使用限定的化学合成物质。

（四）申办程序

绿色食品标志依法注册为证明商标，受法律保护。县级以上人民政府农业行政主管部门依法对绿色食品及绿色食品标志进行监督管理。中国绿色食品发展中心负责全国绿色食品标志使用申请的审查、颁证和颁证后跟踪检查工作。省级人民政府农业行政主管部门所属绿色食品工作机构（以下简称省级工作机构）负责本行政区域绿色食品标志使用申请的受理、初审和颁证后跟踪检查工作。绿色食品产地环境、生产技术、产品质量、包装贮运等标准和规范，由农业部制定并发布。承担绿色食品产品和产地环境检测工作的技术机构，应当具备相应的检测条件和能力，并依法经过资质认定，由中国绿色食品发展中心按照公平、公正、竞争的原则择优指定并报农业部备案。

凡具有绿色食品生产条件的单位与个人均可作为绿色食品标志使用权的申请人。

(1) 申请人填写《绿色食品标志使用申请书》，一式两份（附申报材料），报所在省（自治区、直辖市、计划单列市）绿色食品管理部门。

(2) 省绿色食品管理部门委托通过省级以上计量认证的环境保护监测机构，对该项产品或产品原料的产地进行环境评价。

(3) 省绿色食品管理部门对申请材料进行初审，并将初审合格的材料报中国绿色食品发展中心。

(4) 中国绿色食品发展中心会同权威的环境保护机构，对上述材料进行审核。合格的，由中国绿色食品发展中心指定的食品监测机构对其申报产品进行抽样，并依据绿色食品质量和卫生标准进行检测；不合格的，当年不再受理其申请。

(5) 中国绿色食品发展中心对质量和卫生检测合格的产品进行综合审查(含实地核查)，并与符合条件的申请人签订“绿色食品标志使用协议”：由农业部颁发绿色食品标志使用证书及编号；报国家工商行政管理局商标局备案，同时公告于众。

二、有机食品

（一）基本概念

有机食品是一种国际通称，是从英文 Organic Food 直译过来的，其他语言中也有叫生态或生物食品等。这里所说的“有机”不是化学上的概念，而是指采取一种有机的耕作和加工方式。有机食品是指按照这种方式生产和加工的；产品符合国际或国家有机食品要求和标准；并通过国家认证机构认证的一切农副产品及其加工品，包括粮食、蔬菜、水果、奶制品、禽畜产品、蜂蜜、水产品、调料等。

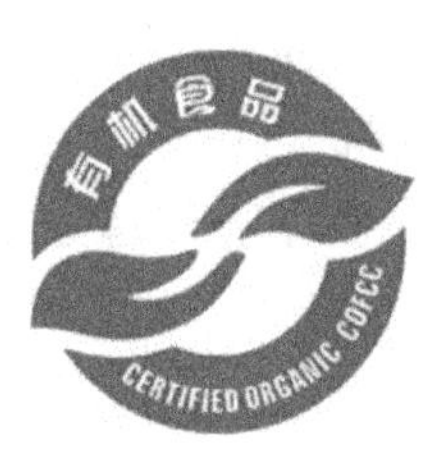

“中国有机产品标志”的主要图案由3部分组成，即外围的圆形、中间的种子图形及其周围的环形线条。

标志外围的圆形形似地球，象征和谐、安全，圆形中的“中国有机产品”字样为中英文结合方式。既表示中国有机产品与世界同行，也有利于国内外消费者识别。

标志中间类似于种子的图形代表生命萌发之际的勃勃生机，象征了有机产品是从种子开始的全过程认证，同时昭示出有机产品就如同刚刚萌发的种子，正在中国大地上茁壮成长。

种子图形周围圆润自如的线条象征环形道路，与种子图形合并构成汉字“中”，体现出有机产品植根中国，有机之路越走越宽广。同时，处于平面的环形又是英文字母“C”的变体，种子形状也是“O”的变形，意为“China Organic”。

绿色代表环保、健康，表示有机产品给人类的生态环境带来完美与协调。橘红色代表旺盛的生命力，表示有机产品对可持续发展的作用。

（二）有机食品主要品种

目前，经认证的有机食品主要包括一般的有机农作物产品（如粮食、水果、蔬菜等）、有机茶产品、有机食用菌产品、有机畜禽产品、有机水产品、有机蜂产品、采集的野生产品，以及用上述产品为原料的加工产品。国内市场销售的有机食品主要是蔬菜、大米、茶叶、蜂蜜等。

（三）有机食品认证的相关组织机构

国家认监委 http：//www.cnca.gov.cn/

国家认可委 http：//www.cnas.org.cn/

国际有机农业运动联盟 http：//www.ifoam.org/

中国认可的认证机构 http：//www.fofcc.org.cn/

欧盟认可的认证机构 QC&I

美国认可的认证机构 IBD

按照国际惯例，有机食品标志认证一次有效许可期限为1年。1年期满后可申请“保持认证”，通过检查、审核合格后方可继续使用有机食品标志。

有机食品“不是”绝对无污染的食品，食品是否有污染是一个相对的概念。世界上不存在绝对不含有任何污染物质的食品。由于有机食品的生产过程不使用化学合成物质，因此有机食品中污染物质的含量一般要比普通食品低，但是过分强调其无污染的特性，会导致人们只重视对终端产品污染状况的分析与检测，而忽视有机食品生产全过程质量控制的宗旨。

（四）有机食品与其他食品的区别

(1) 有机食品在其生产加工过程中绝对禁止使用农药、化肥、激素等人工合成物质，并且不允许使用基因工程技术；而其他食品则允许有限使用这些技术，且不禁止基因工程

技术的使用。如绿色食品对基因工程和辐射技术的使用就未作规定。

（2）在生产转型方面，从生产其他食品到有机食品需要 2 ～ 3 年的转换期，而生产其他食品（包括绿色食品和无公害食品）没有转换期的要求。

（3）在数量控制方面，有机食品的认证要求定地块、定产量，而其他食品没有如此严格的要求。

因此，生产有机食品要比生产其他食品难得多，需要建立全新的生产体系和监控体系，采用相应的病虫害防治、地力保护、种子培育、产品加工和储存等替代技术。

三、无公害农产品

（一）基本概念

《无公害农产品管理办法》是 2002 年国家质量监督检验检疫总局发布的管理办法法规。无公害农产品是指产地环境、生产过程、产品质量符合国家有关标准和规范的要求，经认证合格获得认证证书并允许使用无公害农产品标志的未经加工或初加工的食用农产品。全国无公害农产品的管理及质量监督工作，由农业部门、国家质量监督检验检疫部门和国家认证认可监督管理委员会按照“三定”方案赋予的职责和国务院的有关规定，分工负责，共同做好工作。各级农业行政主管部门和质量监督检验检疫部门应当在政策、资金、技术等方面扶持无公害农产品的发展，组织无公害农产品新技术的研究、开发和推广。

无公害农产品标志图案主要由麦穗、对勾和无公害农产品字样组成，麦穗代表农产品，对勾表示合格，金色寓意成熟和丰收，绿色象征环保和安全。

无公害农产品认证的办理机构为农业部农产品质量安全中心，是农业部直属的正局级全额拨款事业单位，负责组织实施无公害农产品认证工作。根据《无公害农产品管理办法》，无公害农产品认证分为产地认定和产品认证，产地认定由省级农业行政主管部门组织实施，产品认证由农业部农产品质量安全中心组织实施，获得无公害农产品产地认定证书的产品方可申请产品认证。无公害农产品定位是保障基本安全、满足大众消费。

无公害农产品认证是政府行为，认证不收费。是由中华人民共和国农业部颁发的农业行业标准。

（二）无公害农产品认证

实施无公害农产品认证的产品范围由农业部、国家认证认可监督管理委员会共同确定、调整。

（1）省农业行政主管部门组织完成无公害农产品产地认定（包括产地环境监测），并颁发《无公害农产品产地认定证书》。

（2）省级承办机构接收《无公害农产品认证申请书》及附报材料后，审查材料是否齐全、完整，核实材料内容是否真实、准确，生产过程是否有禁用农业投入品使用和投入品使用不规范的行为。

（3）无公害农产品定点检测机构进行抽样、检测。

（4）农业部农产品质量安全中心所属专业认证分中心对省级承办机构提交的初审情况和相关申请资料进行复查，对生产过程控制措施的可行性、生产记录档案和产品《检验报告》的符合性进行审查。

（5）农业部农产品质量安全中心根据专业认证分中心审查情况，组织召开“认证评审专家会”进行最终评审。

（6）农业部农产品质量安全中心颁发认证证书、核发认证标志，并报农业部和国家认监委联合公告。

无公害农产品是指产地环境、生产过程和产品质量都符合无公害农产品标准的农产品，不是指不使用农药，而是合理使用化肥和农药，在保证产量的同时，确保产地环境安全，产品安全。所以，不使用任何农药生产出的农产品也不一定是无公害农产品。

（三）无公害农产品、绿色食品、有机食品的特点

1. 目标定位

（1）无公害农产品：规范农业生产，保障基本安全，满足大众消费。

（2）绿色食品：提高生产水平，满足更高需求，增强市场竞争力。

（3）有机食品：保持良好生态环境，人与自然和谐共生。

2. 质量水平

（1）无公害农产品：中国普通农产品质量水平。

（2）绿色食品：达到发达国家普通食品质量水平。

（3）有机食品：达到生产国或销售国普通农产品质量水平。

3. 运作方式

（1）无公害农产品：政府运作，公益性认证；认证标志、程序、产品目录等由政府统一发布；产地认定与产品认证相结合。

（2）绿色食品：政府推动、市场运作；质量认证与商标转让相结合。

（3）有机食品：社会化的经营性认证行为；因地制宜、市场运作。

4. 认证方法

（1）无公害农产品和绿色食品：依据标准，强调从土地到餐桌的全过程质量控制。检查检测并重，注重产品质量。

（2）有机食品：实行检查员制度。国外通常只进行检查；国内一般以检查为主，检测为辅，注重生产方式。

第三节 食品良好生产规范

食品良好生产规范（good manufacturing practice，GMP）是为保障食品安全、质量而制定的贯穿食品生产全过程的一系列措施、方法和技术要求。GMP 是国际上普遍应用于食品生产过程的先进管理系统，它要求食品生产企业应具备良好的生产设备、合理的生产过程、完善的质量管理和严格的检测系统，以确保终产品的质量符合有关标准。

GMP 的产生来源于药品的生产，那时人们认识到以成品抽样分析检验结果为依据的质量控制方法有一定缺陷，不能保证生产的药品都做到安全并符合质量要求。美国于 1962

年修改了《联邦食品、药品、化妆品法》，将药品质量管理和质量保证的概念制定成法定的要求。美国FDA根据修改法的规定，制定了世界上第一部药品GMP，并于1963年通过美国国会颁布成法令。1967年WHO在其出版的《国际药典》附录中进行了收载。1969年WHO向各成员国首次推荐了GMP。1975年WHO向各成员国公布了实施GMP的指导方针。

1969年，美国FDA将GMP的观点引用到食品的生产法规中，制定了《食品制造、加工、包装及贮存的良好生产规范》。加拿大、澳大利亚、日本、英国等发达国家都相继借鉴了GMP的原则和管理模式，制定了某些食品企业的GMP（有的是强制性的法律条文，有的是指导性的卫生规范），经实施应用均取得了良好的效果。我国卫生部于1998年相继颁布了国家标准《保健食品良好生产规范（GB 17405）》和《膨化食品良好生产规范（GB 17404）》。

一、GMP的分类

根据GMP的制定机构和适用范围分类：由国家权力机构颁布的GMP如美国FDA制定的低酸性罐头GMP，我国颁布的《保健食品良好生产规范》和《膨化食品良好生产规范》；由行业组织制定的GMP可作为同类食品企业共同参照、自愿遵守的管理规范；由食品企业自己制定的GMP作为企业内部管理的规范。

根据GMP的法律效力分类：强制性GMP是食品生产企业必须遵守的法律规定，由国家或有关政府部门制定、颁布并监督实施；指导性（或推荐性）GMP由国家有关政府部门或行业组织、协会等制定并推荐给食品企业参照执行，但遵循自愿的原则，不执行不属于违法。

二、GMP与一般食品标准的区别

GMP在性质、内容和侧重点上与一般食品标准有根本的区别。从性质上来讲，GMP是对食品企业的生产条件、操作和管理行为提出的规范性要求，而一般食品标准则是对食品企业生产出的终产品所提出的量化指标要求。从内容上来讲，GMP的内容可概括为硬件和软件两个部分。所谓硬件是指对食品企业厂房、设备、卫生设施等方面的技术要求；软件则是指对人员、生产工艺、生产行为、管理组织、管理制度和记录、教育等方面的管理要求。一般食品标准的内容主要是产品必须符合卫生和质量指标，如理化、微生物等污染物的限量指标，水分、过氧化物值、挥发性盐基氮等食品腐败变质的特征指标，纯度、营养素、功效成分等与产品品质相关的指标等。GMP的内容体现在从原料到产品的整个食品生产工艺过程，所以GMP是将保证食品质量的重点放在成品出厂前的整个生产过程的各个环节上，而不仅仅是着眼于终产品。一般食品标准侧重于对终产品的判定和评价等方面。

三、GMP的基本内容

GMP体系要求食品工厂在食品的生产、包装及贮运等过程中，相关人员配置、建筑和设施设备等的设置、卫生管理、制造过程的管理及产品质量的管理均能符合良好生产规范，

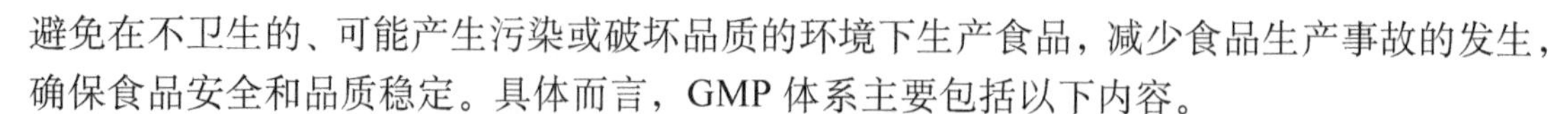

避免在不卫生的、可能产生污染或破坏品质的环境下生产食品，减少食品生产事故的发生，确保食品安全和品质稳定。具体而言，GMP 体系主要包括以下内容。

1. 设施及一般条件　一般条件包括无污染的加工环境、合理的厂房布局、规范化的生产车间、符合标准的地表排水系统、废物处理系统等。设施包括制作空间、贮藏空间、冷冻空间及排风、供水、排水、排污、照明等设施。齐全的辅助设施是一个合格食品企业必备的条件，具体如下。

（1）地面：地面应使用无毒、不渗水、不吸水、防滑的材料铺砌，地面应平整，无裂缝，易于清洗、消毒；地面应有适当的排水斜度及排水系统；排水出口应有防止有害动物进入的装置，室内排水沟的流向应由高清洁区流向低清洁区，并采用防止逆流的设计。

（2）屋顶及天花板：屋顶或天花板宜选用不吸水、表面光洁、耐腐蚀、耐高温、浅色的材料覆涂或装修，并有适当的坡度，在结构上要防止凝结水滴落，便于洗刷、消毒。

（3）墙壁：车间内的墙壁应采用无毒、非吸收性、平滑、易清洗、不吸水的浅色材料构筑；对清洁度要求较高的车间其墙角及柱脚应有适当弧度，以利于清洗消毒。

（4）门窗：门窗严密不变形，窗台高度应离地面 1 m 以上，其台面与水平面之间的夹角应在 45 度以上；非全年使用空调的车间其门窗应有防蝇、防尘设施，纱门应便于拆下清洗；车间对外出入口应装设自动关闭的门或风幕，并有放置消毒鞋、靴等的设施。

（5）通风设施：制造、包装及储存食品的场所应通风良好，必要时设机械通风装置，防止室内温度过高、蒸汽凝结，并保持室内空气新鲜；厂房内的空气流向应由高清洁区向低清洁区流动，防止食品、内包装材料被空气中的尘埃和细菌污染。

（6）给、排水：给、排水系统应适应生产需要，经常保持畅通，并设置有防止污染水源和鼠类、昆虫通过排水管道潜入车间的装置。

（7）照明设施：车间各处应装设合适的采光或照明设施，照度应能满足生产需要；所使用的光源不应改变食品的原有颜色；照明设施不应安装在食品加工线上食品暴露处的正上方，否则应使用安全型照明设施，防止破裂时污染食品。

（8）洗手设施：洗手设施应包括干手设备（热风、消毒干毛巾、消毒纸巾等）、洗涤剂、消毒剂等。水龙头应采用脚踏式或感应式等开关方式，防止已清洗或消毒的手部再度受到污染。另外，生产车间还应配置与生产人员数相适应的更衣室、沐浴室和厕所等专用卫生设施。

2. 人员　从业人员上岗前必须经过卫生法规教育及相应技术培训，企业应建立培训考核制度。企业负责人及生产、质量管理部门负责人应接受更高层次的专业培训并取得合格证书。食品企业生产和质量管理部门的负责人应具备大专以上的相关学科学历，应能按 GMP 的要求组织生产或进行品质管理，能对原料采购、产品生产和品质管理等环节中出现的实际问题做出正确的判断和处理。工厂应有足够的质量管理和检验人员，并能做到按批进行产品检验。

3. 设备和工具　所有食品加工设备的设计和构造应能防止污染，容易清洗消毒和检查，食品接触面应平滑、无凹陷或裂缝，以减少食品碎屑、污垢及有机物的聚积。凡接触食品物料的设备、工艺、管道等，必须使用无毒、无味、抗腐蚀、不吸水、不变形的材料制作。生产设备应排列有序，使生产作业顺畅进行并避免引起交叉污染。用于测定、控制或记录

的仪器应能准确地发挥其功能并应定期给予校正。具备足够且符合检验项目要求的检验设备，以保证对原料、半成品和产品进行检测的需要。

4. *原料、半成品、成品的品质管理*　食品企业必须建立相应的质量管理部门或组织。管理部门应配备经过专业培训、具备相应资格的专职或兼职的质量管理人员。质量管理部门负责生产全过程的质量监督管理。要贯彻预防为主的管理原则，把管理工作的重点从事后检验转移到事前设计和制造上，消除产生不合格产品的种种隐患。

5. *生产过程管理*　工厂应制定生产管理手册，并教育、培训员工按生产管理手册的规定进行作业，以使食品生产过程符合卫生及品质管理的要求。注意生产加工过程的温度、时间、压力、水分等的控制，做好投料及其他记录。所有原始记录资料应保存 2 年以上，以便查询。

6. *卫生管理*　生产设备、工具、容器、场地等在使用前后均应彻底清洗、消毒，维修、检查设备时，不得污染食品。应制定有效的消毒方法和制度，以确保所有场所清洁卫生，防止污染食品。厂房应定期或在必要时进行除虫、灭害工作，采取防鼠及蚊蝇等昆虫滋生的有效措施。对已发生事件的场所应采取紧急措施加以处理。厂房设置的污物收集设施应为密闭式或带盖，并定期进行清洗、消毒，污物不得外溢，做到日产日清。各类卫生设施应有专人管理，经常保持良好状态。对食品从业人员定期进行健康检查，未取得体检合格证者应立即调离食品生产的岗位。

实施 GMP 的目标要素在于将人为的差错控制到最低的限度，防止对食品的污染，保证产品的质量管理体系高效。

四、我国食品企业的卫生规范和 GMP

我国食品企业质量管理规范的制定工作起步于 20 世纪 80 年代中期，从 1988 年起，先后颁布了《食品企业通用卫生规范》《乳品厂卫生规范》等 17 个食品企业卫生规范。这些卫生规范制定的目的主要是针对我国当时大多数食品企业卫生条件和卫生管理比较落后的现状，重点规定厂房、设备、设施的卫生要求和企业自身卫生管理的内容，借此促使我国食品企业卫生状况的改善。制定这些规范的指导思想与 GMP 的原则类似，但仅限于保证卫生质量的各类要求，对产品营养价值、功效成分，以及色、香、味等感官性状未做出相应的品质管理要求，因此这些卫生规范还不是完整意义上的 GMP。

自上述规范发布以来，我国食品企业的整体生产条件和管理水平有了较大幅度的提高，食品工业得到了长足发展。鉴于制定我国食品企业 GMP 的时机已经成熟，也考虑到与国际接轨的需要，卫生部首批制定并发布了《保健食品良好生产规范》（GB 17405-1998）和《膨化食品良好生产规范》（GB 17404-1998）。上述 GMP 与以往的“卫生规范”相比，最突出的特点是增加了品质管理的内容，要求保证食品营养和功效成分在加工过程中不损失、不破坏、不转化，确保在终产品中的质量和含量达到要求，同时对企业人员的素质及资格等也提出了具体要求。之后管理部门又颁布实施 GB 23790-2010《食品安全国家标准粉状婴幼儿配方食品良好生产规范》、GB 29923-2013《食品安全国家标准　特殊医学用途配方食品良好生产规范》、GB/T 29647-2013《坚果与籽类炒货食品良好生产规范》等。

我国食品企业 GMP 在内容的全面性、严格性和指标量化方面已基本与国际 GMP 接

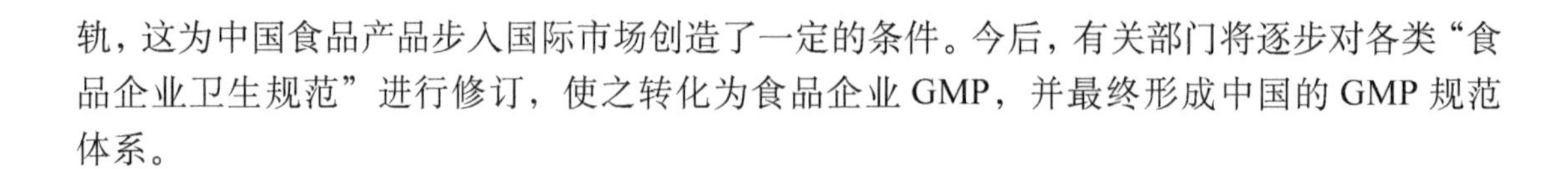

轨，这为中国食品产品步入国际市场创造了一定的条件。今后，有关部门将逐步对各类“食品企业卫生规范”进行修订，使之转化为食品企业 GMP，并最终形成中国的 GMP 规范体系。

第四节　食品生产 HACCP 管理方法

一、HACCP 系统概述

HACCP（Hazard Analysis and Critical Control Point）即危害分析及关键控制点，是从食品安全保障角度提出来的，它应用于从食物产出直至消费的整个流通过程中。生产者在实施 HACCP 时，不仅必须检查其产品和生产方法，还必须将 HACCP 应用于原材料供应，直到成品储存，另外还必须考虑发售环节，直到包括消费终点在内。HACCP 是对食品生产加工过程中可能造成食品污染的各种危害因素进行系统和全面的分析，从而确定能有效预防、减轻或消除危害的加工环节（称为“关键控制点”），进而在关键控制点对危害因素进行控制，并对控制效果进行监控，从而达到消除食品污染与腐败变质、保证食品安全性的目的。HACCP 管理方法是一个系统的方法，它覆盖食品从原料到消费的全过程，对食品生产加工过程中的各种因素进行连续系统的分析，是一种新的产品质量保证体系。

国家标准 GB/T 15091-1994《食品工业基本术语》对 HACCP 的定义为：生产（加工）安全食品的一种控制手段；对原料、关键生产工序及影响产品安全的人为因素进行分析，确定加工过程中的关键环节，建立、完善监控程序和监控标准，采取规范的纠正措施。国际标准 CAC/RCP-1《食品卫生通则 1997 修订 3 版》对 HACCP 的定义为：鉴别、评价和控制对食品安全至关重要的危害的一种体系。

20 世纪 60 年代初，美国为了生产安全的太空食品与国内的食品生产企业研究并首次建立起了 HACCP 系统。在随后的 20 多年里，HACCP 的概念和方法得到不断深入的研究和广泛应用。1993 年食品法规委员会的食品卫生部推荐 HACCP 系统为目前保障食品安全最经济有效的途径。由于 HACCP 系统在保证食品安全方面的成功经验，美国、欧盟、日本等国家和国际组织在法规中均要求食品企业推广建立 HACCP 系统。

二、HACCP 系统的特点

（1）HACCP 系统与传统监督管理方法的最大区别是将预防和控制重点前移，对食品原料和生产加工过程进行危害分析，找出能控制产品卫生质量的关键环节，并采取有效措施加以控制，做到有的放矢，提高了监督、检查的针对性。

（2）HACCP 系统中需要监控的所有指标都是通过简便、快速的检验方法可以完成的，如温度变化、湿度变化、pH 值等。通过一些指标的监控，可以控制终产品的卫生状况。与传统的产品出厂时进行微生物、理化等指标的检测相比，减少了检验所花费的时间和成本，体现了管理的时效性和经济性。

（3）通过 HACCP 的建立与推广，可以在食品加工过程中更加合理地分配资源，避免食品原料和加工过程中的资源浪费。食品产品卫生质量的提高减少了卫生监督的投入，也

避免了大量不合格产品被销毁，减少了资源的浪费。

(4)HACCP是适用于各类食品企业的简便、易行的控制体系。HACCP系统不是固定的、死板的系统，任何一个HACCP系统均能适应设备设计的革新、加工工艺或技术的发展变化，当生产线的某一部分发生变化时，HACCP系统也应做相应调整，这反映了HACCP系统的灵活性。

三、HACCP系统的内容

HACCP方法是一套系统方法，它由以下各部分连续地、有机地组成。

(1) 危害分析：危害分析指通过对既往资料分析、现场观测、实验室检测等方法，收集和评估相关危害以及导致这些危害存在因素的资料，确定哪些危害对食品安全有重要影响并需要加以控制的过程。

(2) 确定关键控制点：确定关键控制点是能够将危害预防、消除或减少到可接受水平的关键步骤。

(3) 制定控制措施与标准：控制措施指能够用于预防、消除危害或将其降低到可接受水平的措施和手段。在食品加工中常见的杀菌、冷冻等技术手段都是针对危害的控制措施，是否可以作为关键控制措施，应结合具体的食品加工过程来确定。关键限值是指应用控制措施时确定的能够确保消除或减小危害的技术指标，即区分可接受水平和不可接受水平的标准值。关键限值是在多次实验的基础上得出的，达到这一限值即可保证有效地控制危害。关键限值应便于快速、及时的监测，灭菌温度、灭菌时间等都可以作为关键限值。

(4) 监测控制效果：监控是评估关键控制点是否得到控制，对控制指标进行有计划的观测或测量的过程。

(5) 控制措施的校正或补充：纠偏措施是当针对关键控制点的监测显示该关键控制点失去控制时所采取的纠正措施。

(6) 验证HACCP系统：验证HACCP系统是指为了确定整个HACCP计划是否正确实施所采用的方法、步骤、检验和评价措施。

四、建立HACCP系统

食品生产企业或餐饮业建立一套完整的HACCP系统通常需要经过以下多个步骤来完成。

(1) 成立HACCP工作组并明确职责：HACCP工作组应由生产、卫生、质量控制、设备维修、产品检验等部门的专业人员共同组成，并由企业的最高管理者负责，鼓励一线的生产操作人员参加。HACCP小组的职责是制定HACCP计划，验证、修改HACCP计划，保证HACCP计划的实施，对企业员工进行HACCP知识的培训等。

(2) 对产品进行描述及其预期用途说明：危害分析前需先对产品进行全面的描述。对产品的描述包括产品的所有关键特性，如成分、理化特性（包括水活性、pH等)、杀菌或抑菌处理方法（如热处理、冷冻、盐渍、烟熏等)、包装方式、储存期限、储藏条件及销售方式。产品如针对特殊消费人群或产品可能有特别的健康影响（如导致过敏等）时应着重说明。确定产品的预期用途，这一步骤的目的是明确产品的食用方式及食用人群，如产品是加热后食用还是即食食品、消费对象是普通人群还是抵抗力较差的儿童和老人。还应考虑产品的食用条件，如是否能在大规模集体用餐时食用该食品等。

（3）制作产品加工流程图并在现场确认：产品的加工流程图由 HACCP 工作组绘制。在制定 HACCP 计划时，按照流程图的步骤进行危害分析。HACCP 工作组应在现场对操作的所有阶段和全部加工时段，对照流程图对加工过程进行确认，必要时可做适当修改。

（4）危害说明及针对每一种危害所采取的预防措施：HACCP 工作组应自最初加工开始，对加工、销售直至最终消费的每个步骤的所有潜在性危害，进行危害分析，并认定已有的控制措施。进行危害分析时，应考虑危害发生的可能性及对健康影响的严重性，危害出现的性质和规模，有关微生物的存活或繁殖情况，毒素、化学物质或物理因素在食品中的出现或残留，以及导致以上情况出现的条件。

（5）确定关键控制点：确定某一步骤为关键控制点可以考虑以下几个因素。这一步骤有影响终产品安全的危害存在；在该步骤可以采取控制措施减小或消除危害；在后面的加工步骤里没有控制措施。在确定关键控制点时，应注意并不是一个关键控制点控制一个危害，有可能需要在几个关键控制点连续性地实施控制措施才可对危害进行有效的控制。但如果没有必要，无须重复确定对同一危害产生同样控制效果的关键控制点。另外还应注意，不能对控制措施的施行情况进行监控的加工步骤，无论其措施如何有效，都不能将其确定为关键控制点。

（6）建立每个关键控制点的关键限值：必须对每个关键控制点所采取的控制措施制定关键限值，即加工工艺参数。一旦发生偏离关键限值的情况，就可能会有不安全产品出现。某些情况下，在一个具体步骤上可能会有多个关键限值。关键限值所使用的指标应可以被快速测量和观察，如温度、时间、湿度、pH、水分活性、有效氯及感官指标（如外观和质地）等。

（7）建立监控程序：通过监控程序可以发现关键控制点是否失控，还能提供必要的信息，以及时调整生产过程，防止超出关键限值。对监控数据分析评价并采取纠正措施必须由 HACCP 工作组的专业人员进行。如果监控是非连续进行的，那么监控的频率必须充分，确保关键控制点在控制之下。因为在生产线上没有时间进行费时的分析化验，绝大多数关键控制点的监控程序需要快速完成。由于物理和化学测试简便易行，而且通常能指示食品微生物的控制情况，因此物理和化学测试常常优于对微生物学的检验。

（8）建立纠偏措施：每一个关键控制点都应建立相应的纠偏措施，以便在监控出现偏差时保证关键控制点重新得到控制。纠偏措施还包括对发生偏差时受影响食品的处理。出现的偏差和受影响食品的处理方法必须记录在 HACCP 文件中保存。

（9）建立验证程序：通过验证和审查，包括随机抽样及化验分析，可确定 HACCP 是否正确运行。验证的频率应当足以确认 HACCP 系统在有效地运行。验证活动可以包括审核 HACCP 系统及其记录、审核偏差，以及偏差产品的处理、确认关键控制点得到良好的控制等。

（10）建立完整的文件记录保存体系：包括危害分析工作单、HACCP 计划表、对

关键控制点的监控记录、纠偏措施和验证记录等。管理者通过查阅记录可以真实地了解HACCP的运转情况，在发生食品污染事故时也可以根据记录准确追踪污染起源，以便对系统进行改进和完善。

五、HACCP系统在国内外的应用

HACCP是20世纪70年代逐步发展起来的现代食品卫生质量控制方法，历经20多年的研究与应用，HACCP的概念与方法都得到了不断地发展。美国是最早应用HACCP原理的国家，并在食品加工制造中强制性实施HACCP的监督与立法工作。美国FDA、农业部、商业部、美国国家科学院极力推荐HACCP为最有效的食品危害控制方法。美国水产品的HACCP原则被不少国家采纳，包括加拿大、冰岛、日本、泰国等。

1991年4月提出《HACCP评价程序》，1993年食品法规委员会的食品卫生部起草了《应用HACCP原理的指导书》，推行HACCP计划，并对HACCP名词术语、发展HACCP的基本条件、CCP点判断图的使用等细节进行详细规定，即现在全世界执行的HACCP的7个基本原理。国际食品法典委员会（CAC）一直非常关注HACCP的应用与推广工作，进行了多次HACCP研究与应用的专家咨询会议，先后起草《全球HACCP宣传培训计划纲要》和《HACCP在发展中国家的推广和应用》等多项文件。世界粮农组织（FAO）起草的《水产品质量保证》文件中规定，应将HACCP作为水产品企业进行卫生管理的主要要求，并使用HACCP原则对企业进行评估。美国FDA于1995年颁布了水产品HACCP法规，规定其他国家的水产品必须实施HACCP控制方可出口到美国。美国农业部1996年底颁布肉禽等食品的HACCP法规，要求大多数肉禽加工企业必须在1999年之前实施HACCP系统。2001年初FDA又颁布了果汁饮料的HACCP强制性管理办法，使HACCP系统的应用范围更加广泛。

加拿大、澳大利亚在90年代初期制定了实施HACCP的详细规划，现已普遍采用该技术。日本1995年通过食品卫生法的修正，公布了《综合卫生管理制造过程》，将HACCP管理纳入法规，并自20世纪90年代后期采用推荐性方法，首先从乳、乳制品及食油制品开始，进行了一些产品的认证。

马来西亚已经有了本国食品企业的HACCP认证的法规，韩国、新西兰等国家，以及中国香港也都制定了实施HACCP的相应规划。

中国自20世纪90年代初就已经进行了多次HACCP宣传、培训和试点工作，先后对乳制品、肉制品、饮料、水产品、酱油、益生菌类保健食品、凉果和餐饮业等企业开展了试点研究。中国的食品加工安全控制研究人员引进美国现有的水产品、肉禽产品和果蔬汁产品加工的HACCP模式，现在还将HACCP原理应用于茶叶及其制品、啤酒类软饮料、速冻蔬菜、乳制品和调味品等食品的加工过程的安全控制，并已取得初步成效。

2001年，国家科技部将《食品企业HACCP实施指南研究》列入“十五”期间国家科技攻关计划，进行专项资助，对畜禽肉类制品、水产品、乳制品、果蔬汁饮料、酱油类调味品等食品企业进行了HACCP应用性研究，并根据研究结果，提出我国上述食品种类的HACCP实施指南和评价准则。2002年原国家卫生部发布了《食品企业HACCP实施指南（卫法监发[2002]174号）》。以上工作为我国食品企业推行HACCP系统打下了一定的基础，

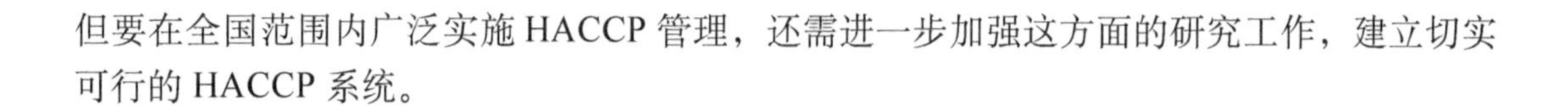

但要在全国范围内广泛实施 HACCP 管理，还需进一步加强这方面的研究工作，建立切实可行的 HACCP 系统。

第五节 预包装食品营养标签通则

食品营养标签是向消费者提供食品营养信息和特性的说明，也是消费者直观了解食品营养组分、特征的有效方式。原卫生部 2007 年制定了《食品营养标签管理规范》（以下简称《规范》），于 2008 年 5 月 1 日起施行。根据《食品安全法》有关规定，为进一步指导和规范我国食品营养标签标示，引导消费者合理选择预包装食品，促进公众膳食营养平衡和身体健康，保护消费者知情权、选择权和监督权，卫生部在参考国际食品法典委员会和国内外管理经验的基础上，组织制定了《预包装食品营养标签通则》（GB28050-2011，以下简称《营养标签标准》），于 2013 年 1 月 1 日起正式实施。《营养标签标准》是食品安全国家标准，属于强制执行的标准；《营养标签标准》实施后，其他相关规定与《营养标签标准》不一致的，应当按照《营养标签标准》执行。自《营养标签标准》实施之日，原卫生部 2007 年公布的《规范》即行废止。

一、实施《营养标签标准》的意义

根据国家营养调查结果，我国居民既有营养不足，也有营养过剩的问题，特别是脂肪、钠（食盐）、胆固醇的摄入较高，是引发慢性病的主要因素。通过实施《营养标签标准》，要求预包装食品必须标示营养标签内容，一是有利于宣传普及食品营养知识，指导公众科学选择膳食；二是有利于促进消费者合理平衡膳食和身体健康；三是有利于规范企业正确标示营养标签，科学宣传有关营养知识，促进食品产业健康发展。

二、国际上食品营养标签管理情况

国际组织和许多国家都非常重视食品营养标签，国际食品法典委员会（CAC）先后制定了多个营养标签相关标准和技术文件，大多数国家制定了有关法规和标准。特别是世界卫生组织 / 联合国粮农组织（WHO/FAO）的《膳食、营养与慢性病》报告发布后，各国在推行食品营养标签制度和指导健康膳食方面出台了更多举措。世界卫生组织（WHO）2004 年调查的 74 个国家中，没有食品营养标签管理法规的国家只有 19 个（占 25.7%），有法规的国家为 55 个（74.3%），其中 10 个国家强制性执行。美国早在 1994 年就开始强制实施营养标签法规，我国台湾地区和香港特别行政区也已对预包装食品采取强制性营养标签管理制度。

三、《营养标签标准》实施原则

《营养标签标准》实施应当遵循以下原则：一是食品生产企业应当严格依据法律法规和标准组织生产，符合营养标签标准要求。二是提倡以技术指导和规范执法并重的监督执法方式，对预包装食品营养标签不规范的，应积极指导生产企业，帮助查找原因，采取改进措施。三是推动食品产业健康发展，食品生产企业应当采取措施，将营养标签标准的各

项要求与生产技术、经营、管理工作相结合，逐步减少盐、脂肪和糖的用量，提高食品的营养价值，促进产业健康发展。

四、《营养标签标准》与原《规范》的比较

《营养标签标准》充分考虑了《食品营养标签管理规范》规定及其实施情况，借鉴了国外的管理经验，进一步完善了营养标签管理制度，主要内容如下。

1. 简化了营养成分分类和标签格式。删除"宜标示的营养成分"分类，调整营养成分标示顺序，减少对营养标签格式的限制，增加文字表述的基本格式。

2. 增加了使用营养强化剂和氢化油要强制性标示相关内容、能量和营养素低于"0"界限值时应标示"0"等强制性标示要求。

3. 删除可选择标示的营养成分铬、钼及其 NRV 值。

4. 简化了允许误差，删除对维生素 A、D 含量在"强化与非强化食品"中允许误差的差别。

5. 适当调整了营养声称规定。增加营养声称的标准语和同义语，增加反式脂肪（酸）"0"声称的要求和条件，增加部分营养成分按照每 420kJ 标示的声称条件。

6. 适当调整了营养成分功能声称。删除对营养成分功能声称放置位置的限制，增加能量、膳食纤维、反式脂肪（酸）等的功能声称用语，修改饱和脂肪、泛酸、镁、铁等的功能声称用语。

五、适用对象和范围

1. 预包装食品　直接提供给消费者的预包装食品，应按照《营养标签标准》规定标示营养标签（豁免标示的食品除外）；非直接提供给消费者的预包装食品，可以参照《营养标签标准》执行，也可以按企业双方约定或合同要求标注或提供有关营养信息。

2. 豁免强制标示营养标签的预包装食品　根据国际上实施营养标签制度的经验，《营养标签标准》中规定了可以豁免标识营养标签的部分食品范围。鼓励豁免的预包装食品按《营养标签标准》要求自愿标识营养标签。豁免强制标识营养标签的食品如下。

（1）食品的营养素含量波动大的，如生鲜食品、现制现售食品。

（2）包装小，不能满足营养标签内容的，如包装总表面积≤ 100 cm^2 或最大表面面积≤ 20 cm^2 的预包装食品。

（3）食用量小、对机体营养素的摄入贡献较小的，如饮料酒类、包装饮用水、每日食用量≤ 10 g 或 10 mL 的。

符合以上条件的预包装食品，如果有以下情形，则应当按照营养标签标准的要求，强制标注营养标签。

（1）企业自愿选择标识营养标签的。

（2）标签中有任何营养信息（如"蛋白质≥ 3.3%"等）的。但是，相关产品标准中允许使用的工艺、分类等内容的描述，不应当作为营养信息，如"脱盐乳清粉"等。

（3）使用了营养强化剂、氢化和（或）部分氢化植物油的。

（4）标签中有营养声称或营养成分功能声称的。

3. 生鲜食品　生鲜食品是指预先定量包装的、未经烹煮、未添加其他配料的生肉、生鱼、生蔬菜和水果等，如袋装鲜（或冻）虾、肉、鱼或鱼块、肉块、肉馅等。此外，未添加其他配料的干制品类，如干蘑菇、木耳、干水果、干蔬菜等，以及生鲜蛋类等，也属于《营养标签标准》中生鲜食品的范围。但是，预包装速冻面米制品和冷冻调理食品不属于豁免范围，如速冻饺子、包子、汤圆、虾丸等。

4. 乙醇含量≥ 0.5% 的饮料酒类　乙醇含量大于等于 0.5% 的饮料酒类产品，包括发酵酒及其配制酒、蒸馏酒及其配制酒及其他酒类（如料酒等）。上述酒类产品除水分和乙醇外，基本不含任何营养素，可不标示营养标签。

5. 包装总表面积≤ $100cm^2$ 或最大表面面积≤ $20cm^2$ 的预包装食品　产品包装总表面积≤ $100cm^2$ 或最大表面面积≤ $20cm^2$ 的预包装食品可豁免强制标示营养标签，但允许自愿标示营养信息。这类产品自愿标示营养信息时，可使用文字格式，并可省略营养素参考值（NRV）标示。包装总表面积计算可在包装未放置产品时平铺测定，但应除去封边所占尺寸。包装最大表面面积的计算方法同《预包装食品标签通则》（GB7718-2011）的附录 A。

6. 现制现售食品　现制现售食品是指现场制作、销售并可即时食用的食品。但是，食品加工企业集中生产加工、配送到商场、超市、连锁店、零售店等销售的预包装食品，应当按标准规定标示营养标签。

7. 包装饮用水　包装饮用水是指饮用天然矿泉水、饮用纯净水及其他饮用水，这类产品主要提供水分，基本不提供营养素，因此豁免强制标示营养标签。对饮用天然矿泉水，依据相关标准标注产品的特征性指标，如偏硅酸、碘化物、硒、溶解性总固体含量及主要阳离子 (K^+、Na^+、Ca^{2+}、Mg^{2+}) 含量范围等，不作为营养信息。

8. 每日食用量≤ 10g 或 10mL 的预包装食品　指食用量少、对机体营养素的摄入贡献较小，或者单一成分调味品的食品，具体包括以下几种。

（1）调味品：味精、醋等。

（2）甜味料：食糖、淀粉糖、花粉、餐桌甜味料、调味糖浆等。

（3）香辛料：花椒、大料、辣椒、五香粉等。

（4）可食用比例较小的食品：茶叶、胶基糖果、咖啡豆等。

（5）其他：酵母、食用淀粉等。

但是，对于单项营养素含量较高、对营养素日摄入量影响较大的食品，如腐乳类、酱腌菜（咸菜）、酱油、酱类（黄酱、肉酱、辣酱、豆瓣酱等）及复合调味料等，应当标示营养标签。

9. 使用了营养强化剂的预包装食品如何标示营养信息　使用了营养强化剂的预包装食品，除按营养标签标准 4.1 规定标示外，在营养成分表中还应标示强化后食品中该营养素的含量及其占营养素参考值（NRV）的百分比，若强化的营养成分不属于营养标签标准表所列范围，其标示顺序应排列于所列营养素之后。

既是营养强化剂又是食品添加剂的物质，如维生素 C、维生素 E、β - 胡萝卜素、核黄素、碳酸钙等，若仅作为食品添加剂使用，可不在营养标签中标示。

六、营养成分表

营养成分表是标示食品中能量和营养成分的名称、含量及其占营养素参考值（NRV）百分比的规范性表格。营养成分表的基本要素包括5个基本要素：表头、营养成分名称、含量、NRV%和方框。

1. *表头* 以"营养成分表"作为表头。

2. *营养成分名称* 按标准表的名称和顺序标示能量和营养成分。

3. *含量* 指含量数值及表达单位。

4. NRV% 指能量或营养成分含量占相应营养素参考值（NRV）的百分比。

5. *方框* 采用表格或相应形式。

营养成分表各项内容应使用中文标示，若同时标示英文，应与中文相对应。

核心营养素是食品中存在的与人体健康密切相关，具有重要公共卫生意义的营养素，摄入缺乏可引起营养不良，影响儿童和青少年生长发育和健康，摄入过量则可导致肥胖和慢性病发生。《营养标签标准》中的核心营养素是在充分考虑我国居民营养健康状况和慢性病发病状况的基础上，结合国际贸易需要与我国社会发展需求等多种因素而确定的，包括蛋白质、脂肪、碳水化合物、钠四种。根据标准实施情况，适时对核心营养素的数量和内容进行补充完善。部分国家和地区核心营养素数量及种类见表8-1。

表8-1 部分国家和地区核心营养素数量及种类

部分国家和地区	核心营养素
国际食品法典委员会	1+3：能量、蛋白质、脂肪、可利用碳水化合物
美国	1+14：能量、由脂肪提供的能量百分比、脂肪、饱和脂肪、胆固醇、总碳水化合物、糖、膳食纤维、蛋白质、维生素A、维生素C、钠、钙、铁、反式脂肪酸
加拿大	1+13：能量、脂肪、饱和脂肪、反式脂肪（同时标出饱和脂肪与反式脂肪之和）、胆固醇、钠、总碳水化合物、膳食纤维、糖、蛋白质、维生素A、维生素C、钙、铁
澳大利亚	1+5：能量、蛋白质、脂肪、碳水化合物、糖、钠
马来西亚	1+3：能量、蛋白质、脂肪、碳水化合物
新加坡	1+8：能量、蛋白质、总脂肪、饱和脂肪、反式脂肪、胆固醇、碳水化合物、膳食纤维、钠
日本	1+4：能量、蛋白质、脂肪、碳水化合物、钠
中国台湾地区	1+4：能量、蛋白质、脂肪、碳水化合物、钠
中国香港特别行政区	1+7：能量、蛋白质、碳水化合物、总脂肪、饱和脂肪、反式脂肪、糖、钠

食品企业可选择以每100 g、每100 mL、每份来标示营养成分表，目标是准确表达产品营养信息。"份"是企业根据产品特点或推荐量而设定的，每包、每袋、每支、每罐等均可作为1份，也可将1个包装分成多份，但应注明每份的具体含量（g、mL）。用"份"

为计量单位时，营养成分含量数值“0”界限值应符合每 100 g 或每 100 mL 的“0”界限值规定。例如：某食品每份（20g）中含蛋白质 0.4 g，100 g 该食品中蛋白质含量为 2.0 g，按照“0”界限值的规定，在产品营养成分表中蛋白质含量应标示为 0.4g，而不能为 0。

若销售单元内的多件食品为不同品种，应在外包装（或大包装）标示每个品种食品的所有强制标示内容，可将共有信息统一标示。若外包装（或大包装）易于开启识别或透过外包装（或大包装）能清晰识别内包装（或容器）的所有或部分强制标示内容，可不在外包装（或大包装）重复标示相应内容。销售单元内包含多种不同食品时，①若外包装上标示包装内食品营养成分的平均含量，平均含量可以是整个大包装的检验数据，也可以是按照比例计算的营养成分含量；②若分别标示各食品的营养成分含量，共有信息可共用，同一包装内含有可由消费者酌情添加的配料（如方便面的调料包、膨化食品的蘸酱包等）时，也可采用本方法进行标示；③当豁免强制标示营养标签的预包装食品作为赠品时，可以不在外包装上标示赠品的营养信息。

七、营养声称和营养成分功能声称

1. *营养声称* 营养声称是对食物营养特性的描述和声明，包括含量声称和比较声称。营养声称必须满足营养标签标准附录 C 规定。

含量声称是指描述食品中能量或营养成分含量水平的声称，如“含有”“高”“低”或“无”等声称用语。附录 C 中表 C.1 列出的营养成分均可进行含量声称，并应符合相应要求。附录 C 中表 C.2 规定了含量声称用语，包括标准语和同义语。对营养成分进行含量声称时，必须使用该表中规定的用语。例如：允许声称“高”或“富含”蛋白质的情形：当食品中蛋白质含量≥ 12g/100g 或≥ 6g/100ml 或≥ 6g/420kJ 时，可以声称“高”蛋白或“富含”蛋白质。

比较声称指与消费者熟知的同类食品的能量值或营养成分含量进行比较之后的声称，如“增加”“减少”等。比较声称的条件是能量值或营养成分含量与参考食品的差异≥ 25%。比较声称用语分为“增加”和“减少”两类，可根据食品特点选择相应的同义语，见营养标签标准附录 C 中表 C.4。

含量声称和比较声称都是表示食品营养素特点的方式，其差别为：①声称依据不同。含量声称是根据规定的含量要求进行声称，比较声称是根据参考食品进行声称。②声称用语不同。含量声称用“含有”“低”“高”等用语；比较声称用“减少”“增加”等用语。

一般来说，当产品营养素含量条件符合含量声称要求时，可以首先选择含量声称。因为含量声称的条件和要求明确，更加容易使用和理解。当产品不能满足含量声称条件，或者参考食品被广大消费者熟知，用比较声称更能说明营养特点的时候，可以用比较声称。

2. *营养成分功能声称* 营养成分功能声称指某营养成分可以维持人体正常生长、发育和正常生理功能等作用的声称。同一产品可以同时对两个及以上符合要求的成分进行功能声称。

营养标签标准规定，只有当能量或营养成分含量符合营养标签标准附录 C 营养声称的要求和条件时，才可根据食品的营养特性，选用附录 D 中相应的一条或多条功能声称标准

用语。例如：只有当食品中的钙含量满足“钙来源”“高钙”或“增加钙”等条件和要求后，才能标示“钙有助于骨骼和牙齿的发育”等功能声称用语。

营养成分功能声称标准用语不得删改、添加和合并，更不能任意编写。例如，如果产品声称高钙，可选择营养标签标准中给出的1条或多条功能声称用语，但不能删改、添加和合并。

（张亚超 李自民）

附　录

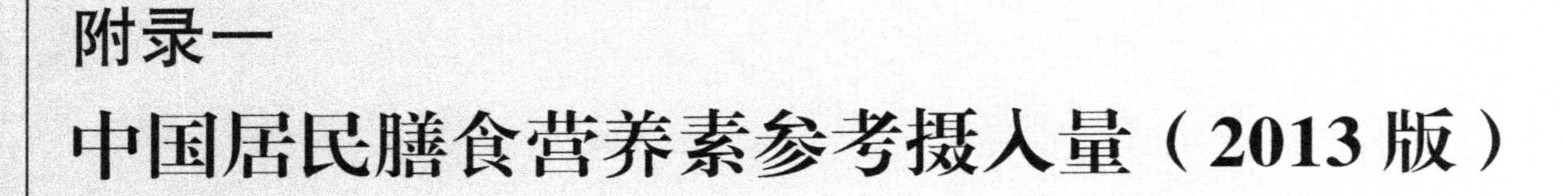

附录一
中国居民膳食营养素参考摄入量（2013版）

附表 1-1　中国居民膳食能量需要量

年龄（岁）/生理阶段	能量（MJ/d）						能量（kcal/d）					
	轻体力活动水平		中体力活动水平		重体力活动水平		轻体力活动水平		中体力活动水平		重体力活动水平	
	男	女	男	女	男	女	男	女	男	女	男	女
0～	—	—	0.38 MJ/（kg・d）	0.38 MJ/（kg・d）	—	—	—	—	90 kcal/（kg・d）	90 kcal/（kg・d）	—	—
0.5～	—	—	0.33 MJ/（kg・d）	0.33 MJ/（kg・d）	—	—	—	—	80 kcal/（kg・d）	80kcal/（kg・d）	—	—
1～			3.77	3.35	—		—	—	900	800	—	—
2～			4.60	4.18	—	—	—	—	1100	1000	—	—

续表

年龄（岁）/生理阶段	能量（MJ/d）						能量（kcal/d）					
	轻体力活动水平		中体力活动水平		重体力活动水平		轻体力活动水平		中体力活动水平		重体力活动水平	
	男	女	男	女	男	女	男	女	男	女	男	女
3～			5.23	5.02	—	—	—	—	1250	1200	—	—
4～			5.44	5.23	—	—	—	—	1300	1250	—	—
5～			5.86	5.44	—	—	—	—	1400	1300	—	—
6～	5.86	5.23	6.69	6.07	7.53	6.90	1400	1250	1600	1450	1800	1650
7～	6.28	5.65	7.11	6.49	7.95	7.32	1500	1350	1700	1550	1900	1750
8～	6.90	6.07	7.74	7.11	8.79	7.95	1650	1450	1850	1700	2100	1900
9～	7.32	6.49	8.37	7.53	9.41	8.37	1750	1550	2000	1800	2250	2000
10～	7.53	6.90	8.58	7.95	9.62	9.00	1800	1650	2050	1900	2300	2150
11～	8.58	7.53	9.83	8.58	10.88	9.62	2050	1800	2350	2050	2600	2300
14～	10.46	8.37	11.92	9.62	13.39	10.67	2500	2000	2850	2300	3200	2550
18～	9.41	7.53	10.88	8.79	12.55	10.04	2250	1800	2600	2100	3000	2400
50～	8.79	7.32	10.25	8.58	11.72	9.83	2100	1750	2450	2050	2800	2350
65～	8.58	7.11	9.83	8.16	—	—	2050	1700	2350	1950	—	—
80～	7.95	6.28	9.20	7.32	—	—	1900	1500	2200	1750	—	—
孕妇（早）	—	+0	—	+0	—	+0		+0	—	+0	—	+0
孕妇（中）	—	+1.25	—	+1.25	—	+1.25		+300	—	+300	—	+300
孕妇（晚）	—	+1.90	—	+1.90	—	+1.90		+450	—	+450	—	+450
乳母		+2.10	—	+2.10	—	+2.10		+500	—	+500	—	+500

未制定参考值者用“—”表示；1 kcal=4.184 kJ。

附表 1-2　中国居民膳食蛋白质、碳水化合物、脂肪和脂肪酸的参考摄入量

年龄（岁）/生理阶段	蛋白质 *				总碳水化合物 EAR（g/d）	亚油酸 AI（%E）	α-亚麻酸 AI（%E）	EPA+DHA AI（mg）
	EAR（g/d）		RNI（g/d）					
	男	女	男	女				
0～	—	—	9（AI）	9（AI）	—	7.3（150 mg[a]）	0.87	100[b]
0.5～	15	15	20	20	—	6.0	0.66	100[b]
1～	20	20	25	25	120	4.0	0.60	100[b]
4～	25	25	30	30	120	4.0	0.60	—
7～	30	30	40	40	120	4.0	0.60	—
11～	50	45	60	55	150	4.0	0.60	—
14～	60	50	75	60	150	4.0	0.60	—
18～	60	50	65	55	120	4.0	0.60	—
50～	60	50	65	55	120	4.0	0.60	—
65～	60	50	65	55	120	4.0	0.60	—
80～	60	50	65	55	120	4.0	0.60	—
孕妇（早）	—	+0	—	+0	130	4.0	0.60	250（200[b]）
孕妇（中）	—	+10	—	+15	130	4.0	0.60	250（200[b]）
孕妇（晚）	—	+25	—	+30	130	4.0	0.60	250（200[b]）
乳母	—	+20	—	+25	160	4.0	0.60	250（200[b]）

1. 蛋白质细分的各年龄段参考摄入量见正文；2.[a] 为花生四烯酸，[b] 为 DHA；3. 未制定参考值者用“—”表示；4.E% 为占能量的百分比。

附表 1-3　中国居民膳食宏量营养素的可接受范围（U-AMDR）

年龄（岁）/生理阶段	总碳水化合物 EAR（g/d）	糖 *（% E）	总脂肪（% E）	饱和脂肪酸（% E）	n-6 多不饱和脂肪酸（% E）	n-3 多不饱和脂肪酸（% E）	EPA+DHA（g/d）
0～	60（AI）	—	48（AI）	—	—	—	—
0.5～	50～65	—	40（AI）	—	—	—	—
1～	50～65	—	35（AI）	—	—	—	—
4～	50～65	≤ 10	20～30	＜ 8	—	—	—
7～	50～65	≤ 10	20～30	＜ 8	—	—	—
11～	50～65	≤ 10	20～30	＜ 8	—	—	—
14～	50～65	≤ 10	20～30	＜ 8	—	—	—
18～	50～65	≤ 10	20～30	＜ 10	2.5～9	0.5～2.0	0.25～2.0
50～	50～65	≤ 10	20～30	＜ 10	2.5～9	0.5～2.0	0.25～2.0
65～	50～65	≤ 10	20～30	＜ 10	2.5～9	0.5～2.0	—
80～	50～65	≤ 10	20～30	＜ 10	2.5～9	0.5～2.0	—
孕妇（早）	50～65	≤ 10	20～30	＜ 10	2.5～9	0.5～2.0	—
孕妇（中）	50～65	≤ 10	20～30	＜ 10	2.5～9	0.5～2.0	—
孕妇（晚）	50～65	≤ 10	20～30	＜ 10	2.5～9	0.5～2.0	—
乳母	50～65	≤ 10	20～30	＜ 10	2.5～9	0.5～2.0	—

1.* 外加的糖；2. 未制定参考值者用“—”表示；3. E% 为占能量的百分比。

附表 1-4　中国居民膳食维生素的推荐摄入量或适宜摄入量

年龄（岁）/生理阶段	维生素 A（μg RAE/d）		维生素 D（μg/d）	维生素 E（AI）（mg α-TE/d）	维生素 K（AI）μg/d	维生素 B_1（mg/d）		维生素 B_2（mg/d）		维生素 B_6（mg/d）	维生素 B_{12}（mg/d）	泛酸（AI）（mg/d）	叶酸（μg DFE/d）	烟酸（mg NE/d）		胆碱（AI）（mg/d）		生物素（AI）（mg/d）	维生素 C（mg/d）
	男	女				男	女	男	女					男	女	男	女		
0～	300（AI）		10（AI）	3	2	0.1（AI）		0.4（AI）		0.2（AI）	0.3（AI）	1.7	65（AI）	2（AI）		120		5	40（AI）
0.5～	350（AI）		10（AI）	4	10	0.3（AI）		0.5（AI）		0.4（AI）	0.6（AI）	1.9	100（AI）	3（AI）		150		9	40（AI）
1～	310		10	6	30	0.6		0.6		0.6	1.0	2.1	160	6		200		17	40
4～	360		10	7	40	0.8		0.7		0.7	1.2	2.5	190	8		250		20	50
7～	500		10	9	50	1.0		1.0		1.0	1.6	3.5	250	11	10	300		25	65
11～	670	630	10	13	70	1.3	1.1	1.3	1.1	1.3	2.1	4.5	350	14	12	400		35	90
14～	820	620	10	14	75	1.6	1.3	1.5	1.2	1.4	2.4	5.0	400	16	13	500	400	40	100
18～	800	700	10	14	80	1.4	1.2	1.4	1.2	1.4	2.4	5.0	400	15	12	500	400	40	100
50～	800	700	10	14	80	1.4	1.2	1.4	1.2	1.6	2.4	5.0	400	14	12	500	400	40	100
65～	800	700	15	14	80	1.4	1.2	1.4	1.2	1.6	2.4	5.0	400	14	11	500	400	40	100
80～	800	700	15	14	80	1.4	1.2	1.4	1.2	1.6	2.4	5.0	400	13	10	500	400	40	100
孕妇（早）	—	+0	+0	+0	+0	—	+0	—	+0	+0.8	+0.5	+0.1	+200	—	+0	—	+20	+0	+0
孕妇（中）	—	+70	+0	+0	+0	—	+0.2	—	+0.2	+0.8	+0.5	+0.1	+200	—	+0	—	+20	+0	+15
孕妇（晚）	—	+70	+0	+0	+0	—	+0.3	—	+0.3	+0.8	+0.5	+0.1	+200	—	+0	—	+20	+0	+15
乳母	—	+600	+0	+3	+5	—	+0.3	—	+0.3	—	+0.3	+2.0	+150	—	+3	—	+120	+10	+50

附表 1-5　中国居民膳食矿物质的推荐摄入量或适宜摄入量

年龄（岁）/ 生理阶段	钙（mg/d）	磷（mg/d）	钾（AI）（mg/d）	镁（mg/d）	钠（AI）（mg/d）	氯（AI）（mg/d）	铁（mg/d）		锌（mg/d）		碘（μg/d）	硒（mg/d）	铜（mg/d）	钼（μg/d）	氟（AI）（mg/d）	锰（AI）（mg/d）	铬（AI）（μg/d）
							男	女	男	女							
0～	200（AI）	100（AI）	350	20（AI）	170	260	0.3（AI）		2.0（AI）		85（AI）	15（AI）	0.3（AI）	2（AI）	0.01	0.01	0.2
0.5～	250（AI）	180（AI）	550	65（AI）	350	550	10		3.5		115（AI）	20（AI）	0.3（AI）	3（AI）	0.23	0.7	4.0
1～	600	300	900	140	700	1100	9		4.0		90	25	0.3	40	0.6	1.5	15
4～	800	350	1200	160	900	1400	10		5.5		90	30	0.4	50	0.7	2.0	20
7～	1000	470	1500	220	1200	1900	13		7.0		90	40	0.5	65	1.0	3.0	25
11～	1200	640	1900	300	1400	2200	15	18	10	9.0	110	55	0.7	90	1.3	4.0	30
14～	1000	710	2200	320	1600	2500	16	18	12	8.5	120	60	0.8	100	1.5	4.5	35
18～	800	720	2000	330	1500	2300	12	20	12.5	7.5	120	60	0.8	100	1.5	4.5	30
50～	1000	720	2000	330	1400	2200	12	12	12.5	7.5	120	60	0.8	100	1.5	4.5	30
65～	1000	700	2000	320	1400	2200	12	12	12.5	7.5	120	60	0.8	100	1.5	4.5	30
80～	1000	670	2000	310	1300	2000	12	12	12.5	7.5	120	60	0.8	100	1.5	4.5	30
孕妇（早）	+0	+0	+0	+40	+0	+0	—	+0	—	+2	+110	+5	+0.1	+10	+0	+0.4	+1.0
孕妇（中）	+200	+0	+0	+40	+0	+0	—	+4	—	+2	+110	+5	+0.1	+10	+0	+0.4	+4.0
孕妇（晚）	+200	+0	+0	+40	+0	+0	—	+9	—	+2	+110	+5	+0.1	+10	+0	+0.4	+6.0
乳母	+200	+0	+400	+0	+0	+0	—	+4	—	+4.5	+120	+18	+0.6	+3	+0	+0.3	+7.0

未制定参考值者用“—”表示。

附表 1-6 中国居民膳食微量营养素平均需要量

年龄（岁）/生理阶段	维生素A（μg RAE/d）		维生素D（μg/d）	维生素B_1（mg/d）		维生素B_2（mg/d）		维生素B_6（mg/d）	维生素B_{12}（mg/d）	叶酸（μg DFE/d）	烟酸（mg NE/d）		维生素C（mg/d）	钙（mg/d）	磷（mg/d）	镁（mg/d）	铁（mg/d）		锌（mg/d）		碘（μg/d）	硒（μg/d）	铜（mg/d）	钼（μg/d）
	男	女		男	女	男	女				男	女					男	女	男	女				
0～	—		—	—		—		—	—	—	—		—	—	—	—	—		—		—	—	—	—
0.5～	—		—	—		—		—	—	—	—		—	—	—	—	7		3.0		—	—	—	—
1～	220		8	0.5		0.5		0.5	0.8	130	5	5	35	500	250	110	6		3.0		65	20	0.25	35
4～	260		8	0.6		0.6		0.6	1.0	150	7	6	40	650	290	130	7		4.5		65	25	0.3	40
7～	360		8	0.8		0.8		0.8	1.3	210	9	8	55	800	400	180	10		6.0		65	35	0.4	55
11～	480	8	8	1.1	1.0	1.1	0.9	1.1	1.8	290	11	10	75	1000	540	250	11	14	8.0	7.5	75	45	0.55	75
14～	590	8	8	1.3	1.1	1.3	1.0	1.2	2.0	320	14	11	85	800	590	270	12	14	9.5	7.0	85	50	0.6	85
18～	560	8	8	1.2	1.0	1.2	1.0	1.2	2.0	320	12	10	85	650	600	280	9	15	10.5	6.0	85	50	0.6	85
50～	560	8	8	1.2	1.0	1.2	1.0	1.3	2.0	320	12	10	85	800	600	280	9	9	10.5	6.0	85	50	0.6	85
65～	560	8	8	1.2	1.0	1.2	1.0	1.3	2.0	320	11	9	85	800	590	270	9	9	10.5	6.0	85	50	0.6	85
80～	560	8	8	1.2	1.0	1.2	1.0	1.3	2.0	320	11	8	85	800	560	260	9	9	10.5	6.0	85	50	0.6	85
孕妇（早）	—	+0	+0	—	+0	—	+0	+0.7	+0.4	+200	—	+0	+0	+0	+0	+30	—	+0	—	+1.7	+75	+4	+0.1	+7
孕妇（中）	—	+50	+0	—	+0.1	—	+0.1	+0.7	+0.4	+200	—	+0	+10	+160	+0	+30	—	+4	—	+1.7	+75	+4	+0.1	+7
孕妇（晚）	—	+50	+0	—	+0.2	—	+0.2	+0.7	+0.4	+200	—	+0	+10	+160	+0	+30	—	+7	—	+1.7	+75	+4	+0.1	+7
乳母	—	+400	+0	—	+0.2	—	+0.2	+0.2	+0.6	+130	—	+2	+40	+160	+0	+0	—	+3	—	+3.8	+85	+15	+0.5	+3

未制定参考值者用“—”表示。

附表 1-7　中国居民膳食微量营养素的可耐受最高摄入量

年龄（岁）/ 生理阶段	维生素A(μg RAE/d)	维生素D (μg/d)	维生素E mg (α-TE/d)	维生素B_6(mg DFE/d)	叶酸 (μg /d)	烟酸 (mg NE/d)	烟酰胺 (mg /d)	胆碱 (mg /d)	维生素C (mg /d)	钙 (mg /d)	磷 (mg /d)	铁 (mg /d)	锌 (mg /d)	碘 (μg /d)	硒 (μg /d)	铜 (mg /d)	钼 (μg /d)	氟 (mg /d)	锰 (mg /d)
0～	600	20	—	—	—	—	—	—	—	1000	—	—	—	—	55	—	—	—	—
0.5～	600	20	—	—	—	—	—	—	—	1500	—	—	—	—	80	—	—	—	—
1～	700	20	150	20	300	10	100	1000	400	1500	—	20	8	—	100	2	200	0.8	—
4～	900	30	200	25	400	15	130	1000	600	2000	—	30	12	200	150	3	300	1.1	3.5
7～	1500	45	350	35	600	20	180	1500	1000	2000	—	35	19	300	200	4	450	1.7	5.0
11～	2100	50	500	45	800	25	240	2000	1400	2000	—	40	28	400	300	6	650	2.5	8
14～	2700	50	600	55	900	30	280	2500	1800	2000	—	40	35	500	350	7	800	3.1	10
18～	3000	50	700	60	1000	35	310	3000	2000	2000	3500	40	40	600	400	8	900	3.5	11
50～	3000	50	700	60	1000	35	310	3000	2000	2000	3500	40	40	600	400	8	900	3.5	11
65～	3000	50	700	60	1000	35	300	3000	2000	2000	3500	40	40	600	400	8	900	3.5	11
80～	3000	50	700	60	1000	30	280	3000	2000	2000	3500	40	40	600	400	8	900	3.5	11
孕妇（早）	3000	50	700	60	1000	35	310	3000	2000	2000	3500	40	40	600	400	8	900	3.5	11
孕妇（中）	3000	50	700	60	1000	35	310	3000	2000	2000	3500	40	40	600	400	8	900	3.5	11
孕妇（晚）	3000	50	700	60	1000	35	310	3000	2000	2000	3500	40	40	600	400	8	900	3.5	11
乳母	3000	50	700	60	1000	35	310	3000	2000	2000	3500	40	40	600	400	8	900	3.5	11

1. 未制定参考值者用“—”表示；2. 有些营养素未制定可耐受摄入量，主要是因为研究资料不充分，并不表示过量摄入没有健康风险。

附录二

常见食物成分表（每 100 g 可食部含量）

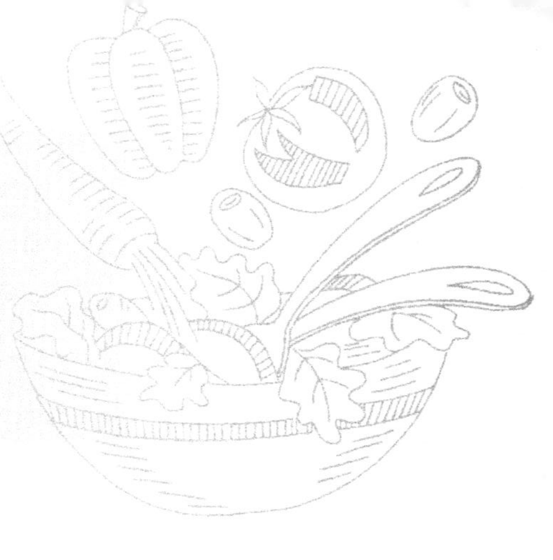

附表 2-1　常见食物每 100 g 可食部的主要营养成分

食物类别	食物名称	食部 (%)	能量 (kcal)	水分 (g)	蛋白质 (g)	脂肪 (g)	膳食纤维 (g)	碳水化合物 (g)	灰分 (g)	胡萝卜素 (μg)	视黄醇当量 (μg)	维生素 B_1 (mg)	维生素 B_2 (mg)	烟酸 (mg)	抗坏血酸 (mg)	维生素 E (mg)	钾 (mg)	钠 (mg)	钙 (mg)	镁 (mg)	铁 (mg)	锌 (mg)	磷 (mg)	硒 (μg)
一、谷类、干豆类及制品	稻米(粳米，标一)	100	343	13.7	7.7	0.6	0.6	76.3	0.6	_	_	0.16	0.08	1.3	—	1.01	97	2.4	11	34	1.1	1.45	121	2.50
	稻米（早籼标一）	100	351	12.3	8.8	1.0	0.4	76.8	0.7	—	—	0.16	0.05	2.0	—	—	124	1.9	10	57	1.2	1.59	141	2.05
	糯米（粳）	100	343	13.8	7.9	0.8	0.7	76.0	0.8	—	—	0.20	0.05	1.7	—	0.08	125	2.8	21	42	1.9	1.77	94	3.30
	黑米	100	333	14.3	9.4	2.5	3.9	68.3	1.6	—	—	0.33	0.13	7.9	—	0.22	256	7.1	12	147	1.6	3.80	356	3.20
	小麦粉（标准粉）	100	344	12.7	11.2	1.5	2.1	71.5	1.0	—	—	0.28	0.08	2.0	—	1.80	190	3.1	31	50	3.5	1.64	188	5.36
	小米	100	358	11.6	9.0	3.1	1.6	73.5	1.2	100	17	0.33	0.10	1.5	—	3.63	284	4.3	41	107	5.1	1.87	299	4.74
	燕麦片	100	367	9.2	15.0	6.7	5.3	61.6	2.2	—	—	0.30	0.13	1.2	—	3.07	214	3.7	186	177	7.0	2.59	291	4.31

续表

食物类别	食物名称	食部(%)	能量(kcal)	水分(g)	蛋白质(g)	脂肪(g)	膳食纤维(g)	碳水化合物(g)	灰分(g)	胡萝卜素(μg)	视黄醇当量(μg)	维生素 B_1(mg)	维生素 B_2(mg)	烟酸(mg)	抗坏血酸(mg)	维生素 E(mg)	钾(mg)	钠(mg)	钙(mg)	镁(mg)	铁(mg)	锌(mg)	磷(mg)	硒(μg)
	油条	100	386	21.8	6.9	17.6	0.9	50.1	2.7	—	—	0.01	0.07	0.7	—	3.19	227	585.2	6	19	1.0	0.75	77	8.60
	玉米（黄）	100	335	13.2	8.7	3.8	6.4	66.6	1.3	100	17	0.21	0.13	2.5	—	3.89	300	3.3	14	96	2.4	1.70	218	3.52
	玉米面	100	340	12.1	8.1	3.3	5.6	69.6	1.3	40	7	0.26	0.09	2.3	—	3.80	349	2.3	22	84	3.2	1.42	196	2.49
	扁豆	100	326	9.9	25.4	0.4	6.5	55.4	2.5	30	5	0.26	0.45	2.6	—	1.86	439	2.3	137	92	19.2	1.90	218	32.00
	豆腐	100	81	82.8	8.1	3.7	0.4	3.8	1.2	—	—	0.04	0.03	0.2	—	2.71	125	7.2	164	27	1.9	1.11	119	2.30
	豆腐干	100	140	65.2	16.2	3.6	0.8	10.7	3.5	—	—	0.03	0.07	0.3	—	—	140	76.5	308	102	4.9	1.76	273	0.02
	豆浆	100	13	96.4	1.8	0.7	1.1	0	0.2	90	15	0.02	0.02	0.1	—	0.80	48	3.0	10	9	0.5	0.24	30	0.14
	腐竹	100	459	7.9	44.6	21.7	1.0	21.3	3.5	—	—	0.13	0.07	0.8	—	27.84	553	26.5	77	71	16.5	3.69	284	6.65
	黑豆	100	381	9.9	36.1	15.9	10.2	23.3	4.6	30	5	0.20	0.33	2.0	—	17.36	1377	3.0	224	243	7.0	4.18	500	6.79
	黄豆	100	359	10.2	35.1	16.0	15.5	18.6	4.6	220	37	0.41	0.20	2.1	—	18.90	1503	2.2	191	199	3.2	3.34	465	6.16
	豇豆	100	322	10.9	19.3	1.2	7.1	58.5	3.0	60	10	0.16	0.08	1.9	—	8.61	737	6.8	40	36	7.1	3.04	344	5.74
	绿豆	100	316	12.3	21.6	0.8	6.4	55.6	3.3	130	22	0.25	0.11	2.0	—	10.95	787	3.2	81	125	6.5	2.18	337	4.28
	素鸡	100	192	64.3	16.5	12.5	0.9	4.3	2.5	60	10	0.02	0.03	0.4	—	17.80	42	373.8	319	61	5.3	1.74	180	6.73
二、蔬菜类	扁豆（鲜）	91	37	88.3	2.7	0.2	2.1	6.1	0.6	150	25	0.04	0.07	0.9	13	0.24	178	3.8	38	34	1.9	0.72	54	0.94
	蚕豆（鲜）	31	104	70.2	8.8	0.4	3.1	16.4	1.1	310	52	0.37	0.10	1.5	16	0.83	391	4.0	16	46	3.5	1.37	200	2.02
	刀豆（鲜）	92	35	89.0	3.1	0.2	1.8	5.3	0.6	220	37	0.05	0.07	1.0	15	0.31	209	5.9	48	28	3.2	0.84	57	0.88
	豇豆（鲜）	97	29	90.3	2.9	0.3	2.3	3.6	0.6	250	42	0.07	0.09	1.4	19	4.39	112	2.2	27	31	0.5	0.54	63	0.74
	绿豆芽	100	18	94.6	2.1	0.1	0.8	2.1	0.3	20	3	0.05	0.06	0.5	6	0.19	68	4.4	9	18	0.6	0.35	37	0.50
	毛豆（青豆）	53	123	69.6	13.1	5.0	4.0	6.5	1.8	130	22	0.15	0.07	1.4	27	2.44	478	3.9	135	70	3.5	1.73	188	2.48

续表

食物类别	食物名称	食部(%)	能量(kcal)	水分(g)	蛋白质(g)	脂肪(g)	膳食纤维(g)	碳水化合物(g)	灰分(g)	胡萝卜素(μg)	视黄醇当量(μg)	维生素B_1(mg)	维生素B_2(mg)	烟酸(mg)	抗坏血酸(mg)	维生素E(mg)	钾(mg)	钠(mg)	钙(mg)	镁(mg)	铁(mg)	锌(mg)	磷(mg)	硒(μg)
	四季豆（菜豆）	96	28	91.3	2.0	0.4	1.5	4.2	0.6	210	35	0.04	0.07	0.4	6	1.24	123	8.6	42	27	1.5	0.23	51	0.43
	豌豆（鲜）	42	105	70.2	7.4	0.3	3.0	18.2	0.9	220	37	0.43	0.09	2.3	14	1.21	332	1.2	21	43	1.7	1.29	127	1.74
	荸荠（马蹄）	78	59	83.6	1.2	0.2	1.1	13.1	0.8	20	3	0.02	0.02	0.7	7	0.65	306	15.7	4	12	0.6	0.34	44	0.70
	甘薯	86	104	72.6	1.4	0.2	1.0	24.2	0.6	220	37	0.07	0.04	0.6	24	0.43	174	58.2	24	17	0.8	0.22	46	0.63
	胡萝卜（红）	96	37	89.2	1.0	0.2	1.11	7.7	0.8	4130	688	0.04	0.03	0.6	13	0.41	190	71.4	32	14	1.0	0.23	27	0.63
	萝卜	94	20	93.9	0.8	0.1	0.6	4.0	0.6	20	3	0.03	0.06	0.6	18	1.00	178	60.0	56	11	0.3	0.13	34	—
	马铃薯	94	76	79.8	2.0	0.2	0.7	16.5	0.8	30	5	0.08	0.04	1.1	27	0.34	343	2.7	8	23	0.8	0.37	40	0.78
	芋头	84	79	78.6	2.2	0.2	1.0	17.1	0.9	160	27	0.06	0.05	0.7	6	0.45	378	33.1	36	23	1.0	0.49	55	1.45
	藕	88	70	80.5	1.9	0.2	1.2	15.2	1.0	20	3	0.09	0.03	0.3	44	0.73	243	44.2	39	19	1.4	0.23	58	0.39
	春笋	66	20	91.4	2.4	0.1	2.8	2.3	1.0	30	5	0.05	0.04	0.4	5	—	300	6.0	8	8	2.4	0.43	36	0.66
	花菜	82	24	92.4	2.1	0.2	1.2	3.4	0.7	30	5	0.03	0.08	0.6	61	0.43	200	31.6	23	18	1.1	0.38	47	0.73
	大白菜	83	15	95.1	1.4	0.1	0.9	2.1	0.4	80	13	0.03	0.04	0.4	28	0.36	90	48.4	35	9	0.6	0.61	28	0.39
	大蒜头	85	126	66.6	4.5	0.2	1.1	26.5	1.1	30	5	0.04	0.06	0.6	7	1.07	302	19.6	39	21	1.2	0.88	117	3.09
	洋葱	90	39	89.2	1.1	0.2	0.9	8.1	0.5	20	3	0.03	0.03	0.3	8	0.14	147	4.4	24	15	0.6	0.23	39	0.92
	茭白	74	23	92.2	1.2	0.2	1.9	4.0	0.5	30	5	0.02	0.03	0.5	5	0.99	209	5.8	4	8	0.4	0.33	36	0.45
	苋菜（红）	73	31	88.8	2.8	0.4	1.8	4.1	2.1	1490	248	0.03	0.10	0.6	30	1.54	340	42.3	178	38	2.9	0.70	63	0.09
	圆白菜（卷心菜）	86	22	93.2	1.5	0.2	1.0	3.6	0.5	70	12	0.03	0.03	0.4	40	0.50	124	27.2	49	12	0.6	0.25	26	0.96

续表

食物类别	食物名称	食部(%)	能量(kcal)	水分(g)	蛋白质(g)	脂肪(g)	膳食纤维(g)	碳水化合物(g)	灰分(g)	胡萝卜素(μg)	视黄醇当量(μg)	维生素B_1(mg)	维生素B_2(mg)	烟酸(mg)	抗坏血酸(mg)	维生素E(mg)	钾(mg)	钠(mg)	钙(mg)	镁(mg)	铁(mg)	锌(mg)	磷(mg)	硒(μg)
	韭菜	90	26	91.8	2.4	0.4	1.4	3.2	0.8	1410	235	0.02	0.09	0.8	24	0.96	247	8.1	42	25	1.6	0.43	38	1.38
	芦笋	90	18	93.0	1.4	0.1	1.9	3.0	0.6	100	17	0.04	0.05	0.7	45	—	213	3.1	10	10	1.4	0.41	42	0.21
	蕹菜（空心菜）	76	20	92.9	2.2	0.3	1.4	2.2	1.0	1520	253	0.03	0.08	0.8	25	1.09	243	94.3	99	29	2.3	0.39	38	1.20
	菠菜	89	24	91.2	2.6	0.3	1.7	2.8	1.4	2920	487	0.04	0.11	0.6	32	1.74	311	85.2	66	58	2.9	0.85	47	0.97
	茼蒿	82	21	93.0	1.9	0.3	1.2	2.7	0.9	1510	252	0.04	0.09	0.6	18	0.92	220	161.3	73	20	2.5	0.35	36	0.60
	芹菜	66	14	94.2	0.8	0.1	1.4	2.5	1.0	60	10	0.01	0.08	0.4	12	2.21	154	73.8	48	10	0.8	0.46	103	—
	芥蓝（甘蓝菜）	78	19	93.2	2.8	0.4	1.6	1.0	1.0	3450	575	0.02	0.09	1.0	76	0.96	104	50.5	128	18	2.0	1.30	50	0.88
	小白菜（青菜）	81	15	94.5	1.5	0.3	1.1	1.6	1.0	1680	280	0.02	0.09	0.7	28	0.70	178	73.5	90	18	19.0	0.51	36	1.17
	油菜	87	23	92.9	1.8	0.5	1.1	2.7	1.0	620	103	0.04	0.11	0.7	36	0.88	210	55.8	108	22	1.2	0.33	39	0.79
	莴苣叶	89	18	94.2	1.4	0.2	1.0	2.6	0.6	880	147	0.06	0.10	0.4	13	0.58	148	39.1	34	19	1.5	0.51	26	0.78
	冬瓜	80	11	96.6	0.4	0.2	0.7	1.9	0.2	80	13	0.01	0.01	0.3	18	0.08	78	1.8	19	8	0.2	0.07	12	0.22
	黄瓜	92	15	95.8	0.8	0.2	0.5	2.4	0.3	90	15	0.02	0.03	0.2	9	0.46	102	4.9	24	15	0.5	0.18	24	0.38
	葫芦	87	14	95.3	0.7	0.1	0.8	2.7	0.4	40	7	0.02	0.01	0.4	11	—	87	0.6	16	7	0.4	0.14	15	0.49
	丝瓜	83	20	94.3	1.0	0.2	0.6	3.6	0.3	90	15	0.02	0.04	0.4	5	0.22	115	2.6	14	11	0.4	0.21	29	0.86
	西瓜	59	34	91.2	0.5	微	0.2	7.9	0.2	80	13	0.02	0.04	0.4	7	0.03	79	4.2	10	11	0.5	0.10	13	0.08
	苦瓜	81	19	93.4	1.0	0.1	1.4	3.5	0.6	100	17	0.03	0.03	0.4	56	0.85	256	2.5	14	18	0.7	0.36	35	0.36
	南瓜	85	22	93.5	0.7	0.1	0.8	4.5	0.4	890	148	0.03	0.04	0.4	8	0.36	145	0.8	16	8	0.4	0.14	24	0.46

续表

食物类别	食物名称	食部(%)	能量(kcal)	水分(g)	蛋白质(g)	脂肪(g)	膳食纤维(g)	碳水化合物(g)	灰分(g)	胡萝卜素(μg)	视黄醇当量(μg)	维生素B_1(mg)	维生素B_2(mg)	烟酸(mg)	抗坏血酸(mg)	维生素E(mg)	钾(mg)	钠(mg)	钙(mg)	镁(mg)	铁(mg)	锌(mg)	磷(mg)	硒(μg)
	佛手瓜	100	16	94.3	1.2	0.1	1.2	2.6	0.6	20	3	0.01	0.10	0.1	8	—	76	1.0	17	10	0.1	0.08	18	1.45
	番茄	97	19	94.4	0.9	0.2	0.5	3.5	0.5	550	92	0.03	0.03	0.6	19	0.57	163	5.0	10	9	0.4	0.13	2	0.15
	辣椒（尖、青）	84	23	91.9	1.4	0.3	2.1	3.7	0.6	340	57	0.03	0.04	0.5	62	0.88	209	2.2	15	15	0.7	0.22	3	0.62
	茄子	93	21	93.4	1.1	0.2	1.3	3.6	0.4	50	8	0.02	0.04	0.6	5	1.13	142	5.4	24	13	0.5	0.23	2	0.48
	榨菜	100	29	75.0	2.2	0.3	2.2	4.4	16.0	490	83	0.03	0.06	0.5	2	—	363	4252.6	155	54	3.9	0.63	41	1.93
	海带（干）	98	77	70.5	1.8	0.1	6.1	17.3	4.2	240	40	0.01	0.10	0.8	—	0.85	761	327.4	348	129	4.7	0.65	52	5.84
	金针菇	100	26	90.2	2.4	0.4	2.7	3.3	1.0	30	5	0.15	0.19	4.1	2	1.14	195	4.3	—	17	1.4	0.39	97	0.28
	香菇（干）	95	211	12.3	20.0	1.2	31.6	30.1	4.8	20	3	0.19	1.26	20.5	5	0.66	464	11.2	83	147	10.5	8.57	258	6.42
	紫菜	100	207	12.7	26.7	1.1	21.6	22.5	15.4	1370	228	0.27	1.02	7.3	2	1.82	1796	710.5	264	105	54.9	2.47	350	7.22
三、水果及坚果类	菠萝	68	41	88.4	0.5	0.1	1.3	9.5	0.2	200	33	0.04	0.02	0.2	18	—	113	0.8	12	8	0.6	0.14	9	0.24
	草莓	97	30	91.3	1.0	0.2	1.1	6.0	0.4	30	5	0.02	0.03	0.3	47	0.71	131	4.2	18	12	1.8	0.14	27	0.70
	柑	77	51	86.9	0.7	0.2	0.4	11.5	0.3	890	148	0.08	0.04	0.4	28	0.92	154	1.4	35	11	0.2	0.08	18	0.30
	桂圆（鲜）	50	70	81.4	1.2	0.1	0.4	16.2	0.7	20	3	0.01	0.14	1.3	43	—	248	3.9	6	10	0.2	0.40	30	0.83
	桔（芦柑）	77	43	88.5	0.6	0.2	0.6	9.7	0.4	520	87	0.02	0.03	0.2	19	—	54	—.	45	45	1.4	0.10	25	0.07
	柚子（文旦）	69	41	89	0.8	0.2	0.4	9.1	0.5	10	2	—	0.03	0.3	23	—	119	3.0	4	4	0.3	0.40	24	0.70
	梨（鸭梨）	82	43	88.3	0.2	0.2	1.1	10.0	0.2	700	2	0.03	0.03	0.2	4	0.31	77	1.5	4	5	0.9	0.10	14	0.28
	枇杷	62	39	89.3	0.8	0.2	0.8	8.5	0.4	10	117	0.01	0.03	0.3	8	0.24	122	4.0	17	10	1.1	0.21	8	0.72
	荔枝（鲜）	73	70	81.9	0.9	0.2	0.5	16.1	0.4	20	2	0.10	0.04	1.1	41	—	151	1.7	2	12	0.4	0.17	24	0.14

续表

食物类别	食物名称	食部(%)	能量(kcal)	水分(g)	蛋白质(g)	脂肪(g)	膳食纤维(g)	碳水化合物(g)	灰分(g)	胡萝卜素(μg)	视黄醇当量(μg)	维生素 B_1(mg)	维生素 B_2(mg)	烟酸(mg)	抗坏血酸(mg)	维生素 E(mg)	钾(mg)	钠(mg)	钙(mg)	镁(mg)	铁(mg)	锌(mg)	磷(mg)	硒(μg)
	苹果	76	52	85.9	0.2	0.2	1.2	12.3	0.2	8050	3	0.06	0.02	0.2	4	2.12	119	1.6	4	4	0.6	0.19	12	0.12
	芒果	60	32	90.6	0.6	0.2	1.3	7.0	0.3	30	1342	0.01	0.04	0.3	23	1.21	138	2.8	微	14	0.2	0.09	11	1.44
	无花果	100	59	81.3	1.5	0.1	3.0	13.0	1.1	50	5	0.03	0.12	0.8	6	6.25	286	243.0	96	29	10.4	0.18	32	1.41
	葡萄	86	43	88.7	0.5	0.2	0.4	9.9	0.3	120	8	0.04	0.02	0.2	25	0.70	104	1.3	5	8	0.4	0.18	13	0.20
	柿子	87	71	80.6	0.4	0.1	1.4	17.1	0.4	20	20	0.02	0.02	0.3	30	1.12	151	0.80	9	19	0.2	0.08	23	0.24
	桃	86	48	86.4	0.9	0.1	1.3	10.9	0.4	60	3	0.01	0.03	0.7	7	1.54	166	5.8	6	7	0.8	0.34	20	0.24
	香蕉	59	91	75.8	1.4	0.2	1.2	20.8	0.6	240	10	0.02	0.04	0.7	8	0.24	256	0.8	7	43	0.4	0.18	28	0.87
	枣（鲜）	87	122	67.4	0.3	1.1	1.9	28.6	0.7	30	40	0.06	0.09	0.9	243	0.78	375	1.2	22	25	1.2	1.52	23	0.80
	核桃（干）	43	627	5.2	14.9	58.8	9.5	9.6	2.0	30	5	0.15	0.14	0.9	1	43.21	385	6.4	56	131	2.7	2.17	294	4.62
	花生仁（生）	100	563	6.9	25.0	44.3	5.5	16.0	2.3	—	5	0.72	0.13	17.9	2	18.09	587	3.6	39	178	2.1	2.50	324	3.94
	莲子（干）	100	344	9.5	17.2	20.0	3.0	64.2	4.1	—	—	0.16	0.08	4.2	5	2.71	846	5.1	97	242	3.6	2.78	550	3.36
	西瓜子（炒）	43	573	4.3	32.7	44.8	4.5	9.7	4.0	—	—	0.04	0.08	3.4	—	1.23	612	187.7	28	448	8.2	6.76	765	23.44
四、蛋奶类	鸭蛋	87	180	70.3	12.6	13.0	—	3.1	1.0	—	261	0.17	0.35	0.2	—	4.98	135	106.0	62	13	2.9	1.67	226	15.68
	鸡蛋	88	156	73.8	12.8	11.1	—	1.3	1.0	—	194	0.13	0.32	0.2	—	2.29	121	125.7	44	11	2.3	1.01	182	14.98
	鹌鹑蛋	86	160	73.0	12.8	11.1	—	2.1	1.0	—	337	0.11	0.49	0.1	—	3.08	138	106.6	47	11	3.2	1.61	180	25.48
	牛奶（鲜）	100	54	89.8	3.0	3.2	—	3.4	0.6	—	24	0.03	0.14	0.1	1	0.21	109	37.2	104	11	0.3	0.42	73	1.94
	牛奶粉（全脂）	100	478	2.3	20.1	21.2	—	51.7	4.7	—	141	0.11	0.73	0.9	4	0.48	449	260.1	676	79	1.2	3.14	469	11.80
	酸奶	100	72	84.7	2.5	27.0	—	9.3	0.8	—	26	0.03	0.15	0.2	1	0.12	150	39.8	118	12	0.4	0.53	85	1.71

续表

食物类别	食物名称	食部(%)	能量(kcal)	水分(g)	蛋白质(g)	脂肪(g)	膳食纤维(g)	碳水化合物(g)	灰分(g)	胡萝卜素(μg)	视黄醇当量(μg)	维生素B_1(mg)	维生素B_2(mg)	烟酸(mg)	抗坏血酸(mg)	维生素E(mg)	钾(mg)	钠(mg)	钙(mg)	镁(mg)	铁(mg)	锌(mg)	磷(mg)	硒(μg)
五、畜禽肉类	猪肉（腿）	100	190	67.6	17.9	12.8	—	0.8	0.9	—	3	0.53	0.24	4.9	—	0.30	295	63.0	6	25	0.9	2.18	185	13.40
	羊肉（瘦）	90	118	74.2	20.5	3.9	—	0.2	1.2	—	11	0.15	0.16	5.2	—	0.31	403	69.4	9	22	3.9	6.06	169	7.18
	牛肉（瘦）	100	106	75.2	20.2	2.3	—	1.2	1.1	—	6	0.07	0.13	6.3	—	0.35	284	53.6	9	21	2.8	3.71	172	10.55
	狗肉	80	116	76.0	16.8	4.6	—	1.8	0.8	—	157	0.34	0.20	3.5	—	1.40	140	47.4	52	14	2.9	3.08	107	14.75
	兔肉	100	102	76.2	19.7	2.2	—	0.9	1.0	—	212	0.11	0.10	5.8	—	0.42	284	45.1	12	15	2.0	1.30	165	10.93
	鸭	68	240	63.9	15.5	19.7	—	0.2	0.7	—	52	0.08	0.22	4.2	—	0.27	191	69.0	6	14	2.2	1.33	122	12.25
	鸡	66	167	69.0	19.3	9.4	—	1.3	1.0	—	48	0.05	0.09	5.6	—	0.67	251	63.3	9	19	1.4	1.09	156	11.75
	鸽	42	201	66.6	16.5	14.2	—	1.7	1.0	—	53	0.06	0.20	6.9	—	0.99	334	63.6	30	27	3.8	0.82	136	11.08
	猪肚	96	110	78.2	15.2	5.1	—	0.7	0.8	—	3	0.07	0.16	3.7	—	0.32	171	75.1	11	12	2.4	1.92	124	12.76
	猪肝	99	129	70.7	19.3	3.5	—	5.0	1.5	—	4972	0.21	2.08	15.0	20	0.86	235	68.6	6	24	22.6	5.78	310	19.21
	猪血	100	55	85.8	12.2	0.3	—	0.9	0.8	—	—	0.03	0.04	0.3	—	0.20	56	56.0	4	5	8.7	0.28	16	7.94
	猪肾（猪腰）	93	96	78.8	15.4	3.2	—	1.4	1.2	—	41	0.31	1.14	8.0	13	0.34	217	134.2	12	22	6.1	2.56	215	111.77
六、鱼、虾、贝类	草鱼	58	112	77.3	16.6	5.2	—	0	1.1	—	11	0.04	0.11	2.8	—	2.03	312	46.0	38	31	0.8	0.87	203	6.66
	大黄鱼	66	96	77.7	17.7	2.5	—	0.8	1.3	—	10	0.03	0.10	1.9	—	1.13	260	120.3	53	39	0.7	0.58	174	42.57
	带鱼	76	127	73.3	17.7	4.9	—	3.1	1.0	—	29	0.02	0.06	2.8	—	0.82	280	150.1	28	43	1.2	0.70	191	63.57
	黄鳝	67	89	78.0	18.0	1.4	—	1.2	1.4	—	50	0.06	0.98	3.7	—	1.34	263	70.2	42	18	2.5	1.97	206	64.56
	鲢鱼（白鲢）	61	102	77.8	17.8	3.6	—	0	1.2	—	20	0.03	0.07	2.5	—	1.23	277	57.5	53	23	1.4	1.17	190	15.68
	鲤鱼	54	109	76.7	17.6	4.1	—	0.5	1.1	—	25	0.03	0.09	2.7	—	1.27	334	53.7	50	33	1.0	2.08	204	15.38

续表

食物类别	食物名称	食部(%)	能量(kcal)	水分(g)	蛋白质(g)	脂肪(g)	膳食纤维(g)	碳水化合物(g)	灰分(g)	胡萝卜素(μg)	视黄醇当量(μg)	维生素 B_1(mg)	维生素 B_2(mg)	烟酸(mg)	抗坏血酸(mg)	维生素 E(mg)	钾(mg)	钠(mg)	钙(mg)	镁(mg)	铁(mg)	锌(mg)	磷(mg)	硒(μg)
	鲫鱼	54	108	75.4	17.1	2.7	—	3.8	1.0	—	17	0.04	0.09	2.5	—	0.68	290	41.2	79	41	1.3	1.94	193	14.31
	鳗鲡（河鳗）	84	181	67.1	18.6	10.8	—	2.3	1.2	—	—	0.02	0.02	3.8	—	3.60	207	58.8	42	34	1.5	1.15	248	33.66
	海鳗	67	122	74.6	18.8	5.0	—	0.5	1.1	—	22	0.06	0.07	3.0	—	1.70	266	95.8	28	27	0.7	0.80	159	25.85
	泥鳅	60	96	76.6	17.9	2.0	—	1.7	1.8	—	14	0.10	0.33	6.2	—	0.79	282	74.8	299	28	2.9	2.76	302	35.30
	小黄鱼	63	99	77.9	17.9	3.0	—	0.1	1.1	—	—	0.04	0.04	2.3	—	1.19	228	103.0	78	28	0.9	0.94	188	55.20
	鳙鱼（花鲢鱼）	61	100	76.5	15.3	2.2	—	4.7	1.3	—	34	0.04	0.11	2.8	—	2.65	229	60.6	82	26	0.8	0.76	180	19.47
	甲鱼	70	118	75.0	17.8	4.3	—	2.1	0.8	—	139	0.07	0.14	3.3	—	1.88	196	96.9	70	15	2.8	2.31	114	15.19
	淡菜（鲜）	49	80	79.9	11.4	1.7	—	4.7	2.3	—	73	0.12	0.22	1.8	—	14.02	157	451.4	63	56	6.7	2.47	197	57.77
	牡蛎	100	73	82.0	5.3	2.1	—	8.2	2.4	—	27	0.01	0.13	1.4	—	0.81	200	462.1	131	65	7.1	9.39	115	86.64
	墨鱼	69	82	79.2	15.2	0.9	—	3.4	1.3	—	—	0.02	0.04	1.8	—	1.49	400	165.5	15	39	1.0	1.34	165	37.52
	对虾	61	93	76.5	18.6	0.8	—	2.8	1.3	—	15	0.01	0.07	1.7	—	0.62	215	165.2	62	43	1.5	2.38	228	33.72
	河虾	86	84	78.1	16.4	2.4	—	0	3.9	—	48	0.04	0.03	—	—	5.33	329	133.8	325	60	4.0	2.24	186	29.65
	蟹（河蟹）	42	103	75.8	17.5	2.6	—	2.3	1.8	—	389	0.06	0.28	1.7	—	6.09	181	193.5	126	23	2.9	3.68	182	56.72
	梭子蟹	49	95	77.5	15.9	3.1	—	0.9	2.6	—	121	0.03	0.30	1.9	—	4.56	208	481.4	280	65	2.5	5.50	152	90.96
	蛏	57	40	88.4	7.3	0.3	—	2.1	1.9	—	59	0.02	0.12	1.2	—	0.59	140	175.9	134	35	33.6	2.01	114	55.14
	花蛤	46	45	87.2	7.7	0.6	—	2.2	2.3	—	23	微	0.13	1.9	—	0.51	235	309.0	59	82	6.1	1.19	126	77.10

续表

食物类别	食物名称	食部(%)	能量(kcal)	水分(g)	蛋白质(g)	脂肪(g)	膳食纤维(g)	碳水化合物(g)	灰分(g)	胡萝卜素(μg)	视黄醇当量(μg)	维生素B_1(mg)	维生素B_2(mg)	烟酸(mg)	抗坏血酸(mg)	维生素E(mg)	钾(mg)	钠(mg)	钙(mg)	镁(mg)	铁(mg)	锌(mg)	磷(mg)	硒(μg)
	河蚬（蚬子）	35	47	88.5	7.0	1.4	—	1.7	1.4	—	37	0.08	0.13	1.4	—	0.38	25	18.4	39	10	11.4	1.82	127	29.79
七、油脂	豆油	100	899	0.1		99.9	—	0	—	—	—	—	微	微	—	93.08	3	4.9	13	3	2.0	1.09	7	3.32
	菜籽油	100	899	0.1		99.9	—	0	—	—	—	—	—	微	—	60.89	24	7.0	9	2.9	3.7	0.54	9	2.34
	花生油	100	899	0.1		99.9	—	0	0.1	—	—	—	微	微	—	42.06	1	3.5	12	2	2.9	8.48	15	2.29
八、其他类	黑芝麻	100	531	5.7	19.1	46.1	14	10.0	5.1	—	—	0.66	0.25	5.9	—	50.40	358	8.3	780	190	22.7	6.13	516	4.70
	冰淇淋	100	126	74.4	2.4	5.3	—	17.3	0.6	48	48	0.01	0.03	0.2	—	0.24	125	54.2	126	12	0.5	0.37	67	1.73
	二锅头（58度）	—	352	—	—	—	—	—	0.2	—	—	0.05	—	—	—	—	—	0.5	1	1	0.1	0.04	—	—
	白葡萄酒	—	62	—	0.1	—	—	—	0.1	—	—	0.01	—	—	—	—	12	2.8	23	4	—	—	1	0.06
	黄酒（加饭）	—	—	—	1.6	—	—	—	—	—	—	0.01	0.10	—	—	—	2	1.5	12	30	0.1	0.33	29	1.20
	啤酒	—	31	—	—	—	—	—	—	—	—	—	0.05	1.2	—	—	14	8.3	4	10	0.1	0.21	24	0.42
	红糖	100	389	1.9	0.7	—	—	96.6	0.8	—	—	0.01	—	0.3	—	—	240	18.3	157	54	2.2	0.35	11	4.20
	白糖	100	396	0.9	0.1	—	—	98.9	0.1	—	—	—	—	0.2	—	—	2	2.0	6	2	0.2	0.07	3	0.38
	粉丝	100	335	15.0	0.8	0.2	1.1	82.6	0.3	—	—	0.03	0.02	0.4	—	—	18	9.3	31	11	6.4	0.27	16	3.39
	酱油	100	63	67.3	5.6	0.1	0.2	9.9	16.9	—	—	0.05	0.13	1.7	—	—	337	5757.0	66	156	8.6	1.17	204	1.39
	味精	100	268	0.2	40.1	0.2	—	26.5	33.0	—	—	0.08	—	0.3	—	—	4	21053	100	7	1.2	0.31	4	0.98

附录三

预包装食品营养标签通则

（2013 年 1 月 1 日起施行）

1　范围

本标准适用于预包装食品营养标签上营养信息的描述和说明。

本标准不适用于保健食品及预包装特殊膳食用食品的营养标签标示。

2　术语和定义

2.1　营养标签

预包装食品标签上向消费者提供食品营养信息和特性的说明，包括营养成分表、营养声称和营养成分功能声称。营养标签是预包装食品标签的一部分。

2.2　营养素

食物中具有特定生理作用，能维持机体生长、发育、活动、繁殖以及正常代谢所需的物质，包括蛋白质、脂肪、碳水化合物、矿物质及维生素等。

2.3　营养成分

食品中的营养素和除营养素以外的具有营养和（或）生理功能的其他食物成分。各营养成分的定义可参照 GB/Z 21922《食品营养成分基本术语》。

2.4　核心营养素

营养标签中的核心营养素包括蛋白质、脂肪、碳水化合物和钠。

2.5　营养成分表

标有食品营养成分名称、含量和占营养素参考值（NRV）百分比的规范性表格。

2.6　营养素参考值

专用于食品营养标签，用于比较食品营养成分含量的参考值。

2.7　营养声称

对食品营养特性的描述和声明，如能量水平、蛋白质含量水平。营养声称包括含量声称和比较声称。

2.7.1　含量声称

描述食品中能量或营养成分含量水平的声称。声称用语包括“含有”“高”“低”或“无”等。

2.7.2　比较声称

与消费者熟知的同类食品的营养成分含量或能量值进行比较以后的声称。声称用语包括“增加”或“减少”等。

2.8　营养成分功能声称

某营养成分可以维持人体正常生长、发育和正常生理功能等作用的声称。

2.9　修约间隔

修约值的最小数值单位。

2.10　可食部

预包装食品净含量去除其中不可食用的部分后的剩余部分。

3　基本要求

3.1　预包装食品营养标签标示的任何营养信息，应真实、客观，不得标示虚假信息，不得夸大产品的营养作用或其他作用。

3.2　预包装食品营养标签应使用中文。如同时使用外文标示的，其内容应当与中文相对应，外文字号不得大于中文字号。

3.3　营养成分表应以一个“方框表”的形式表示（特殊情况除外），方框可为任意尺寸，并与包装的基线垂直，表题为“营养成分表”。

3.4　食品营养成分含量应以具体数值标示，数值可通过原料计算或产品检测获得。各营养成分的营养素参考值（NRV）见附录A。

3.5　营养标签的格式见附录B，食品企业可根据食品的营养特性、包装面积的大小和形状等因素选择使用其中的一种格式。

3.6　营养标签应标在向消费者提供的最小销售单元的包装上。

4　强制标示内容

4.1　所有预包装食品营养标签强制标示的内容包括能量、核心营养素的含量值及其占营养素参考值（NRV）的百分比。当标示其他成分时，应采取适当形式使能量和核心营养素的标示更加醒目。

4.2　对除能量和核心营养素外的其他营养成分进行营养声称或营养成分功能声称时，在营养成分表中还应标示出该营养成分的含量及其占营养素参考值（NRV）的百分比。

4.3　使用了营养强化剂的预包装食品，除4.1的要求外，在营养成分表中还应标示强化后食品中该营养成分的含量值及其占营养素参考值（NRV）的百分比。

4.4　食品配料含有或生产过程中使用了氢化和（或）部分氢化油脂时，在营养成分表中还应标示出反式脂肪（酸）的含量。

4.5　上述未规定营养素参考值（NRV）的营养成分仅需标示含量。

5　可选择标示内容

5.1　除上述强制标示内容外，营养成分表中还可选择标示附表3-1中的其他成分。

5.2　当某营养成分含量标示值符合表C.1的含量要求和限制性条件时，可对该成分进行含量声称，声称方式见表C.1。当某营养成分含量满足表C.3的要求和条件时，可对该成分进行比较声称，声称方式如表C.3所示。当某营养成分同时符合含量声称和比较声称的要求时，可以同时使用两种声称方式，或仅使用含量声称。含量声称和比较声称的同义语如表C.2和表C.4所示。

5.3　当某营养成分的含量标示值符合含量声称或比较声称的要求和条件时，可使用

附录 D 中相应的一条或多条营养成分功能声称标准用语。不应对功能声称用语进行任何形式的删改、添加和合并。

6　营养成分的表达方式

6.1　预包装食品中能量和营养成分的含量应以每 100 克（g）和（或）每 100 毫升（ml）和（或）每份食品可食部中的具体数值来标示。当用份标示时，应标明每份食品的量。份的大小可根据食品的特点或推荐量规定。

6.2　营养成分表中强制性标示和可选择性标示的营养成分的名称和顺序、标示单位、修约间隔、“0”界限值应符合附表 3-1 的规定。当不标示某一营养成分时，依序上移。

6.3　当标示 GB 14880 和卫生部公告中允许强化的除附表 3-1 外的其他营养成分时，其排列顺序应位于附表 3-1 所列营养素之后。

附表 3-1　能量和营养成分名称、顺序、表达单位、修约间隔和“0”界限值

能量和营养成分的名称和顺序	表达单位[a]	修约间隔	“0”界限值（每 100 g 或 100 mL）[b]
能量	千焦（kJ）	1	≤ 17kJ
蛋白质	克（g）	0.1	≤ 0.5 g
脂肪	克（g）	0.1	≤ 0.5 g
饱和脂肪（酸）	克（g）	0.1	≤ 0.1 g
反式脂肪（酸）	克（g）	0.1	≤ 0.3 g
单不饱和脂肪（酸）	克（g）	0.1	≤ 0.1 g
多不饱和脂肪（酸）	克（g）	0.1	≤ 0.1 g
胆固醇	毫克（mg）	1	≤ 5 mg
碳水化合物	克（g）	0.1	≤ 0.5 g
糖（乳糖[c]）	克（g）	0.1	≤ 0.5 g
膳食纤维（或单体成分，或可溶性、不可溶性膳食纤维）	克（g）	0.1	≤ 0.5 g
钠	毫克（mg）	1	≤ 5 mg
维生素 A	微克视黄醇当量（μgRE）	1	≤ 8 μg RE
维生素 D	微克（μg）	0.1	≤ 0.1 μg
维生素 E	毫克 α - 生育酚当量（mg α -TE）	0.01	≤ 0.28 mg α -TE
维生素 K	微克（μg）	0.1	≤ 1.6 μg
维生素 B_1（硫胺素）	毫克（mg）	0.01	≤ 0.03 mg
维生素 B_2（核黄素）	毫克（mg）	0.01	≤ 0.03 mg
维生素 B_6	毫克（mg）	0.01	≤ 0.03 mg
维生素 B_{12}	微克（μg）	0.01	≤ 0.05 μg
维生素 C（抗坏血酸）	毫克（mg）	0.1	≤ 2.0 mg

续表

能量和营养成分的名称和顺序	表达单位[a]	修约间隔	"0"界限值（每100 g或100 mL）[b]
烟酸（烟酰胺）	毫克（mg）	0.01	≤ 0.28 mg
叶酸	微克（μg）或微克叶酸当量（μg DFE）	1	≤ 8 μg
泛酸	毫克（mg）	0.01	≤ 0.10 mg
生物素	微克（μg）	0.1	≤ 0.6 μg
胆碱	毫克（mg）	0.1	≤ 9 mg
磷	毫克（mg）	1	≤ 14 mg
钾	毫克（mg）	1	≤ 20 mg
镁	毫克（mg）	1	≤ 6 mg
钙	毫克（mg）	1	≤ 8 mg
铁	毫克（mg）	0.1	≤ 0.3 mg
锌	毫克（mg）	0.01	≤ 0.3 mg
碘	微克（μg）	0.1	≤ 3 μg
硒	微克（μg）	0.1	≤ 1 μg
铜	毫克（mg）	0.01	≤ 0.03 mg
氟	毫克（mg）	0.01	≤ 0.02 mg
锰	毫克（mg）	0.01	≤ 0.06 mg

a 营养成分的表达单位可选择表格中的中文或英文，也可以两者都使用；b 当某营养成分含量数值≤"0"界限值时，其含量应标示为"0"；使用"份"的计量单位时，也要同时符合每100 g或100 mL的"0"界限值的规定；c 在乳及乳制品的营养标签中可直接标示乳糖。

6.4　在产品保质期内，能量和营养成分含量的允许误差范围应符合附表3-2的规定。

附表3-2　能量和营养成分含量的允许误差范围

能量和营养成分	允许误差范围
食品的蛋白质，多不饱和及单不饱和脂肪（酸），碳水化合物、糖（仅限乳糖），总的、可溶性或不溶性膳食纤维及其单体，维生素（不包括维生素D、维生素A），矿物质（不包括钠），强化的其他营养成分	≥ 80%标示值
食品中的能量及脂肪、饱和脂肪（酸）、反式脂肪（酸），胆固醇，钠，糖（除外乳糖）	≤ 120%标示值
食品中的维生素A和维生素D	80%～180%标示值

7　豁免强制标示营养标签的预包装食品

下列预包装食品豁免强制标示营养标签：

——生鲜食品，如包装的生肉、生鱼、生蔬菜和水果、禽蛋等；

——乙醇含量≥ 0.5% 的饮料酒类；

——包装总表面积≤ 100 cm^2 或最大表面面积≤ 20 cm^2 的食品；

——现制现售的食品；

——包装的饮用水；

——每日食用量≤ 10 g 或 10 mL 的预包装食品；

——其他法律法规标准规定可以不标示营养标签的预包装食品。

豁免强制标示营养标签的预包装食品，如果在其包装上出现任何营养信息时，应按照本标准执行。

附录 A　食品标签营养素参考值（NRV）及其使用方法

A.1　食品标签营养素参考值（NRV）

规定的能量和32 种营养成分参考数值如表A .1 所示。

表A.1　营养素参考值（NRV）

营养成分	NRV	营养成分	NRV
能量[a]	8400 kJ	叶酸	400 μg DFE
蛋白质	60 g	泛酸	5 mg
脂肪	≤ 60 g	生物素	30μg
饱和脂肪酸	≤ 20 g	胆碱	450 mg
胆固醇	≤ 300 mg	钙	800 mg
碳水化合物	300 g	磷	700 mg
膳食纤维	25 g	钾	2000 mg
维生素 A	800 μgRE	钠	2000 mg
维生素 D	5 μg	镁	300 mg
维生素 E	14 mg α -TE	铁	15 mg
维生素 K	80 μg	锌	15 mg
维生素 B_1	1.4 mg	碘	150 μg
维生素 B_2	1.4 mg	硒	50 μg
维生素 B_6	1.4 mg	铜	1.5 mg
维生素 B_{12}	2.4 μg	氟	1 mg
维生素 C	100 mg	锰	3 mg
烟酸	14 mg		

a 能量相当于2000 kcal；蛋白质、脂肪、碳水化合物供能分别占总能量的 13%、27% 与60%。

A.2　使用目的和方式

用于比较和描述能量或营养成分含量的多少，使用营养声称和零数值的标示时，用作标准参考值。使用方式为营养成分含量占营养素参考值（NRV）的百分数； 指定 NRV%

的修约间隔为 1，如 1%、5%、16% 等。

A.3　计算

营养成分含量占营养素参考值（NRV）的百分数计算公式见式（A.1）：

$$\text{MRV\%}=\frac{X}{\text{NRV}}\times 100\% \cdots\cdots (\text{A.1})$$

式中：X——食品中某营养素的含量；NRV——该营养素的营养素参考值。

附录 B　营养标签格式

B.1　本附录规定了预包装食品营养标签的格式。

B.2　应选择以下6 种格式中的一种进行营养标签的标示。

B.2.1　仅标示能量和核心营养素的格式

仅标示能量和核心营养素的营养标签见示例 1。

示例 1：

营养成分表

项目	每 100 克（g）或 100 毫升（mL）或每份	营养素参考值 % 或 NRV %
能量	千焦（kJ）	%
蛋白质	克（g）	%
脂肪	克（g）	%
碳水化合物	克（g）	%
钠	毫克（mg）	%

B.2.2　标注更多营养成分

标注更多营养成分的营养标签见示例2。

示例2：

营养成分表

项目	每 100 克（g）或 100 毫升（mL）或每份	营养素参考值 % 或 NRV %
能量	千焦（kJ）	%
蛋白质	克（g）	%
脂肪	克（g）	%
——饱和脂肪	克（g）	%
胆固醇	毫克（mg）	%
碳水化合物	克（g）	%
——糖	克（g）	%
膳食纤维	克（g）	%
钠	毫克（mg）	%
维生素 A	微克视黄醇当量（μg RE）	%
钙	毫克（mg）	%

注：　核心营养素应采取适当形式使其醒目。

B.2.3 附有外文的格式

附有外文的营养标签见示例3。

示例3：

营养成分表

项目 /Items	每100克（g）或100毫升（mL）或每份 per 100 g/100 mL or per serving	营养素参考值 %/ NRV %
能量 /energy	千焦（kJ）	%
蛋白质 /protein	克（g）	%
脂肪 / fat	克（g）	%
碳水化合物 /carbohydrate	克（g）	%
钠 / sodium	毫克（mg）	%

附录C　能量和营养成分含量声称和比较声称的要求、条件和同义语

C.1　表C.1规定了预包装食品能量和营养成分含量声称的要求和条件。

C.2　表C.2规定了预包装食品能量和营养成分含量声称的同义语。

C.3　表C.3规定了预包装食品能量和营养成分比较声称的要求和条件。

C.4　表C.4规定了预包装食品能量和营养成分比较声称的同义语。

表C.1　能量和营养成分含量声称的要求和条件

项目	含量声称方式	含量要求[a]	限制性条件
能量	无能量	≤ 17 kJ/100 g（固体）或 100 mL（液体）	其中脂肪提供的能量≤总能量的 50%
	低能量	≤ 170 kJ/100 g 固体 ≤ 80 kJ/100 mL 液体	
蛋白质	低蛋白质	来自蛋白质的能量≤总能量的 5%	总能量指每 100 g/mL 或每份
	蛋白质来源，或含有蛋白质	每 100 g 的含量≥ 10%NRV 每 100 mL 的含量≥ 5%NRV 或者 每 420 kJ 的含量≥ 5%NRV	
	高，或富含蛋白质	每 100 g 的含量≥ 20%NRV 每 100 mL 的含量≥ 10%NRV 或者 每 420 kJ 的含量≥ 10%NRV	
脂肪	无或不含脂肪	≤ 0.5 g/100 g（固体）或 100 mL（液体）	
	低脂肪	≤ 3 g/100 g 固体； ≤ 1.5 g/100 mL 液体	

续表

项目	含量声称方式	含量要求[a]	限制性条件
	瘦	脂肪含量≤ 10%	仅指畜肉类和禽肉类
	脱脂	液态奶和酸奶：脂肪含量≤ 0.5%； 乳粉：脂肪含量≤ 1.5%。	仅指乳品类
	无或不含饱和脂肪	≤ 0.1 g/100 g（固体）或 100 mL（液体）	指饱和脂肪及反式脂肪的总和
	低饱和脂肪	≤ 1.5 g/100 g 固体 ≤ 0.75 g/100 mL 液体	1. 指饱和脂肪及反式脂肪的总和 2. 其提供的能量占食品总能量的 10% 以下
	无或不含反式脂肪酸	≤ 0.3 g/100 g（固体）或 100 mL（液体）	
胆固醇	无或不含胆固醇	≤ 5 mg/100 g（固体）或 100 mL（液体）	应同时符合低饱和脂肪的声称含量要求和限制性条件
	低胆固醇	≤ 20 mg/100 g 固体 ≤ 10 mg/100 mL 液体	
碳水化合物（糖）	无或不含糖	≤ 0.5 g/100 g（固体）或 100 mL（液体）	
	低糖	≤ 5 g/100 g（固体）或 100 mL（液体）	
	低乳糖	乳糖含量≤ 2 g/100 g（ml）	仅指乳品类
	无乳糖	乳糖含量≤ 0.5 g/100 g（ml）	
膳食纤维	膳食纤维来源或含有膳食纤维	≥ 3 g/100 g（固体） ≥ 1.5 g/100 mL（液体）或 ≥ 1.5 g/420kJ	膳食纤维总量符合其含量要求；或者可溶性膳食纤维、不溶性膳食纤维或单体成分任一项符合含量要求
	高或富含膳食纤维或良好来源	≥ 6 g/100 g（固体） ≥ 3 g/100 mL（液体）或 ≥ 3 g/420 kJ	
钠	无或不含钠	≤ 5 mg/100 g 或 100 mL	符合“钠”声称的声称时，也可用“盐”字代替“钠”字，如“低盐”“减少盐”等
	极低钠	≤ 40 mg/100 g 或 100 mL	
	低钠	≤ 120 mg/100 g 或 100 mL	
维生素	维生素 × 来源 或含有维生素 ×	每 100 g 中≥ 15%NRV 每 100 mL 中 ≥ 7.5%NRV 或 每 420 kJ 中≥ 5%NRV	含有“多种维生素”指3种和(或)3种以上维生素含量符合“含有”的声称要求
	高或富含维生素 ×	每 100 g 中≥ 30%NRV 每 100 mL 中≥ 15%NRV 或 每 420 kJ 中≥ 10%NRV	富含“多种维生素”指3种和(或)3种以上维生素含量符合“富含”的声称要求
矿物质（不包括钠）	× 来源，或含有 ×	每 100 g 中≥ 15%NRV 每 100 mL 中≥ 7.5%NRV 或每 420 kJ 中≥ 5%NRV	含有“多种矿物质”指3种和(或)3种以上矿物质含量符合“含有”的声称要求
	高，或富含 ×	每 100 g 中≥ 30%NRV 每 100 mL 中≥ 15%NRV 或每 420 kJ 中≥ 10%NRV	富含“多种矿物质”指3种和(或)3种以上矿物质含量符合“富含”的声称要求

a 用“份”作为食品计量单位时，也应符合 100 g（ml）的含量要求才可以进行声称。
× 表示具体的某种维生素或矿物质。

表C.2　含量声称的同义语

标准语	同义语	标准语	同义语
不含，无	零（0），没有，100%不含，无，0	含有，来源	提供，含，有
极低	极少	富含，高	良好来源，含丰富××、丰富（的）××，提供高（含量）××
低	少、少油[a]		

a“少油”仅用于低脂肪的声称。

表C.3　能量和营养成分比较声称的要求和条件

比较声称方式	要求	条件
减少能量	与参考食品比较，能量值减少25%以上	参考食品（基准食品）应为消费者熟知、容易理解的同类或同一属类食品
增加或减少蛋白质	与参考食品比较，蛋白质含量增加或减少25%以上	
减少脂肪	与参考食品比较，脂肪含量减少25%以上	
减少胆固醇	与参考食品比较，胆固醇含量减少25%以上	
增加或减少碳水化合物	与参考食品比较，碳水化合物含量增加或减少25%以上	
减少糖	与参考食品比较，糖含量减少25%以上	
增加或减少膳食纤维	与参考食品比较，膳食纤维含量增加或减少25%以上	
减少钠	与参考食品比较，钠含量减少25%以上	

表C.4　比较声称的同义语

标准语	同义语	标准语	同义语
增加	增加×%（×倍）	减少	减少×%（×倍）
	增、增×%（×倍）		减、减×%（×倍）
	加、加×%（×倍）		少、少×%（×倍）
	增高、增高（了）×%（×倍）		减低、减低×%（×倍）
	添加（了）×%（×倍）		降×%（×倍）
	多×%，提高×倍等		降低×%（×倍）等

附录D　能量和营养成分功能声称标准用语

D.1　本附录规定了能量和营养成分功能声称标准用语。

D.2　能量

人体需要能量来维持生命活动。

机体的生长发育和一切活动都需要能量。

适当的能量可以保持良好的健康状况。

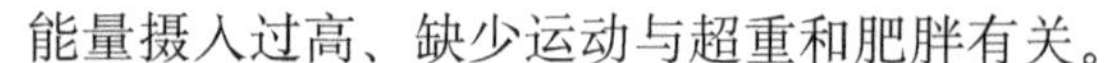

能量摄入过高、缺少运动与超重和肥胖有关。

D.3　蛋白质

蛋白质是人体的主要构成物质并提供多种氨基酸。

蛋白质是人体生命活动中必需的重要物质，有助于组织的形成和生长。

蛋白质有助于构成或修复人体组织。

蛋白质有助于组织的形成和生长。

蛋白质是组织形成和生长的主要营养素。

D.4　脂肪

脂肪提供高能量。

每日膳食中脂肪提供的能量比例不宜超过总能量的 30%。

脂肪是人体的重要组成成分。

脂肪可辅助脂溶性维生素的吸收。

脂肪提供人体必需脂肪酸。

D.4.1　饱和脂肪

饱和脂肪可促进食品中胆固醇的吸收。

饱和脂肪摄入过多有害健康。

过多摄入饱和脂肪可使胆固醇增高，摄入量应少于每日总能量的 10%。

D.4.2　反式脂肪酸

每天摄入反式脂肪酸不应超过 2.2 g，过多摄入有害健康。

反式脂肪酸摄入量应少于每日总能量的 1%，过多摄入有害健康。

过多摄入反式脂肪酸可使血液胆固醇增高，从而增加心血管疾病发生的风险。

D.5　胆固醇

成人一日膳食中胆固醇摄入总量不宜超过 300 mg。

D.6　碳水化合物

碳水化合物是人类生存的基本物质和能量主要来源。

碳水化合物是人类能量的主要来源。

碳水化合物是血糖生成的主要来源。

膳食中碳水化合物应占能量的 60% 左右。

D.7　膳食纤维

膳食纤维有助于维持正常的肠道功能。

膳食纤维是低能量物质。

D.8　钠

钠能调节机体水分，维持酸碱平衡。

成人每日食盐的摄入量不超过 6 g。

钠摄入过高有害健康。

D.9　维生素 A

维生素 A 有助于维持暗视力。

维生素 A 有助于维持皮肤和黏膜健康。

D.10　**维生素 D**

维生素 D 可促进钙的吸收。

维生素 D 有助于骨骼和牙齿的健康。

维生素 D 有助于骨骼形成。

D.11　**维生素 E**

维生素 E 有抗氧化作用。

D.12　**维生素 B_1**

维生素 B_1 是能量代谢中不可缺少的成分。

维生素 B_1 有助于维持神经系统的正常生理功能。

D.13　**维生素 B_2**

维生素 B_2 有助于维持皮肤和黏膜健康。

维生素 B_2 是能量代谢中不可缺少的成分。

D.14　**维生素 B_6**

维生素 B_6 有助于蛋白质的代谢和利用。

D.15　**维生素 B_{12}**

维生素 B_{12} 有助于红细胞形成。

D.16　**维生素 C**

维生素 C 有助于维持皮肤和黏膜健康。

维生素 C 有助于维持骨骼、牙龈的健康。

维生素 C 可以促进铁的吸收。

维生素 C 有抗氧化作用。

D.17　**烟酸**

烟酸有助于维持皮肤和黏膜健康。

烟酸是能量代谢中不可缺少的成分。

烟酸有助于维持神经系统的健康。

D.18　**叶酸**

叶酸有助于胎儿大脑和神经系统的正常发育。

叶酸有助于红细胞形成。

叶酸有助于胎儿正常发育。

D.19　**泛酸**

泛酸是能量代谢和组织形成的重要成分。

D.20　**钙**

钙是人体骨骼和牙齿的主要组成成分，许多生理功能也需要钙的参与。

钙是骨骼和牙齿的主要成分，并维持骨密度。

钙有助于骨骼和牙齿的发育。

钙有助于骨骼和牙齿更坚固。

D.21　**镁**

镁是能量代谢、组织形成和骨骼发育的重要成分。

D.22　铁

铁是血红细胞形成的重要成分。

铁是血红细胞形成的必需元素。

铁对血红蛋白的产生是必需的。

D.23　锌

锌是儿童生长发育的必需元素。

锌有助于改善食欲。

锌有助于皮肤健康。

D.24　碘

碘是甲状腺发挥正常功能的元素。

附录四

食品标识管理规定

（2007 年 8 月 27 日公布，2009 年 10 月 22 日修订）

第一章　总　　则

第一条　为了加强对食品标识的监督管理，规范食品标识的标注，防止质量欺诈，保护企业和消费者合法权益，根据《中华人民共和国食品安全法》《中华人民共和国产品质量法》《国务院关于加强食品等产品安全监督管理的特别规定》等法律法规，制定本规定。

第二条　在中华人民共和国境内生产（含分装）、销售的食品的标识标注和管理，适用本规定。

第三条　本规定所称食品标识是指粘贴、印刷、标记在食品或者其包装上，用以表示食品名称、质量等级、商品量、食用或者使用方法、生产者或者销售者等相关信息的文字、符号、数字、图案以及其他说明的总称。

第四条　国家质量监督检验检疫总局（以下简称国家质检总局）在其职权范围内负责组织全国食品标识的监督管理工作。

县级以上地方质量技术监督部门在其职权范围内负责本行政区域内食品标识的监督管理工作。

第二章　食品标识的标注内容

第五条　食品或者其包装上应当附加标识，但是按法律、行政法规规定可以不附加标识的食品除外。

食品标识的内容应当真实准确、通俗易懂、科学合法。

第六条　食品标识应当标注食品名称。

食品名称应当表明食品的真实属性，并符合下列要求：

（一）国家标准、行业标准对食品名称有规定的，应当采用国家标准、行业标准规定的名称；

（二）国家标准、行业标准对食品名称没有规定的，应当使用不会引起消费者误解和混淆的常用名称或者俗名；

（三）标注“新创名称”“奇特名称”“音译名称”“牌号名称”“地区俚语名称”或者

“商标名称”等易使人误解食品属性的名称时，应当在所示名称的邻近部位使用同一字号标注本条（一）、（二）项规定的一个名称或者分类（类属）名称；

（四）由两种或者两种以上食品通过物理混合而成且外观均匀一致难以相互分离的食品，其名称应当反映该食品的混合属性和分类（类属）名称；

（五）以动、植物食物为原料，采用特定的加工工艺制作，用以模仿其他生物的个体、器官、组织等特征的食品，应当在名称前冠以“人造”“仿”或者“素”等字样，并标注该食品真实属性的分类（类属）名称。

第七条　食品标识应当标注食品的产地。

食品产地应当按照行政区划标注到地市级地域。

第八条　食品标识应当标注生产者的名称、地址和联系方式。生产者名称和地址应当是依法登记注册、能够承担产品质量责任的生产者的名称、地址。

有下列情形之一的，按照下列规定相应予以标注：

（一）依法独立承担法律责任的公司或者其子公司，应当标注各自的名称和地址；

（二）依法不能独立承担法律责任的公司分公司或者公司的生产基地，应当标注公司和分公司或者生产基地的名称、地址，或者仅标注公司的名称、地址；

（三）受委托生产加工食品且不负责对外销售的，应当标注委托企业的名称和地址；对于实施生产许可证管理的食品，委托企业具有其委托加工的食品生产许可证的，应当标注委托企业的名称、地址和被委托企业的名称，或者仅标注委托企业的名称和地址；

（四）分装食品应当标注分装者的名称及地址，并注明分装字样。

第九条　食品标识应当清晰地标注食品的生产日期、保质期，并按照有关规定要求标注贮存条件。

乙醇含量10%以上（含10%）的饮料酒、食醋、食用盐、固态食糖类，可以免除标注保质期。

日期的标注方法应当符合国家标准规定或者采用“年、月、日”表示。

第十条　定量包装食品标识应当标注净含量，并按照有关规定要求标注规格。对含有固、液两相物质的食品，除标示净含量外，还应当标示沥干物（固形物）的含量。

净含量应当与食品名称排在食品包装的同一展示版面。净含量的标注应当符合《定量包装商品计量监督管理办法》的规定。

第十一条　食品标识应当标注食品的成分或者配料清单。

配料清单中各种配料应当按照生产加工食品时加入量的递减顺序进行标注，具体标注方法按照国家标准的规定执行。

在食品中直接使用甜味剂、防腐剂、着色剂的，应当在配料清单食品添加剂项下标注具体名称；使用其他食品添加剂的，可以标注具体名称、种类或者代码。食品添加剂的使用范围和使用量应当按照国家标准的规定执行。

专供婴幼儿和其他特定人群的主辅食品，其标识还应当标注主要营养成分及其含量。

第十二条　食品标识应当标注企业所执行的产品标准代号。

第十三条　食品执行的标准明确要求标注食品的质量等级、加工工艺的，应当相应地予以标明。

第十四条　实施生产许可证管理的食品，食品标识应当标注食品生产许可证编号及QS标志。

委托生产加工实施生产许可证管理的食品，委托企业具有其委托加工食品生产许可证的，可以标注委托企业或者被委托企业的生产许可证编号。

第十五条　混装非食用产品易造成误食，使用不当，容易造成人身伤害的，应当在其标识上标注警示标志或者中文警示说明。

第十六条　食品有以下情形之一的，应当在其标识上标注中文说明：

（一）医学临床证明对特殊群体易造成危害的；

（二）经过电离辐射或者电离能量处理过的；

（三）属于转基因食品或者含法定转基因原料的；

（四）按照法律、法规和国家标准等规定，应当标注其他中文说明的。

第十七条　食品在其名称或者说明中标注“营养”“强化”字样的，应当按照国家标准有关规定，标注该食品的营养素和热量，并符合国家标准规定的定量标示。

第十八条　食品标识不得标注下列内容：

（一）明示或者暗示具有预防、治疗疾病作用的；

（二）非保健食品明示或者暗示具有保健作用的；

（三）以欺骗或者误导的方式描述或者介绍食品的；

（四）附加的产品说明无法证实其依据的；

（五）文字或者图案不尊重民族习俗，带有歧视性描述的；

（六）使用国旗、国徽或者人民币等进行标注的；

（七）其他法律、法规和标准禁止标注的内容。

第十九条　禁止下列食品标识违法行为：

（一）伪造或者虚假标注生产日期和保质期；

（二）伪造食品产地，伪造或者冒用其他生产者的名称、地址；

（三）伪造、冒用、变造生产许可证标志及编号；

（四）法律、法规禁止的其他行为。

第三章　食品标识的标注形式

第二十条　食品标识不得与食品或者其包装分离。

第二十一条　食品标识应当直接标注在最小销售单元的食品或者其包装上。

第二十二条　在一个销售单元的包装中含有不同品种、多个独立包装的食品，每件独立包装的食品标识应当按照本规定进行标注。

透过销售单元的外包装，不能清晰地识别各独立包装食品的所有或者部分强制标注内容的，应当在销售单元的外包装上分别予以标注，但外包装易于开启识别的除外；能够清晰地识别各独立包装食品的所有或者部分强制标注内容的，可以不在外包装上重复标注相应内容。

第二十三条　食品标识应当清晰醒目，标识的背景和底色应当采用对比色，使消费者易于辨认、识读。

第二十四条　食品标识所用文字应当为规范的中文，但注册商标除外。

食品标识可以同时使用汉语拼音或者少数民族文字，也可以同时使用外文，但应当与中文有对应关系，所用外文不得大于相应的中文，但注册商标除外。

第二十五条　食品或者其包装最大表面面积大于20平方厘米时，食品标识中强制标注内容的文字、符号、数字的高度不得小于1.8毫米。

食品或者其包装最大表面面积小于10平方厘米时，其标识可以仅标注食品名称、生产者名称和地址、净含量以及生产日期和保质期。但是，法律、行政法规规定应当标注的，依照其规定。

第四章　法律责任

第二十六条　违反本规定构成《中华人民共和国食品安全法》及其实施条例等法律法规规定的违法行为的，依照有关法律法规的规定予以处罚。

第二十七条　违反本规定第六条至第八条、第十一条至第十三条，未按规定标注应当标注内容的，责令限期改正；逾期不改的，处以500元以上1万元以下罚款。

第二十八条　违反本规定第十五条，未按规定标注警示标志或中文警示说明的，依照《中华人民共和国产品质量法》第五十四条规定进行处罚。

第二十九条　违反本规定第十条，未按规定标注净含量的，依照《定量包装商品计量监督管理办法》规定进行处罚。

第三十条　违反本规定第十七条，未按规定标注食品营养素、热量以及定量标示的，责令限期改正；逾期不改的，处以5000元以下罚款。

第三十一条　违反本规定第十八条，食品标识标注禁止性内容的，责令限期改正；逾期不改的，处以1万元以下罚款；违反有关法律法规规定的，按有关法律法规规定处理。

第三十二条　伪造或者虚假标注食品生产日期和保质期的，责令限期改正，处以500元以上1万元以下罚款；情节严重，造成后果的，依照有关法律、行政法规规定进行处罚。

第三十三条　伪造食品产地，伪造或者冒用其他生产者的名称、地址的，依照《中华人民共和国产品质量法》第五十三条规定进行处罚。

第三十四条　违反本规定第二十条，食品标识与食品或者其包装分离的，责令限期改正，处以5000元以下罚款。

第三十五条　违反本规定第二十一条、第二十二第二款、第二十四条、第二十五条的，责令限期改正；逾期不改的，处以1万元以下罚款。

第三十六条　违反本规定第二十二条第一款的，依照本章有关规定处罚。

第三十七条　从事食品标识监督管理的工作人员，玩忽职守、滥用职权、包庇放纵违法行为的，依法给予行政处分；构成犯罪的，依法追究刑事责任。

第三十八条　本规定规定的行政处罚由县级以上地方质量技术监督部门在职权范围内依法实施。

法律、行政法规对行政处罚另有规定的，依照其规定。

第五章　附　　则

第三十九条　进出口食品标识的管理，由出入境检验检疫机构按照国家质检总局有关规定执行。

第四十条　本规定由国家质检总局负责解释。

第四十一条　本规定自2008年9月1日起施行。原国家技术监督局公布的《查处食品标签违法行为规定》同时废止。

参考文献

1. 中国营养学会 . 中国居民膳食营养素参考摄入量（2013 版）[M]. 北京 : 科学出版社 , 2014
2. 中国营养学会 . 中国居民膳食指南 2016[M]. 北京 : 人民卫生出版社 , 2016.
3. 张胜利 . 公共营养实用教程 [M]. 北京 : 中国人口出版社， 2010.
4. 孙长颢 . 营养与食品卫生学 [M].8 版 . 北京 : 人民卫生出版社 , 2017.
5. 曾果 . 公共营养学 [M]. 北京 : 科学出版社 , 2018.
6. 张爱珍 . 医学营养学 [M]. 4 版 . 北京 : 人民卫生出版社 , 2020.
7. 杨月欣 , 葛可佑 . 中国营养科学全书 [M]. 2 版 . 北京 : 人民卫生出版社 , 2019.
8. 李增宁 . 健康营养学 [M]. 北京 : 人民卫生出版社 , 2019.
9. 林晓明 . 高级营养学 [M]. 北京 : 北京大学医学出版社 , 2017.
10. 中国营养学会 . 中国居民膳食指南 (2022)[M]. 北京 : 人民卫生出版社 , 2022.